Ueber

die Scrofelsucht

und die

davon abhängigen Krankheitszustände.

Eine practische Abhandlung

von

Dr. Carl Albert Bredow.

Arzt bei der Kaiserlichen Alexandrowskischen Manufactur unweit
St. Petersburg

Berlin
Verlag von Veit und Comp.

1843.

Vorwort.

Bei der grossen Anzahl der gegenwärtig vorhandenen deutschen Monographieen der Scrofelkrankheit bedarf es wohl einer rechtfertigenden Erklärung, weshalb ich mich veranlasst sah, dieselbe durch eine neue zu vermehren.

Fast seit dem Beginne meiner ärztlichen Thätigkeit wurde ich darauf hingewiesen, die Scrofelkrankheit zu meinem besonderen Studium zu machen. Schon im Jahre 1831 war mir die Behandlung der aus den verschiedenen St. Petersburger Militär-Lehranstalten nach Oranienbaum in das dortige Militärhospital (bei welchem ich damals als ordinirender Arzt angestellt war) gesandten scrofelkranken Cadetten, deren Anzahl sehr bedeutend war, übertragen worden. Seit sechs Jahren als Arzt bei der Kaiserlichen Alexandrowskischen Manufactur angestellt, habe ich mehr als gewöhnliche Gelegenheit, die Scrofelkrankheit in ihren verschiedensten Formen zu beobachten, da nicht nur fast alle Kranke, welche in dem zu der Manufactur gehörigen Krankenhause von mir behandelt werden, sondern überhaupt ein sehr grosser Theil des mehrere Tausende von Individuen beiderlei Geschlechts umfassenden, hier mit Fabrikarbeiten beschäftigten Personals mehr oder weniger an diesem Uebel leiden.

Indem ich mich so genöthigt sah, vorzugsweise mit dem Lesen solcher Schriften mich zu beschäftigen, welche mir über die Erkenntniss und Heilung dieses hartnäckigen Uebels Aufklärung verschaffen konnten, und vielfache Gelegenheit hatte, das Gelesene mit meinen eigenen, am Krankenbette, und bei vielen Leichensectionen gesammelten Erfahrungen, zu vergleichen, hielt ich es nicht für unpassend, das Resultat meiner Arbeiten und Forschungen in einer zusammenhängenden Schrift niederzulegen, auf deren baldiges Erscheinen schon vor anderthalb Jahren, bei Gelegenheit eines in Caspers Wochenschrift 1840, Nr. 40 und 41 aufgenommenen, von mir gelieferten Aufsatzes, aufmerksam gemacht wurde.

Indessen sah ich mich damals veranlasst, diese Abhandlung in der russischen Sprache zu bearbeiten, und, durch die Gnade Seiner Majestät des Kaisers wurde die zum Drucke dieser russischen Monographie der Scrofelkrankheit nothwendige Summe aus den Fonds des Findelhauses verabfolgt. Sie erschien zu Ende des Jahres 1841, und erfuhr eine so allgemein günstige Beurtheilung, nicht nur von gelehrten ärztlichen Individuen, sondern auch solchen Corporationen, dass der Verfasser sich zu der Hoffnung berechtigt glaubt, die Veröffentlichung derselben in der Sprache, in welcher sie ursprünglich geschrieben war, werde jetzt um so weniger eine ganz ungünstige Aufnahme finden, als er dieselbe nochmals sorgfältig und mehr concis bearbeitet, und dabei auch die, seit dem Erscheinen der russischen Ausgabe, erschienenen Schriften und Aufsätze über diesen Gegenstand benutzt, dagegen dasjenige, was nur für Russland von Interesse ist, weggelassen hat.

Neben den eigenen Ansichten und Erfahrungen des Verfassers wird man in der vorliegenden Schrift das Interessanteste von demjenigen, was die Werke von Alison, Baudelocque, Baumes, Bordeu, Disse, Faure, Hufeland, Kortum, Lloyd, Lugol, Piutti, Ruete, Russel, Scharlau, Vering und vieler anderer, älterer und neuerer Schriftsteller über die Scrofelkrankheit Eigenthümliches enthalten, berücksichtigt finden.

Alexandrowsk, bei St. Petersburg,
im December 1842.

Inhalts - Verzeichniss.

Einleitung.

Erste Abtheilung.

Von der Scrofelkrankheit im Allgemeinen.

Zweite Abtheilung.

Von den einzelnen Scrofelsymptomen.

Einige literärisch - historische Notizen über die Scrofeln.

Die in den Schriften mehrerer der ältesten griechischen und römischen Aerzte unter den verschiedenen Benennungen: Choirades, Phymata, Adenes, Bubones, Strumae, Glandulae und Tubercula beschriebenen krankhaften Zustände sind nach dem jetzigen Stande unserer Kenntnisse unstreitig grösstentheils als Symptome der Scrofelkrankheit anzusehen. Doch ist diese Krankheit keineswegs schon vollständig in diesen älteren Schriften abgehandelt. Unter allen den angeführten Benennungen verstand man nichts als Geschwülste verschiedener Art, und ganz vorzüglich allerdings Geschwülste der Drüsen am Halse, unter der Kinnlade, in der Achselhöhle und den Weichen. Es ist hier aber weder von einem damit verbundenen Allgemeinleiden, noch von dem Zusammenhange dieser Geschwülste mit andern örtlichen Ausdrücken der Scrofelkrankheit die Rede. Dagegen werden manche Geschwülste hieher gerechnet, und mit demselben Namen bezeichnet, welche mit den Scrofeln in durchaus keinem Zusammenhange stehn.

Man hat daher auch behauptet, dass die Krankheit überhaupt neueren Ursprungs sei, und in früheren Zeiten gar nicht existirt habe. Dies ist besonders von denjenigen geschehn, welche die Scrofeln eine degenerirte Syphilis nennen, und um diese Annahme zu rechtfertigen, zuerst beweisen mussten, dass die letztere Krankheit nicht viel späteren Ursprunges als die Scrofeln sei, und daher entweder behaupten, die Syphilis existire schon vom Anbeginn der Welt, oder auch, die Scrofelkrankheit sei erst in neuerer Zeit beobachtet. Wenn es nun aber auch wahrscheinlich ist, dass dieselbe in früheren Zeiten, bei einfacherer Lebensart, mehr Aufenthalt im Freien, in dem wärmeren Clima, wo die oben erwähnten Aerzte lebten und beobachteten, seltener war, und keine so zerstörenden Folgen hatte, als in späteren Zeiten und unter anderen Himmelsstrichen, so lässt es sich doch aus mehreren Stellen ihrer Schriften deutlich erweisen, dass schon Hippocrates, Galen, Celsus und andere der ältesten medicinischen Schriftsteller nicht nur wirkliche, ächte, scrofulöse Drüsengeschwülste, sondern auch manche andere Scrofelsymptome beobachteten; nur erkannten sie dieselben nicht für Ausdrücke ein und derselben Cachexie. Schon dass Hippocrates die χοιραδες als eine dem jugendlichen Alter eigenthümliche Krankheit bezeichnet (Aphorism. III. 26), beweist, dass er darunter Scrofeln verstehe. Er nennt als den Sitz derselben die nämlichen Stellen, an welchen auch wir am häufigsten Scrofelgeschwülste beobachten (Lib. de glandulis). Auch das daselbst über die Entstehung, die Gelegenheitsursachen dieser Geschwülste Angegebene stimmt grösstentheils mit den viel späteren, zum Theil selbst mit den heutigen Ansichten und Erfahrungen überein. Unter den Krankheiten kleiner Kinder nennt Hippocrates auch den (doch wohl immer scrofulösen) Ohrenfluss (Aphorism. III. 24.).

Noch deutlicher die Scrofelkrankheit bezeichnend sind manche Stellen in den Schriften des Galen, z. B.: „Quin etiam in collo et secus aures saepe glandulae intumescunt, natis ulceribus circa caput, collum vel aliquam ex vicinis partibus“ (Meth. med. L. XIII. cap. V.). Den Kopfgrind beschreibt derselbe schon ganz genau (De compos. med. per loca cap. 8. — L. de facile parabil. cap. 12. — De tumoribus praeter naturam). Auch erwähnt er sogar schon etwas, einer allgemeinen Scrofelkrankheit Aehnliches (Comment. in aphor. III. 26.).

Celsus spricht schon von der schwierigen Heilung der Scrofeln, die er für eine Anhäufung von Eiter und Blut hielt.

Es waren aber nicht allein diese ältesten ärztlichen Schriftsteller, welche Scrofeln für ein Localleiden hielten, sondern alle ihre Nachfolger bis zum Ende des 16ten und Anfange des 17ten Jahrhunderts ahndeten wenig oder nichts von einer allgemeinen Scrofelkrankheit. Damals erst erklärten gleichzeitig einige der vorzüglichsten Pathologen Englands, Deutschlands und Frankreichs das Uebel für ein constitutionelles Leiden, und ausser den Drüsengeschwülsten verschiedene andere Krankheitszustände für Ausdrücke desselben. Doch dauerte es auch dann noch lange, ehe diese Meinung allgemein angenommen wurde, und überhaupt herrscht in den älteren medicinischen Schriften hinsichtlich dieser Krankheit eine solche Verwirrung, besonders wegen der vielfachen verschiedenen Benennungen der Geschwülste, womit jeder Schriftsteller willkührlich bald die eine, bald die andere Art derselben bezeichnete, dass man oft nicht errathen kann, wovon eigentlich die Rede ist. So werden in den Hippocratischen Schriften alle die oben erwähnten Benennungen abwechselnd gebraucht; — Galen erklärt: „nominant autem sic intumescentes glandulas-bubones. Quodsi scirrhosior earum partium phlegmone aliquando fuerit, struma dicitur"; er weicht aber schon selbst wieder an mehreren Stellen seiner Schriften von dieser Definition ab. Celsus nannte die Scrofelkrankheit Struma, und Struma — Morbus strumosus blieben dann auch lange Zeit die fast ausschliessliche Benennung derselben, bis das nach Analogie des griechischen „Choirades" gebildete Wort Scrofulae oder Scrophulae [1]),

1) Welches die richtigere Schreibart sei, ist nicht leicht zu bestimmen, da sich sowohl für die eine als für die andere triftige Gründe anführen lassen. Die Römer schrieben allerdings öfterer Scrofa als Scropha; dagegen lässt sich aber sagen, dass das erstere eigentlich unrichtig sei, weil das Wort von σκρόφω — wühlen, herkomme. So ist es auch schwer zu erklären, weshalb sowohl Griechen als Römer die Bezeichnung der Scrofeln vom Schwein ableiteten (χοῖρος das Mutterschwein — scrofa die Sau); denn, dass es nur deshalb geschah, weil bei den Schweinen (und bei diesen nicht einmal ausschliesslich)

welches nach der Meinung von Mercurialis durch arabische Schriftsteller eingeführt („Hic vero morbus a Latinis dicitur struma, a Graecis χοιράς vocatur, Barbaris scrophula" L. de morbis puerorum p. 128). gebräuchlich und zuerst als gleichbedeutend mit Strumae angewandt wurde.

Je nach der gutartigen oder bösartigen Beschaffenheit der Drüsengeschwülste unterschied man Strumae und Scrofulae benignae, mansuetae (Aëtius und Paulus Aegineta), legitimae (Claudini consult. med. p. 785), von Strumis malignis, inflammatoriis (Avicenna) oder cancrosis. Auch Laurentius folgte dieser Eintheilung (Andr. Laurentius de mirabili strumas sanandi vi, solis Galliae regibus concessa lib. I. — De strumarum natura etc. lib. alter. Paris 1609). Unter den gutartigen verstand man diejenigen Geschwülste, bei welchen die Farbe der sie bedeckenden Haut nicht verändert, und die schmerzlos waren; unter den letzteren diejenigen, welche, durch die Schärfe der enthaltenen Materie, entzündet, gereizt und schmerzhaft waren, in Verschwärung übergingen, und eine röthliche oder bläuliche Farbe zeigten. Unter beiden Benennungen wurden aber manche Geschwülste beschrieben, welche

---

eine den Scrofeln einigermaassen ähnliche Krankheit vorkomme, lässt sich kaum annehmen. Stimmt doch auch die Bezeichnung der Lustseuche in dieser etymologischen Hinsicht mit der der Scrofeln überein, nur mit dem Unterschiede, wie Puchelt sich ausdrückt (Beiträge zur Medicin 1stes Bdchen. S. 59): „dass die erstere von einer griechischen, diese aber von einer römisch-lateinischen Sau abstamme." In der russischen Sprache giebt es ein den „scrofula und χοιράς" ganz analog gebildetes Wort — Swinucha (das Schwein heisst Swinja); dasselbe dient aber nicht zur Bezeichnung der Scrofeln, sondern der Parotidengeschwulst, des Mumps. Die Scrofelkrankheit heisst im Russischen Solutucha, und ist auch dem gemeinen Manne, selbst jedem Bauern, unter diesem bekannt und geläufig; auch versteht derselbe darunter keineswegs (wie z. B. auch noch jetzt in Deutschland der Nichtarzt unter Scrofeln) nur Drüsengeschwülste am Halse, sondern weiss sehr wohl, dass dies ein Allgemeinleiden ist, welches sich ausser solchen Geschwülsten besonders auch durch Hautausschläge und Augenübel zu erkennen giebt.

keineswegs Scrofeln sind, unter den letzteren namentlich Scirrhus und Krebs. Ausserdem unterschied man die Scrofeln in: bewegliche und unbewegliche, in tiefe und oberflächliche, äussere und innere, weiche und harte, einzeln stehende und ästige, verborgene und offene. Th. Warton (Adenographia London 1656) war, wie es scheint, der erste, welcher Strumae von Scrofulae unterschied; doch wurde dieser Unterschied von späteren Schriftstellern theils gar nicht beachtet, von anderen wurden wieder ganz andere Unterscheidungszeichen dieser beiden Krankheiten aufgestellt. So bezeichnet Felix Plater einige Drüsengeschwülste von grossem Umfange als Strumae, mehrere kleinere dagegen als Scrofulae. Sennert (Prax. med. p. I. cap. 33.) unterscheidet Strumas als „Tumores ex carne ortos“, Scrofeln dagegen als „Tumores membranulae in glandulis inclusos atque induratos.“ Andere nennen Struma eine einfache Geschwulst, mehr complicirte und gewöhnlich kleinere Geschwülste Scrofulae. W. Fischer (de strumis et scrofulis Büngensium, Erford. 1723) nennt eine einzelne Geschwulst am Vordertheile des Halses: Struma, die dieselbe umgebenden kleineren: Scrofulae. Nach Küchler (de glandulis puerorum colli tumefactis, Lips. 1723) und Diedrich (de morbis glandularum, Lips. 1759) käme den Drüsengeschwülsten der Kinder am Halse weder der Name Strumae noch Scrofulae zu. Nach Heister (Compend. prax. p. 264) sollen verhärtete Drüsen am Halse der Kinder erst dann Scrofeln genannt werden, wenn sie im Umfange zunehmen, und an Zahl vermehrt werden; wenn dieselben aber noch grösser würden, so seien sie Strumae zu bezeichnen, wozu dann nicht allein Scrofeln, sondern auch verschiedene, Flüssigkeiten enthaltende, Balggeschwülste zu rechnen seien. Ludwig (Prim. lin. anat. pathol. p. 23) nennt alle Drüsengeschwülste am Halse: Strumae, an allen übrigen Körpertheilen aber: Scrofulae.

Die engere Beschränkung der Bezeichnung Struma für die Anschwellung der Schilddrüse wurde nicht früher ganz allgemein angenommen, als seit Kortum.

Die erste systematische Eintheilung der Scrofelkrankheit geschah von Sauvages. Er nennt den Inbegriff aller Symptome derselben: Scrofula, die Geschwülste am Halse dagegen: Strumae, welche letzteren also ein Symptom der Scrofula ausmachen. Den eigentlichen Kropf nennt er Bronchocele. Er theilt die Scrofula ein in: Scr. vulgaris — Scr. fugax — Scr. farcimen — Scr. mesenterica — Scr. americana — Scr. periodica — Scr. chalasis und Scr. Moluccana. Dieser Eintheilung folgten die meisten Schriftsteller bis auf Hufeland. Cullen schloss die Scr. farcimen, periodica, chalasis und Moluccana, als nicht zu dieser Krankheit gehörig, von den von Sauvages angegebenen Arten derselben aus, und nahm nur die übrigen vier an.

Nachdem die Scrofelkrankheit, wie oben erwähnt, einmal als Allgemeinleiden anerkannt war, musste man sich auch mehr und mehr von der grossen Wichtigkeit desselben, hinsichtlich ihrer grossen Ausbreitung, ihrer verheerenden Folgekrankheiten und schweren Heilbarkeit überzeugen. Es wurde derselben nicht nur ein bedeutender Platz in allen seit dieser Zeit erschienenen therapeutischen und chirurgischen Handbüchern eingeräumt, sondern es erschienen auch fortwährend eine Menge Dissertationen und Schriften fast in allen europäischen Sprachen, welche ausschliesslich von dieser Krankheit handeln. Die ältesten dieser Monographieen scheinen die oben erwähnten von Andr. Laurentius und Wharton zu sein. Andere hieher gehörige Autoren sind: Werner Rolfink (Moellen 1667), J. H. Glaser (Basil. 1672), Lossius (Witeb. 1682), F. Schrader (Helmst. 1686), R. W. Crause (Jen. 1687), R. Camerarius (1689), J. O. Brown (Adenochoiradologia, London 1690), Sperling (Viteb. 1707), de Heucher (Viteb. 1707), Gibbs (London 1712), C. A. Bergen (Lips. 1710), R. Bulton (London 1715), Cheyne (London 1733), Dubois (Paris 1726), Walker (Edinb. 1743), R. Willan (London 1746), W. Russel (Oxon. 1750 und London 1755), W. Scott (London 1759), Mittermayer (Jenae 1760), Durant (London 1762. 1763),

Mitchel (Edinb. 1766), Renard (Paris 1769), Morley (London 1770), Wolfstein (Jen. 1775), Toettelman (Goett. 1778, eine der besseren Dissertationen), Blackmore (London 1779), A. P. Lalouette (1780. 1782, ein zwei Bände starkes Werk), J. C. Szombathy (Vienn. 1782), P. A. Boehmer (Halae 1783), Pearson (Edinb. 1786), Ackerman (Lips. 1787), White (übers. v. Diel u. d. Titel: Ueber Scrofeln und Kröpfe, Offenbach 1788; gehört zu den wichtigsten Schriften über diesen Gegenstand), Hamilton (Leipzig 1789), Plouquet (Tubingae 1790), Meckel (Halae 1790), Weber (Salzburg 1793), Fischer (Helmst. 1795).

Die Scrofelkrankheit beschäftigte aber nicht allein die Aufmerksamkeit einzelner ärztlicher Individuen, sondern auch solcher gelehrten Corporationen. Schon im Jahre 1578 that das französische Parlament eine Anfrage an die medicinische Facultät zu Paris, „ob die Scrofeln anstecken könnten?" (Dieselbe wurde bejahend beantwortet.) [1]) Im Jahre 1750 wählte zuerst die Academie royale de Chirurgie zu Paris diesen Gegenstand zu einer Preisaufgabe, welche die gekrönten Schriften von Bordeu und Faure, so wie auch die von Charmetton-Majault-de Goursaud und noch einem Anonymen hervorriefen. Sie sind sämmtlich abgedruckt im:

1) Die erste authentische Nachricht von hier in Russland beobachteten Scrofeln, finden wir im Anfange des 16ten Jahrhunderts. Es befinden sich nämlich im Moscauschen Reichsarchive vier Briefe des Grossfürsten Wassili Ivanowitsch an seine Gemahlin, die Grossfürstin Helena, deren Gegenstand seine väterliche, zärtliche Theilnahme und Erkundigungen wegen der damaligen Krankheit seiner Söhne ist. Der ältere, Iwan Wassiljewitsch, hatte, in der Abwesenheit seines Vaters, eine Drüsengeschwulst am Halse bekommen, welche nachher in Eiterung überging. Der Grossfürst trägt seiner Gemahlin ausdrücklich auf, mit den Fürstinnen bei Hofe und den Gemahlinnen der Bojaren zu berathschlagen, ob diese Krankheit wohl bei Kindern gewöhnlich sei, und bittet, ihm das Resultat ihrer Aller Meinungen zu melden. S. Richter Geschichte der Medicin in Russland. Bd. I. S. 286.

Recueil des pièces, qui ont remporté la prix de l'academie royale de Chirurgie à Paris Tome III. 1759 und eine ausführliche Recension derselben von **Chappot** findet sich im Journ. de med. T. LIV. p. 385. (Einige dieser Schriften wurden später auch noch besonders abgedruckt).

Dreissig Jahre später wurde dieselbe Aufgabe von der Société de Medecine zu Paris wiederholt. Sie verlangte: „determiner, quelles sont les circonstances les plus favorables „au developpement du vice scrofuleux, et rechercher, quels „sont les moyens, soit diététiques, soit medicinaux d'en re„tarder les progrès, d'en diminuer l'intensité et de prévenir „les maladies secondaires, dont ce vice peut être la cause.“ Zur Lösung derselben erschienen die Schriften von **Baumes** (Traité zur le vice scrofuleux, ins Deutsche übersetzt u. d. T. Preisschrift über den Satz, welches die vortheilhaftesten Umstände zur Entwickelung des scrofulösen Uebels sind, Halle 1795.) **Pujol** (Essai sur le vice scrofuleux in Oeuvres diverses de medecine pratique Vol. IV. Castres 1801) und **Kortum**. Die letztere (C. G. Th. **Kortum** Commentarius de vitio scrofuloso, quique inde pendent morbis secundariis Tom. 1. II. Lemgoviae 1789. 90 deutsch von **Focke** Lemgo 1793) ist unstreitig das vollständigste Werk, welches jemals über Scrofeln geschrieben ist. Der Verfasser desselben hatte augenscheinlich Alles gelesen, was bis zu seiner Zeit darüber geschrieben war, und citirt in seinem Werke alles Wichtigste des Gelesenen. Die erste Abtheilung enthält die Symptomatologie und Actiologie, in der zweiten, therapeutischen Inhalts, sind alle, sowohl diätetischen als pharmaceutischen Mittel aufgeführt, welche jemals gegen Scrofeln gebraucht wurden, nebst Citaten der wichtigsten Autoren für oder wider den Gebrauch derselben und der Meinung des Verfassers, unter welchen Umständen und gegen welche Symptome der Scrofelkrankheit dieselben anzuwenden seien. Die Anwendung vieler wichtigen Heilmittel der Scrofeln wurde erst von **Kortum** genau bestimmt, z. B. der China und des Eisens. Die dritte Abtheilung enthält die Darstellung einiger Folgekrankheiten der Scrofeln.

Am Ende des vorigen Jahrhunderts wurde von der Kaiserl. Academie der Naturforscher zu Wien die Preisaufgabe gestellt: „1) Naturam acrimoniae scrofulosae novis observatio-„nibus explicare. 2) Signa diagnostica certissima, quibus vi-„rus scrofulosum in corpore latens et in varios gradus mali-„gnitatis abiens, licet tumoribus nondum manifestum, cognosca-„tur. 3) Accuratis observationibus edocere, quibus scrofularum „speciebus et complicationibus cum aliis morbis singula reme-„dia hucusque cognita maxime sint accomodata, cum primis „autem terrae ponderosae muriaticae efficaciam in scrofulis et „affectibus scrofulosis definire."

Dieselbe wurde, wie vorauszusehn war, und auch wohl von der Academie erwartet wurde, (weil Hufeland in einem eigenen, kurz vorher erschienenen Werke die salzsaure Schwererde zuerst gegen die Scrofeln empfohlen hatte) von C. W. Hufeland beantwortet in dessen berühmter Schrift: „Ueber die Natur, Erkenntniss und Heilung der Scrofelkrankheit 3te Aufl. Berlin 1819."

Hufeland theilte zuerst die Scrofelkrankheit in drei Grade, nämlich: 1ter Grad: Scrofelanlage, Habitus scrofulosus; hierzu werden, ausser dem äusseren Ansehn, auch verschiedene Arten leichten Uebelbefindens und Fieber verschiedener Art gerechnet; 2ter Grad: die ausgebildete Scrofelkrankheit, wozu die meisten der örtlichen Scrofelsymptome gerechnet werden; 3ter Grad: die vollendete, zerstörende und metastatische Scrofelkrankheit, wozu die Scrofelsucht des Gekröses, die weisse Gelenkgeschwulst, scrofulöse Entzündung des Hüftgelenks, die scrofulöse Wassersucht, die Scrofelsucht der Lungen, Knochenzerstörungen, der scrofulöse Krebs, tabes abdominalis, rhachitis, die scrof. Nervenkrankheiten und endlich der Cretinismus gerechnet werden.

Genau der von der Akademie gestellten Aufgabe folgend, erklärt H. seine Meinung von der Natur und nächsten Ursache der Scropheln, wie wir dieselbe weiter unten erwähnen werden, und handelt sehr ausführlich von den bewährtesten Scrofelmitteln und deren specieller Anwendung. Ganz vorzügliche Beherzigung verdienen die trefflichen, von ihm empfohlenen allgemeinen Regeln für die medicinische Behandlung der Scrofeln. Schon sie allein würden das Buch zu einer der vorzüglichsten Abhandlungen machen. Dasselbe hat denn auch eine allgemeine Anerkennung seines Werthes gefunden; es ist in mehrere Sprachen übersetzt worden, und ein grosser Theil der später erschienenen Dissertationen und Monographieen der Scrofelkrankheit, so wie auch die Kapitel darüber in vielen therapeutischen Handbüchern, sind nichts als Auszüge oder Umarbeitungen dieser Hufelandischen Schrift.

Indessen gilt dies keineswegs von allen diesen späteren Arbeiten, unter denen manche ausgezeichnet zu nennen sind, z. B. Stark de scrofularum natura Jenae 1803. — Lepelletier, Traité complet sur la maladie scrophuleuse etc. Paris 1818. — Carmichael, Hanning und Goodland über die Scrofelkrankheit a. d. Engl. von Choulant Leipzig 1818. — P. Alison Observations on the Pathology of scrofulous diseases Edinb. 1820. — W. Fare die Natur der Scrofelkrankh. a. d. Engl. von Becker Leipzig 1820. — E. A. Lloyd A treatise on the nature and treatment of scrofula London 1821 (war im J. 1818 in London mit dem Jacksonschen Preise gekrönt). — A. C. Baudelocque Etudes sur les causes, la nature et le traitement de la maladie scrofuleuse Paris 1834 (die deutsche Uebersetzung u. d. T. Monographie der Scrofelkrankh. von Martiny Weimar 1836). Es ist dies ein fast 600 gr. 8 Seiten haltendes Werk, in welchem der Verfasser eine von den früheren abweichende, unten näher zu erörternde, Theorie über das Wesen der Scrofelkrankheit aufstellt, die verschiedenen, von den Autoren bisher angegebenen Ursachen derselben critisch durchgeht, und durch viele Thatsachen und Citate zu beweisen sucht, dass dieselben als solche überhaupt nicht gelten können, oder doch nur höchstens einen accessorischen Einfluss auf die Entwickelung der Scrofeln haben. Die dritte Abtheilung über die Therapie der Scrofeln enthält viele zum Theil interessante Krankengeschichten und Beobachtungen über die Wirksamkeit der jetzt am häufigsten gegen Scrofeln angewandten Mittel. — H. W. Piutti. Ueber die scrofulösen Hautkrankheiten Gotha 1836. Enthält ausser der Darstellung der scrophulösen Hautkrankheiten, die Darstellung mancher für die Scrofelkrankheit überhaupt wichtiger Gegenstände. Der Verf. ist ein Schüler des Professor Fuchs. — C. G. T. Ruete die Scrofelkrankheit, insbesondere die scrofulöse Augenentzündung. Göttingen 1838. In der wenn auch gedrängten Abhandlung über die Scrofelkrankheit überhaupt, welche der hier gelieferten, trefflichen Darstellung scrofulöser Augenkrankheiten vorhergeht, ist manches Interressante und einiges Neue enthalten. — N. J. a Zdekauer D. de scrofulosi: Petropoli 1842.

Von geringerer Wichtigkeit als die ebengenannten sind die ebenfalls in neuerer Zeit (wenigstens in diesem Jahrhunderte) erschienenen Schriften über die Scrofeln von P. H. Ritter (Goett. 1800), Hebréard (Paris 1803), Vigné (Paris an IX), Calvert (Edinb. 1804), Lambe (London 1805), Robertson (Edinb. 1809,) Rogers (Edinb. 1810) Armstrong (London 1812), Newson (Edinb. 1814), Bloyd (1820), Steyer (Lips. 1821), Adelson (Goett. 1822), Orr (Edinb. 1821), Math. Maeher (Ueber die Ursachen und das Wesen der Scrofelkrankheit etc. Wien 1821), Home (Edinb. 1823), Van-Mons (Bruxelles 1829), Sat-Deygolière (Paris 1821), Jos. Vering (Heilung der Scrofelkrankheit, Wien 1829. Erschien auch, von dem Verfasser selbst übersetzt, in französischer Sprache, kann aber dessen ungeachtet in keiner Rücksicht zu den vorzüglichen Werken über Scrofelkrankheit gerechnet werden), A. F. Zöhrer (Wien 1829), Nedowuk (Vindeb. 1833), Siegfried (Halae 1836), L. Simon (Paris 1837), Disse (lat. Sangershausen 1838 — deutsch Berlin 1840), Blatin (Paris 1840).

Populäre Schriften über Scrofelkrankheiten existiren gleichfalls sehr viele; die neuesten derselben sind von Löwenstein (Berlin 1831), W. Andresse (Berlin 1839), Belliol (Quedlinburg 1839) und M. F. Richter (Nordhausen 1840).

Der neueste Schriftsteller über unsern Gegenstand war Gust. Wilh. Scharlau, dessen Werk „die Scrofelkrankheit in allen ihren Beziehungen zum menschlichen Organismus, Berlin 1842 von einem tiefdenkenden und kenntnissreichen Verfasser zeugt, der indessen doch etwas viel behauptet, wenn er (in der Vorrede) sagt, dass seine Schrift „ein Ganzes bildet, wie in solcher Vollständigkeit noch nicht dargeboten wurde." Manches des darin Erörterten, wie z. B. die Physiologie der Verdauung, der Blutbildung, der Ernährung und Absonderung u. dgl. gehört wohl eigentlich nicht in eine Monographie der Skrofelkrankheit, und hätte, als den Lesern derselben bekannt, vorausgesetzt werden können. Auch dürften wenige derselben mit dem Verfasser übereinstimmen, dass manche, hier sehr ausführlich abgehandelte Krankheitszustände, z. B. die Gastromalacie der Kinder, der Markschwamm des Auges, der Croup (!) und der Hydrocephalus als Symptome der Scrofelkrankheit anzusehen seien. (Der Hydrocephalus acutus könnte allerdings wohl für eine Folge der Meningitis tuberculosa gelten, und in dieser Hinsicht zu der Scrofelkrankheit zu rechnen sein, wenn man Scrofel- und Tuberkelkrankheit für ein und dasselbe hält; Scharlau behauptet aber ausdrücklich, dass das zwei von einander ganz verschiedene Zustände seien.)

Es scheint hier nicht der unpassendste Ort zu sein, die verschiedenen Meinungen, welche die oben erwähnten und andere Schriftsteller über das Wesen oder die nächste Ursache der Scrofeln hegten, wenigstens anzudeuten, und im Allgemeinen darzulegen, da es keinesweges meine Absicht sein kann, hier eine ausführliche und critische Uebersicht der verschiedenen Theorieen zu liefern. Man findet dergleichen bei Kortum und in einer, in dieser Hinsicht sehr zu empfehlenden Dissertation von Xaver Hube (de morbo scrofuloso Goett. 1837.) Wem daran gelegen ist, die abenteuerlichen Erklärungen eines Paracelsus, Van Helmont, der Cartesianer u. s. w. kennen zu lernen, der findet dieselben ausführlich abgehandelt bei Dolaeus (Encyclop. chir. p. 609).

Hippocrates gehört in dieser Hinsicht zu den Humoralpathologen; er erklärt „ex pituitosa et lenta fluxione strumae generantur;" von Galen wird dies noch folgendermaassen erläutert: „non ex calida materia, sed ex pituitosiore et frigidiore strumas constare" (Comment. in aphor. III. 26). Aehnlich diesen, auch im Grunde wenig von der Meinung vieler der neueren Schriftsteller abweichenden, waren die Ansichten von Paulus Aegineta, Aëtius, Vesalius, Fallopia, Paré u.m.a.

Willisius und Gamet nehmen eine in den Drüsen steckende, eingedickte und verdorbene Nervenfeuchtigkeit als Ursache der Scrofeln an; Wharton und Faure behaupteten, dass der Same, so lange er nicht durch die natürlichen Wege ausgeleert werde, wieder resorbirt werde, und dann die scrofulösen Affectionen bewirke. Bordeu, Pujol, Charmetton, Baumes, Turner, Wisemann u. A. bekannten sich zu iatrochemischen Ansichten, und beschuldigten einige, vorwiegende Säure oder vorwiegende Alcalescenz, andere Phosphor- oder auch eine eigene specifische Säure als Ursache der Scrofeln. — Einige Schriftsteller nehmen an, dass die Ursache nicht immer ein und dieselbe sei (Boehmer, Kaempf, Plencitz); andere erklären geradezu, dass dieselbe unbekannt sei. Von sehr vielen wurde ein besonderes eigenthümliches Scrofelgift, als diese Krankheit verursachend, beschuldigt.

Am häufigsten und allgemeinsten sind und werden aber Fehler des Lymphgefässsystems, als Grund der Scrofelkrankheit erklärt, und zwar einestheils der Lymphe selbst, als: Zähigkeit, Schärfe, Säure, Alcalescenz, Ueberfluss oder auch Mangel derselben, anderentheils auch Schwäche, Erschlaffung, Reizung, Entzündung, eine eigenthümliche Structur der diese Lymphe enthaltenden Gefässe und Drüsen. Hufeland drückt sich in dieser Hinsicht folgendermaassen aus: „die nächste und wesentliche Ursache der Scrofelkrankheit ist ein hoher Grad von Atonie und Schwäche des lymphatischen Systems, mit einer kränklich vermehrten und specifischen Dyskrasie der Lymphe verbunden;“ hiermit meint er, sei Alles gesagt, was zur Erklärung der Entstehung und Symptomatologie dieser Krankheit nöthig sei (?); das Vorhandensein eines materiellen, eigenthümlichen Scrofelstoffes, der Scrofelschärfe, wird ebenfalls von Hufeland erwähnt; von derselben wird aber gesagt, sie sei nichts mehr und nichts weniger, als eine, durch die Scrofelkrankheit des Lymphsystems verdorbene und veränderte Lymphe.

Eine ähnliche Erklärung war auch früher schon von Kortum gegeben; doch hatte derselbe noch hinzugefügt, dass auch das Blut durch Beimischung der krankhaft veränderten Lymphe nothwendig verdorben werden müsste, und dass daher die ausserhalb des lymphatischen Systems vorkommenden Anschwellungen entsprängen.

Mit diesen und ähnlichen Erklärungen begnügten sich die meisten, nach Kortum und Hufeland die Scrofelkrankheit bearbeitenden Schriftsteller, und Baudelocque war der Erste, welcher eine von dieser allgemein geltenden Ansicht abweichende Meinung aufstellte, und die Ursache derselben in fehlerhafter Blutbereitung suchte. Er nimmt an, dass durch das Einathmen einer verdorbenen, an Sauerstoff armen, mit Kohlenstoff überladenen Luft zuerst die Blutbereitung eigenthümlich verändert, und ein Blut bereitet werde, welches nicht die nothwendigen Eigenschaften besitze, um zur Ernährung des Körpers, zum Wiederersatz der durch den Stoffwechsel verloren gegangenen Körpertheile gute Materialien zu liefern. Alle Gewebe würden auf diese Art durch Stoffe von schlechter Beschaffenheit ersetzt, und bald das Ganze aus solchen gebildet. Während diese Veränderungen vor sich gingen, sähe man die scrofulöse Disposition und die förmliche Entwickelung der Krankheit sich ausbilden.

Maunsel setzt das Wesen und die nächste Ursache der Scrofeln in den Mangel der nöthigen Menge rothen Blutes und einer daraus hervorgehenden Präponderanz der weissen Flüssigkeiten und Gewebe. Er meint, dass die verschiedenen Formen, unter denen sich die Scrofulosis darstellt, lediglich örtliche Reizungen sind, die eben durch jene Anlage ihren specifischen Character erhalten, während sie, kämen sie bei übrigens gesunden Individuen vor, aller Wahrscheinlichkeit nach, bald ohne weitere üble Folgen beseitigt sein, oder doch nur als gewöhnliche Entzündungen sich arten würden (S. Fränkel Kinderkrankh. nach Evanson u. Maunsel S. 588).

Von Clark (die Lungenschwindsucht, übers. v. Vetter, Leipzig 1836) wird die Krankheit angesehen als sich characterisirend durch eine Ueberladung des allgemeinen Bildungsmaterials mit phosphorsaurer Kalkerde. Dieselbe sei begründet durch ein Missverhältniss zwischen der allgemeinen Ausbildung des Körpers und der des Knochensystems, wobei die für das letzte bestimmten Stoffe entweder in zu grosser Menge erzeugt oder im Blute zurückgehalten werden, und ihre Ausscheidung sich nicht auf die von der Natur angewiesenen Stellen beschränkt, sondern in den verschiedensten Organen vor sich geht, und dadurch zur Entstehung scrofulöser und tuberculöser Geschwülste Veranlassung giebt.

Kramer (S. Zeitschrift für Geburtskunde Bd. VII. H. 1.) gab als Grundursache nicht allein der Scrofeln, sondern auch der Gicht und des Krebses an: einen qualitativ krankhaft veränderten Einfluss der Nerven, vorzüglich des Nerv. sympath. maxim., auf die Säftebereitung, und ausserdem Mangel der vollkommenen Uebereinstimmung des Ganglienservensystems mit den Gehirn- und Rückenmarksnerven. Bei den Scrofeln könne diese Uebereinstimmung auf doppelte Weise gestört werden: 1) indem die Erregbarkeit des Rückenmarks und des Hirnnervensystems zu sehr erhöht sei (Scrofula irritativa oder erethica), 2) wenn dieselbe abnorm verringert sei (Scrof. torpida).

Ritgen (Pathologie und Therapie der Afterbildungen,

Berlin 1825) setzt das Wesen der Scrofelkrankheit darin, dass eine übermässige krankhafte Thätigkeit vor der gesetzmässigen Zeit den ganzen Körper zu der höchsten Entwickelung und dem vollkommensten Zustande heranzubilden sich bestrebe; Ruete erklärt im Gegentheil das Wesen dieser Krankheit für eine rückschreitende Metamorphose, wobei der Organismus auf frühere Lebensstufen zurückzuschreiten strebe.

Scharlau definirt die Scrofelkrankheit als einen von der Gesetzmässigkeit abweichenden Zustand des Lebensprocesses, begründet in einer fehlerhaften Verdauung, Athmung und Ausdünstung, in einer hieraus hervorgehenden fehlerhaften Blutmischung, bestehend in einem relativen Ueberschuss des Albumens und in einem Mangel an Faserstoff und Blutroth, in einer wiederum hierdurch bedingten fehlerhaften Ernährung, krankhaften Entwickelung des Zellgewebes, des Lymphgefäss- und Drüsensystems, mit der Neigung zu Bildung von Anschwellungen und Afterproductionen, die sämmtlich ein Streben zur Selbstzersetzung haben.

Als geschichtliche Merkwürdigkeit in Bezug auf die Behandlung der Scrofelkrankheit verdient hier besonders die von André Dulaurens (Andreas Laurentius), dem Leibarzte Heinrich's IV., und von Sir John Fortescue (einem im 15. Jahrhundert lebenden, berühmten, englischen Rechtsgelehrten) genau beschriebene Ceremonie des Handauflegens der Könige von Frankreich und England und der dadurch bewirkt sein sollenden Heilung der Scrofeln erwähnt zu werden. Ausser dem oben erwähnten Werke von Dulaurens existiren noch einige Monographieen über diesen Gegenstand von G. Tooker (London 1597), J. Zentgraf (Viteb. 1667), G. Trinkhusius (Jenae 1667), Hilscher (Jenae 1730), Choulant (Leipzig 1834). Auf welche Art dieser Gebrauch, der, aller Wahrscheinlichkeit nach, fast ein Jahrtausend existirt hat, entstanden sei, ist unentschieden. Auch über die Zeit seines Ursprungs ist man nicht ganz sicher, doch stimmen so ziemlich alle Nachrichten darin überein, dass in England Eduard der

Bekenner († 1066) zuerst diese Handlung ausgeübt habe, in Frankreich aber soll nach der Behauptung Einiger Ludwig IX. oder der Heilige zuerst Scrofeln durch Handauflegen geheilt haben; Andere versichern, dass dies schon von Chlodwig (der im Anfange des 5. Jahrhunderts lebte) geschehen sei. Nach Choulant's Meinung vereinigen sich die besten Zeugnisse dahin, die ältesten Spuren des königlichen Handauflegens bei Scrofelkranken in Frankreich auf Philipp I. († 1108) zurückzuführen, also fast auf dieselbe Zeit wie in England. Die Ceremonie selbst geschah nach Laurentius auf folgende Art: Viermal des Jahres, zu Ostern, Pfingsten, Allerheiligen und Weihnachten, bisweilen auch ausnahmsweise an einem anderen Feste, schickte sich der König zur Berührung der Scrofelkranken durch Gebete an, empfing während feierlicher Messe das heilige Abendmahl, und begab sich an den Ort, wo die Kranken, in zwei Reihen aufgestellt, seiner warteten. Hinter jedem Kranken, dem sich in feierlichem Zuge der König näherte, stand der königliche Leibarzt, und der König selbst berührte das Gesicht kreuzweis mit flacher Hand, indem er die Worte: „le Roi te touche, Dieu te guerit" sagte, worauf der Kranke aus der Hand eines Beamten im königlichen Gefolge ein kleines Geldgeschenk erhielt. Nach einigen Angaben wurden auch die Geschwülste von dem Könige mit vorher eingesegnetem Wasser gewaschen, und die Kranken mussten neun Tage fasten. — In England scheint der Gebrauch, ausser Verschiedenheit des kirchlichen Ritus (in den älteren englischen Gebetbüchern, Prayer-book, findet sich ein eigenes Capitel für den Gottesdienst bei dieser Ceremonie), auch darin etwas abgewichen zu sein, dass der König die Kranken sitzend empfing, indem jeder einzelne, nebst dem Arzte, vor ihm hinknieen musste, worauf er ihn mit beiden Händen berührte, während Bischöfe dazu segnende Worte sprachen oder Bibelstellen vorlasen. Die Berührten erhielten eine goldene Schaumünze mit dem Gepräge eines Engels (the touch-piece), etwa 3½ Thaler an Werth, die an einem Bande um den Hals befestigt und gewöhnlich zeitlebens getragen wurde.

Die Zahl der auf diese Art Behandelten war sehr gross; Heinrich IV. berührte, nach Dulaurens, jährlich über 1500 Scrofelkranke; in dem Register der königlichen Kapelle zu London findet man, wie Sam. Cooper erwähnt, dass Carl II. im Verlaufe einer Zahl von Jahren an 92.107 Personen das Manöver geübt habe; die Königin Elisabeth stellte dasselbe ein, weil die Kosten zu der kleinen Goldmünze, welche jeder Berührte erhielt, sich jährlich auf 3000 Pfund Sterling beliefen.

Von vielen glaubwürdigen Schriftstellern wird behauptet, auch mit manchen Beispielen bekräftigt, dass eine grosse Zahl dieser Kranken durch das Berühren wirklich geheilt seien; (dergleichen Beispiele finden sich unter andern mehrere erzählt in dem Artikel „Wonderful curers“ in Chambers Edinburgh magazine 1838. Vol. 7. No. 311.)

Wenn man aber berücksichtigt, dass keineswegs augenblickliche, sondern nur allmählige Heilung davon erwartet wurde, dass das Manöver oft mehrmals wiederholt werden musste, wenn man den wohlthätigen Einfluss des Ueberzeugtseins von der Kraft eines Heilmittels, der Veränderung des Aufenthalts und der Lebensart während der Reise (denn der grösste Theil der Kranken kam von Weitem her, viele aus fremden Ländern) berücksichtigt, so lassen sich die wirklich erfolgten Heilungen sehr wohl erklären, ohne dass man deshalb an Wunder zu glauben braucht. Es ist übrigens auch unbezweifelt, dass, wegen der ertheilten Geldmünze, auch viele absichtliche Täuschungen mit unterliefen, welche trotz dem zu Verhütung jener verordneten Beisein der Leibärzte, nicht konnten vermieden werden. Jacob I. musste daher auch einen Befehl erlassen, dass Niemand zum zweiten Male zur Berührung sollte vorgestellt werden. Als die Schaumünze statt in Gold zuerst in Silber und dann gar nicht mehr ertheilt wurde, nahm der Ruf von der Wirksamkeit dieses Mirakels sehr bald ab, und unter den ersten Königen aus dem Hause Hannover wurde sie auch in England (in Frankreich war dies schon viel früher geschehn) ganz abgeschafft, „weil, wie es in der desfallsigen Verordnung heisst, sie weder bei der grossen Menge, noch bei den Verständigen sich länger in Ansehn erhalten könne." Auch dem siebenten Sohne in jeder Familie schrieb man die Kraft zu, Scrofeln durch Handauflegen heilen zu können, besonders wenn derselbe etwa auch der Sohn eines siebenten Sohnes war. (S. L. C. D. G. Traité de la guérison des écrouelles par l'attouchement des septenaires Aix 1643.) In Deutschland standen die Grafen von Habsburg in dem Rufe, durch einen von ihren Händen gereichten Trunk Wassers vom Kropfe und Scrofeln befreien zu können. (S. Dolaeus Encyclop. chir. p. 627.) Noch muss hier eines gewissen Valentin Greatrake erwähnt werden, welcher in der letzten Hälfte des 17. Jahrhunderts durch seine Curen der Scrofeln durch Auflegen seiner Hand, die, nach Southley, einen aromatischen Kräutergeruch hatte, grosses Aufsehen erregte. Er beschreibt in einem von ihm selbst, in sehr gottesfürchtigem Style, geschriebenen Buche (V. G. Greatrake Account of his great and strange cures, London 1668), auf welche Art er zur Erkenntniss der ihm inwohnenden Kraft gelangt sei, erzählt viele von ihm bewirkte Heilungen sogenannter kalter Krankheiten, Catarrhe, Flüsse, besonders aber Scrofeln, welche er von einem Körpertheile zum anderen, bis in die Fersen und zuletzt ganz aus dem Körper heraustreibe, und giebt die Gründe an, weshalb seine Behandlung in einigen (damals wahrscheinlich viel besprochenen) Fällen unwirksam geblieben sei.

Nach Voraussendung dieser, wie ich mir schmeichle, nicht ganz uninteressanten Zusammenstellung des Wichtigsten über Geschichte und Literatur der Scrofelkrankheit (deren etwaige Lücken und Mängel man um so eher verzeihen möge, als sie in einem Lande geschrieben ist, in welchem es weit weniger leicht ist, sich literärische Hülfsmittel zu verschaffen, als z. B. in Deutschland, Frankreich und England) halte ich es für nothwendig, noch einige Worte über den Eintheilungsplan dieser

Abhandlung zu erwähnen. Die neueren Schriftsteller über Scrofelkrankheit befolgten zum Theil mit einigen mehr oder weniger wichtigen Abänderungen die von Hufeland angegebene Eintheilung in drei Grade oder Stadien, und beschreiben dann die verschiedenen einzelnen Affectionen bei dem einen oder anderen dieser Stadien. Wenn nun aber auch eine stufenweise Entwickelung der Scrofelkrankheit allerdings in der Natur begründet ist, so bezieht sich dies doch nur auf die allgemeinen Symptome derselben, die einigermaassen den stufenweisen Veränderungen, welche in der in verschiedenen Organen abgelagerten Scrofelmaterie selbst vor sich gehen, entsprechen. Unrichtig ist es aber, das eine oder das andere örtliche Symptom, als ausschliesslich dem ersten, zweiten oder dritten Grade der Scrofelkrankheit gehörend, anzugeben. Jedes dieser Symptome kann das zuerst wahrnehmbare sein, mit jedem derselben kann die Scene beginnen. Wenn es auch öfters der Fall ist, dass zuerst äussere Drüsengeschwülste, Augenentzündungen, Ausschläge, Ohrenausfluss u. s. w. erscheinen, und später erst die von Hufeland zu dem dritten Grade gerechneten Symptome auftreten, so ist es doch keineswegs selten, dass diese letzteren erscheinen, ehe noch irgend ein Symptom der früheren Grade beobachtet worden. So werden z. B. Mesenterialscrofeln zu dem dritten Grade gerechnet, während andere Schriftsteller (z. B. Joerg, Clark u. A.) behaupten, dass ohne dieselben gar keine Scrofelkrankheit existire, und es gewiss ist, dass die erste Ablagerung ausserordentlich häufig diese Drüsen trifft. Sogar scrofulöse Knochenleiden können das erste Symptom ausbrechender Scrofelkrankheit sein, wie dies besonders nach traumatischen Verletzungen der Fall ist, was ich sehr häufig bei Knaben, aus der Zahl der bei der hiesigen Manufactur beschäftigten Zöglinge des Findelhauses, zu beobachten Gelegenheit hatte. Wenn solche, die mit einem scrofulösen Habitus begabt waren, aber früher niemals an Drüsengeschwülsten oder anderen örtlichen Symptomen gelitten hatten, sich bei ihrer Beschäftigung, was gar nicht selten geschieht, eine

Verletzung der Knochen, oft nur eine unbedeutende Contusion zugezogen, so bildete sich gewöhnlich an dieser verletzten Stelle der Heerd des scrofulösen Leidens aus. Dasselbe trat dann überhaupt in umgekehrter Reihenfolge auf; erst gab es Knochenleiden, Periostitis, Caries, Paedarthrocace an der verletzten Stelle, dann zeigten sich andere Knochen eben so ergriffen, und später erst erschienen dann auch Drüsengeschwülste, Augenentzündungen, Ausschläge u. s. w.

Einen anderen richtigeren Weg schlugen diejenigen ein, welche die verschiedenen Scrofelformen, je nach den von der Krankheit afficirten Geweben und Organen, z. B. wie Lugol in Knotenscrofeln, Scrofeln der Schleimhäute, Hautscrofeln, Scrofeln des Zellgewebes und Knochenscrofeln, oder wie Schönlein in Lymphscrofeln (acute und chronische), Scrofeln des Knochensystems und Scrofeln der Schleimhäute eintheilten [1]). Da aber fast jedes Organ aus einer Vereinigung mehrerer dieser Gewebe besteht, die gewöhnlich gleichzeitig von der Krankheit ergriffen werden, so sieht man sich bei dieser Art der Eintheilung öfters genöthigt, ein und dieselbe Krankheitsform in mehrere zu trennen und unter verschiedenen Abtheilungen zu beschreiben, wie dies z. B. in dem oben erwähnten Werke von Scharlau recht in die Augen fallend ist, wo unter andern die Ophthalmia scrofulosa in sechs verschiedenen Capiteln vorkommt und abgehandelt wird, nämlich 1) bei den „Erscheinungen in den Drüsen" als Blepharo-adenitis, 2) bei den „Erscheinungen in der äusseren Haut" als Impetigo palpebrarum, 3) bei den „Erscheinungen in den Schleimhäuten" als Conjunctivitis, 4) bei den „Erscheinungen in den serösen Häuten" als Entzündung der Descemet'schen Haut, 5) bei den „Erscheinungen in den fibrösen Häuten" als Hornhautentzündung,

1) Eisenmann theilt die Scrofeln ein in *a*) Scrofeln der nördlichen Halbkugel; dazu gehören: Adenoscrofulosis, Mycoscrofulosis, Osteoscrofulosis und Dermatoscrofulosis. *b*) Scrofeln der südlichen Halbkugel; als solche gelten: Bubones u. Morbus glandularis de Barbados.

und 6) bei den „Erscheinungen im Nervensystem" als Photophobia, Amaurosis und Markschwamm des Auges.

Dies zur Entschuldigung, weshalb ich, auf eine streng systematische Eintheilung verzichtend, es vorziehe, diese Arbeit in zwei Abtheilungen zu trennen, in der ersten „von der Scrofelkrankheit im Allgemeinen" handle, daselbst die Definition und nächste Ursache derselben darzulegen suche, und dann von dem Verlaufe den allgemeinen Zeichen und Symptomen, von den Ursachen, der Prognose, Verhütung und Behandlung dieser Krankheit im Allgemeinen handle. Die verschiedenen, zu der Scrofelkrankheit gehörigen Krankheitsformen oder die örtlichen Ausdrücke dieser Cachexie werden einzeln in der zweiten Abtheilung betrachtet werden, und zerfallen in: Scrofulöse Affection äusserer Organe (äussere Drüsengeschwülste, Abscesse im Zellgewebe unter der Haut, Hautausschläge, Geschwüre), innerer Organe (des Gehirns, der Respirations-, Verdauungs-, Geschlechts- und Harnwerkzeuge), der Sinneswerkzeuge (Ophthalmie, Otorrhoe und Scrofelleiden der inneren Nase) und der Knochen, Knorpel und Gelenke. Das ist, ich wiederhole es, keine systematische, aber, wie ich glaube, eine in practischer Hinsicht nicht ganz unzweckmässige Eintheilung.

Erste Abtheilung.

Von der Scrofelkrankheit im Allgemeinen.

Begriff der Scrofelkrankheit.

Um eine, alle untergeordneten Krankheitszustände, welche zu einem so weitbegrenzten Krankheitsgebiete gerechnet werden, umfassende Definition geben zu können, ist es unumgänglich nothwendig, nach einem Anhaltspunkt, einem Etwas zu suchen, das allen Symptomen derselben gemeinschaftlich ist, und nur ihnen ausschliesslich zukommt. Das passt nun aber weder auf die fehlerhafte Verdauung, noch fehlerhafte Ernährung, fehlerhafte Athmung oder dergleichen, welches alles theils auch bei vielen andern Krankheiten statt findet, theils auch nicht bei allen Scrofelkranken beobachtet wird. Dagegen ist das Vorhandensein eines eigenthümlichen, abnormen Productes, der Scrofelmaterie, durchaus charakteristisch für alle Scrofelsymptome, und alle durch die Ablagerung dieses Stoffes in verschiedene Organe bewirkten Krankheitszustände gehören unstreitig der Scrofelkrankheit an. Man könnte demnach dieselbe definiren als:

1) Die Neigung des Organismus, Scrofelmaterie hervorzubringen, und
2) den Inbegriff aller der Symptome, welche durch die Ablagerung dieses Stoffes hervorgebracht werden.[1])

---

1) Eben so wie man unter Wurmkrankheit sowohl das Entstehn der Eingeweidewürmer, als die durch ihr Vorhandensein erregten Symptome, unter Steinkrankheit die Entstehung der Harnsteine und die Folgen ihres Daseins versteht.

Die erstere besteht, (wie später erörtert wird) in einer eigenthümlichen, fehlerhaften Blutmischung, die sich durch ein besonderes äusseres Ansehn und einige Eigenthümlichkeiten verschiedener organischer Functionen zu erkennen giebt. Eigentliche Scrofelzufälle entstehen, wenn der Scrofelstoff aus dem Blute abgesondert, und in verschiedene Gewebe und Organe abgelagert wird.

Beschreibung der Scrofelmaterie im Allgemeinen.

1) Physische Charactere. Die Scrofelmaterie wechselt hinsichtlich ihrer Consistenz von der flüssigen bis zur festen Käseform, welches theils durch den verschiedenen, ihrer Anhäufung entgegenstehenden Widerstand ihrer Umgebung, theils durch die Absorption der flüssigen Theile, theils durch den Uebergang aus dem festen in einen erweichten Zustand bedingt wird. Anfangs erscheint sie meistens als eine gleichförmig weissgelbe Masse von der Dichtigkeit des Schweizerkäse; sie löst sich zum Theil in Wasser auf, und macht das letztere milchig. Unter dem Mikroskop betrachtet erscheint sie (wie zuletzt fast alle organischen Gebilde) in unzähligen kleinen Kügelchen. Dieselben stehen in keinem organischen Zusammenhange mit den benachbarten Gefässen. Bei einer vierhundertmaligen Vergrösserung fand Ructe, dass die einzelnen Kügelchen, welche etwas grösser, als Blutkügelchen sind, aus einer Hülle und einem Kern bestehen; einige Mal glaubte er selbst einige geplatzte und zusammengefallene zu sehen. Ich konnte keine Hülle entdecken; mein Mikroskop ist aber auch bei weitem kein Plössl'sches, dessen sich Ructe bedienen konnte. Nerven und Blutgefässe sind in derselben nicht zu entdecken. Anfangs scheinen diese Kügelchen durchsichtig zu sein, nach und nach werden sie aber trüber. Indessen ist die Beschaffenheit der Scrofelmaterie verschieden, je nach den Organen und Systemen, in welchen sie sich abgelagert vorfindet: sie erscheint in den Lymphdrüsen nicht

ganz so wie auf den Schleimhäuten, und auf diesen anders, als in den Knochen und der äusseren Haut, im Gehirn anders als in der Leber oder den Lungen, so wie sich denn auch die Form der von der Scrofelmaterie gebildeten Afterproducte durchaus nach ihrer Umgebung und dem afficirten Organe richtet, wie dies bei Darstellung der einzelnen, zur Scrofelkrankheit gehörigen Krankheitszustände anzuführen ist.

Im Allgemeinen sind indess die Formen der durch die Ablagerung und das Agglomeriren der erwähnten Kügelchen, aus welchen die Scrofelmaterie zusammengesetzt ist, gebildeten Producte folgende:

1) In dem Parenchym der Organe, z. B. der Lymphdrüsen, der Leber u. s. w. bilden sich mehr oder weniger zahlreiche, kleine, rundliche, grauweisse Körperchen, die, indem sie sich immer mehr und mehr anhäufen, zusammenrücken, und zuletzt wohl das Parenchym des afficirten Theils, z. B. der Drüse ganz und gar verdrängen. Dasselbe geschieht zuweilen in der Knochensubstanz.

2) In anderen Fällen entstehn aus ähnlichen Massen auf der glatten Fläche der serösen und Schleimhäute kleine, mehr einfache und unregelmässige Excrescenzen.

3) Die Scrofelmaterie wird in unbestimmter Form in das Zellgewebe der verschiedenartigsten Theile abgelagert, und bildet dann eine weissliche, gefässlose Verhärtung.

4) Sehr häufig finden solche Ablagerungen statt zwischen verschiedenen Organen und den sie umgebenden Einhüllungen z. B. zwischen Mesenterialdrüsen und dem sie umgebenden Peritonaeum (wobei die Drüse selbst oft ganz gesund ist), zwischen Knochensubstanz und Periosteum (sowohl innerm als äusserm), zwischen Muskel und Muskelscheiden. Die meisten scrofulösen Ausschläge beruhen auf Ablagerungen des Scrofelstoffes zwischen den verschiedenen Schichten der Haut.

5) Endlich findet sich die Scrofelmaterie in eigenen, aus verdichtetem Zellgewebe gebildeten Bälgen eingeschlossen, und bildet rundliche Geschwülste (so namentlich im Gehirn).

In allen diesen Formen erleidet die Scrofelmaterie stufenweise Veränderungen, namentlich hinsichtlich ihrer Consistenz. Während dieselben an Grösse zunehmen, verliert sie an Härte, nimmt eine weichere, oft gallertartige Beschaffenheit und eine mehr gelbliche Farbe an. Ist sie auf diese Stufe gelangt, so wird sie entweder 1) durch Einsaugung gänzlich weggeführt, so dass, unter günstigen Umständen auch keine Spur derselben zurückbleibt, oder 2) es werden nur die weichen, eiweiss- und faserstoffhaltigen Theile resorbirt, dagegen bleiben die erdigen zurück, und werden auch wohl selbst in einem höheren Grade secernirt. Auf diese Weise wird dann das krankhafte Gebilde durch Verknöcherung und Erhärtung gleichsam ertödtet, 3) endlich, und das ist der häufigste Fall, tritt nach kürzerer oder längerer Zeit völlige Verflüssigung der Scrofelmaterie ein, welche bald im Centrum, bald in der Peripherie, bald an verschiedenen Stellen der gebildeten Afterproducte zugleich beginnt. Da diese Afterproducte als fremder Körper auf das sie umgebende Zellgewebe und andere Theile reizend einwirken, so findet gewöhnlich, wenn die Verflüssigung derselben eintritt, zugleich auch Entzündung und Eiterung der letzteren statt, deren Product sich mit der flüssigen Scrofelmaterie vermischt, weshalb man solche, welche eine dünne, molkenähnliche Flüssigkeit von einer grünlichen Farbe und mit einer weisslichen, flockigen Substanz, wie geronnene Milch gemischt, darstellt, selten rein und für sich zu sehen bekommt, da sie gewöhnlich mit wirklichem Eiter, mit Fetzen abgestorbenen Zellgewebes, mit Blut, auch wohl mit wirklicher Lymphe, welche die in einen scrofulösen Abscess einmündenden und zerstörten Lymphgefässe ergiessen, oder mit anderen normalen oder abnormen Flüssigkeiten gemischt vorkommt.

2) Chemische Charaktere. Die Untersuchungen in dieser Hinsicht sind nicht zahlreich, und die dadurch erlangten Resultate nicht ganz übereinstimmend; doch wurde das Vorwalten von Eiweisstoff in der Scrofelmaterie allgemein zugegeben. Derselbe findet sich höchst wahrscheinlich darin als

Albuminat von Natron oder Kali. Ausserdem fand man darin eine geringe Menge von Faserstoff, phosphorsaurer und kohlensaurer Kalkerde und anderen alkalischen und erdigen Salzen (Andral). Bei der Verflüssigung nimmt die Menge der letzteren verhältnissmäsig ab, dieselben werden dagegen, wie oben erwähnt, vermehrt, wenn die durch Ablagerung der Scrofelmaterie gebildeten Afterproducte in Verhärtung übergehn.

Entstehung der Scrofelmaterie.

Nach der oben gegebenen Definition würde die Beantwortung der Frage: „wo und wie wird die Scrofelmaterie gebildet?" zugleich die Erklärung der nächsten Ursache oder des Wesens der Scrofelkrankheit enthalten. Dass der materielle Scrofelstoff wirklich eine eigenthümliche, bei keiner andern Krankheit vorkommende Substanz sei, lässt sich nicht wohl ableugnen, und leuchtet aus der Vielgestaltigkeit der Symptome hervor, die er erregt, und die je nach dem verschiedenen Organe, in welchem er sich niederlässt, verschieden sind. Auch kann die Entstehung dieses Stoffes keineswegs ausschliesslich von fehlerhafter Verdauung und Ernährung abhängig sein, (im Gegentheil, diese sind, wie wir weiter sehen werden, gewöhnlich erst die Folge von Ablagerungen des Scrofelstoffes in die Schleimhäute und Drüsen der Digestionsorgane); denn man beobachtet gar nicht selten evidente Scrofelsymptome, z. B. einzelne äussere Drüsengeschwülste, scrofulöse Augenentzündung, Kopfausschläge u. dgl., bei welchen die Ernährung des Körpers ganz und gar nicht leidet. Dass der Scrofelstoff in dem Lymphgefässsystem entstehe und bereitet werde, ist nicht wohl anzunehmen, denn die Lymphgefässe produciren überhaupt nichts, und besitzen sogar verhältnissmässig sehr wenig Vitalität. Auch findet man dies Product häufig an Stellen, wo gar keine Lymphgefässe vorhanden sind, z. B. in der Knochenmasse und im Gehirn. Dagegen geschieht alle Production im Organismus mittelst des Blutgefässsystems, durch die feinsten Gefässendigungen oder durch Endosmose und Exosmose. Nur aus dem Blute kann der Scrofelstoff ausgeschieden werden, da dasselbe nicht nur alle Organe ernährt, die durch den Stoffwechsel verloren gegangenen Theile ersetzt, sondern auch alle Afterproducte hervorbringt. Ehe der Scrofelstoff in die Drüsen oder andern Organe abgelagert wird, und dadurch Krankheitszufälle erregt, mussten die Materialien dazu im Blute enthalten sein; es fand eine fehlerhafte Blutmischung statt, daher ist die Scrofelkrankheit ursprünglich Krankheit der Hämatose.

Wenn eine eigenthümliche Beschaffenheit des Blutes Scrofulöser durch chemische oder mikroskopische Untersuchungen auch nicht zu erweisen wäre, so ginge daraus noch keineswegs hervor, dass eine solche auch nicht statt finde, sondern nur, dass die dazu nöthigen Reagentien noch unbekannt, die angewandten Mikroskope noch nicht genug vergrössernd wären. Auch sind dergleichen Untersuchungen bisher nur sehr wenige angestellt; wo dies aber geschah, wie z. B. von Scharlau und Dubois, da fand man allerdings auch, sowohl besondere chemische Mischungsverhältnisse des Blutes, als auch von der gewöhnlichen abweichende Formen und Beschaffenheit der Blutbläschen, wie wir dies bei Beschreibung der scrofulösen Anlage erwähnen werden.

Wodurch diese fehlerhafte Blutmischung entstehe, wie das Blut die eigenthümliche Beschaffenheit erlange, Scrofelstoff absondern zu können, wie die Materialien dazu in das Blut gelangen, das sind Fragen, zu deren Lösung wir nur durch die genaueste Berücksichtigung und Unterscheidung des Einflusses der verschiedenen Gelegenheitsursachen zur Entstehung der Scrofelkrankheit, und genaue vielfältige Beachtung des Entwickelungsganges derselben gelangen können. Darnach scheint es aber, dass man eine mehrfache Entstehungsart dieser eigenthümlichen Beschaffenheit des Blutes annehmen müsse:

1) Die scrofulöse Anlage, d. h. das scrofelschwangere Blut, die im Blute enthaltenen Materialien zur Bereitung des

Scrofelstoffes oder wohl gar der im Blute enthaltene und vertheilte fertige Scrofelstoff selbst, wird erblich von einer Generation der andern mitgetheilt.

2) Während und durch eine unvollkommene Oxydation des Blutes, bedingt durch das Einathmen einer an Sauerstoff armen und mit Kohlenstoff überladenen Luft, erhält das erstere diese eigenthümliche Beschaffenheit (einzige Entstehungsart der Scrofeln nach Baudelocque).

3) Durch den anhaltenden und übermässigen Genuss gewisser, eiweissstoffiger, vegetabilischer Nahrungsmittel wird ein Chylus gebildet, welcher dem Blute mitgetheilt, diese abnorme Beschaffenheit desselben bewirkt, und einen, Scrofelstoff absondernden Process anregt. Wenn man jede dieser Entstehungsarten als die einzige, in allen Fällen der Scrofelkrankheit immer ein und dieselbe, annimmt, so ist es schwer, alle Erscheinungen derselben und den durch die Erfahrung bestätigten Einfluss der verschiedenen Gelegenheitsursachen zwanglos damit in Einklang zu bringen.

Dagegen lässt sich fast immer die eine oder die andere dieser Entstehungsarten nachweisen, in den bei weitem meisten Fällen findet aber eine Vereinigung zweier derselben oder auch aller drei statt.

Die so entstandene fehlerhafte und eigenthümliche Beschaffenheit der Blutmischung bewirkt an und für sich noch keine eigentlichen scrofulösen Krankheitssymptome. Aber dadurch, dass ein solches Blut in den Gefässen kreist, dass die bei dem Stoffwechsel verloren gegangenen Theile durch dasselbe ersetzt werden, entstehen die Eigenthümlichkeiten in dem äusseren Ansehen und der Structur der Theile, welche als scrofulöser Habitus bezeichnet werden, so wie einige Abweichungen von der gewöhnlichen Beschaffenheit verschiedener Secrete; davon, dass ein solches Blut die Nervenheerde umspült, hängen die bei diesem Habitus bewirkten Modificationen der Innervation, der Mangel an Energie in den Functionen des Nervensystems und andere dabei beobachtete Eigenthümlichkeiten verschiedener Functionen ab [1]). Es ist dies die eigentliche scrofulöse Anlage, die Periode des Latentseins der Scrofelkrankheit. Sie bedingt keineswegs die Nothwendigkeit, dass daraus auch immer wirkliche Krankheitszufälle hervorgehen müssen; unter günstigen Umständen, d. h. bei fortwährend gehöriger diätetischer Pflege, wenn ererbte Anlage vorhanden, bei erworbener Abänderung der schädlichen Einflüsse, welche dieselbe hervorriefen, verschwindet dieselbe zuweilen besonders während und vermittelst der Evolutionsperioden, ohne irgend Scrofelsymptome erregt zu haben. Das ist aber allerdings der seltenere Fall. Im Gegentheil beginnt gewöhnlich über kurz oder lang der Absonderungsprocess des Scrofelstoffes aus dem Blute; derselbe wird in Drüsen und Schleimhäuten, in die äussere Haut und in die Knochen, ins Zellgewebe und in das Parenchym verschiedener und mit Ausnahme etwa der hornartigen Gebilde, in alle Theile des Organismus abgelagert, und bewirkt so alle die von der Scrofelkrankheit abhängigen Krankheitszustände, als äussere und innere Drüsengeschwülste, Leiden der Schleimhäute des Darmkanals, der Respirations- und Geschlechtsorgane, Augenentzündung, Hautausschläge, Abscesse im Zellgewebe, Geschwüre, Knochenleiden verschiedener Art u. s. w. Hat dieser Process der Abscheidung einmal begonnen, so tritt er mit in die Reihe der gewöhnlichen Functionen des Blutgefässsystems, und dauert nun so lange fort, bis entweder der specifische Stoff erschöpft ist, indem von aussen keine Materialien mehr dazu geliefert werden, oder bis er durch specifische pharmaceutische Mittel gänzlich getilgt ist. Bis dahin dauern denn auch die Krankheitssymptome fort, die immer im Verhältnisse stehen zu der Menge der abgelagerten Scrofelmaterie, zu den stufenweisen Veränderungen, welche mit derselben vorgehen, und hauptsächlich zu den Organen, in welchen diese Ablagerung stattfindet. Dass sich nicht bei allen diesen Krankheitssymptomen, wie

1) Vielleicht ist die sogenannte lymphatische Constitution der geringste und der Cretinismus der höchste Grad dieses Zustandes.

es bei den meisten der Fall ist, das Stattfinden einer solchen Ablagerung physisch und chemisch ad oculos demonstriren lässt, lässt sich daraus erklären, dass in manchen sehr reizbaren Organen, z. B. im Auge, die geringste Ablagerung eines fremdartigen Stoffes heftige Reizung und Entzündung erregt, wodurch vermehrte Thränensecretion und selbst Eiterung entsteht, mit welchen normalen und abnormen Producten dann der Scrofelstoff, soviel davon abgesondert wird, sich immer wieder vermischt und in denselben verliert; Aehnliches geschieht auf manchen anderen Schleimhäuten, wo die nächste Folge der Ablagerung vermehrte Schleimabsonderung ist, welcher Schleim dann auch den abgesonderten Scrofelstoff enthält, wie dies besonders die mehr albuminöse Beschaffenheit desselben beweist.

Identität der Scrofel- und Tuberkelkrankheit.

Es wird von einigen neueren Schriftstellern als ein wichtiger Verstoss, als ein Mangel an Scharfsinn bezeichnet, die Scrofel- und Tuberkelkrankheit für gleiche Zustände zu halten. Die von ihnen angegebenen Unterscheidungszeichen liefern aber keineswegs schlagende Beweise von der Nichtidentität dieser Krankheiten. Die anatomischen Unterschiede in den Characteren der Scrofelgeschwülste und Tuberkeln, dass der Tuberkel immer eine rundliche, Scrofelmaterie dagegen keine selbstständige Form habe, — dass der erstere immer eine Umhüllung besitze, welche der Scrofelmaterie fehle, fallen weg, wenn man unter Tuberkel, aus Scrofelmaterie bestehende, mit einer aus dem umliegenden Zellgewebe gebildeten Hülle umgebene rundliche Geschwülste von verschiedener Grösse versteht; injiciren lässt sich weder der Tuberkel noch die Scrofelmaterie an sich selbst; die in scrofulösen Drüsen, im Anfange stattfindender Ablagerung, wahrgenommenen Gefässe gehören dem Gewebe dieser Drüsen selbst, nicht aber der darin abgelagerten Scrofelmaterie an, und gehen beim Weiterschreiten der Degeneration gänzlich verloren. Dass solche aus compacter Scrofelmaterie gebildete und in einer Hülle eingeschlossene Geschwülste weniger leicht ganz verschwinden können, als die aus dem Eindrängen der Scrofelmaterie in das Gewebe eines Organs, z. B. einer Drüse, entstandenen Geschwülste, — dass das Zerfliessen in den ersteren von dem Centrum aus beginnt, während bei anderen Formen der Ablagerung, dieselbe von allen Punkten aus zerfliessen kann, lässt sich eben aus der nur verschiedenen Formbildung der aus derselben Materie bestehenden Afterprodukten sehr wohl erklären, so wie denn die übrigen als anatomische Unterschiede angegebenen Charactere augenscheinlich nur daher rühren, dass die untersuchten Afterproducte sich nicht auf derselben Entwickelungsstufe befanden, dass das eine schon länger bestanden hatte, als das andere. Wenn eine Drüse am Halse scrofulös afficirt wird, so findet man anfangs in derselben eben so wohl gleichmässig geformte Körperchen, als im Beginn der Tuberkelschwindsucht in den Lungen, dagegen bildet die Tuberkelmasse in weit vorgerücktem Grade dieser letzteren Krankheit eben solch formloses Gerinnsel (wenigstens mit blossen Augen betrachtet), als das in einer ganz mit Scrofelmasse angefüllten äusseren Drüse befindliche. Ich habe sehr oft Gelegenheit gehabt, hiehergehörige Vergleichungen anzustellen, und dabei niemals einen Unterschied entdecken können. Auch sind die Angaben über diese anatomischen Unterschiede bei den verschiedenen Schriftstellern keineswegs übereinstimmend, sondern oft sich gänzlich entgegenstehend. So sagt z. B. **Albers** in dieser Hinsicht: die Scrofeln seien injicirbar, die Tuberkeln aber nicht; **Schönlein** erwähnt dagegen bei den diagnostischen Zeichen der letzteren: „der Tuberkel hat immer bestimmte Nutritionsorgane, entweder eine blosse Umhüllung, die ihm zur Ernährung dient, oder sogar selbstständige Gefässe, einen mittleren Stamm mit Verästelungen nach zwei Richtungen.“ Leichte Verschiedenheiten in der Mischung, dem innern Bau, der Consistenz

Farbe u. s. w. lassen sich, auch ausser den, von dem Grade der Entwickelung dieser Afterproducte abhängigen, fast in jedem individuellen Falle, sowohl bei der Scrofel- als Tuberkelmaterie auffinden, dieselben sind aber wohl nicht von einer verschiedenen Krankheitsursache, denn diese ist gewiss immer ein und dieselbe, sondern von dem Organe, in welchem sie abgelagert ist, und von der Individualität des erkrankten Subjectes abhängig.

Dass bei der Tuberkelkrankheit die Lymph- und Chylus-Drüschen häufig gesund sein sollten, während sie bei der Scrofelkrankheit ein Hauptsitz des Uebels seien (Scharlau), scheint weniger der Erfahrung entnommene Thatsache, als Voraussetzung zu sein. Ich habe sehr viele tuberkulöse Lungen untersucht, und fand immer die Tuberkelmasse eben sowohl in dem Zwischenzellgewebe und Parenchym der Lungen selbst, als auch in den Bronchialdrüsen, und sehr häufig auch tuberkulöse Affection anderer Drüsen, namentlich der Drüsen im Darmkanal. Wo das Letztere aber auch nicht stattfindet, beweist dies nur, dass eben, weil der Ausscheidungsprocess der Scrofelmaterie sich auf die Lungen geworfen hat, andere Theile frei davon bleiben. So könnte auch der von Scharlau gemachte Einwurf, wenn er wirklich gegründet wäre (die Erfahrung lehrt aber gerade das Gegentheil), „dass Leute mit Lungentuberkeln in ihrer Jugend selten (?) an Scrofeln gelitten haben,“ keinen Beweis für den Unterschied beider Krankheiten abgeben, sondern wo sich später Lungentuberkeln ausbilden, ohne dass früher andere Scrofelsymptome statt gefunden haben, da beweist dies nur, dass früher keine Gelegenheitsursachen stattfanden, wodurch die vielleicht angeerbte scrofulöse Anlage zu weiterer Entwickelung gebracht wurde; das Kindes- und Knabenalter ging glücklich vorüber, ohne dass Scrofelsymptome entstanden; in der Periode aber, wo durch starken Andrang des Blutes nach den Lungen, Krankheiten dieses Organs am häufigsten sind, wird in diesem sehr leicht zuerst der obenerwähnte Ausscheidungsprocess des Scrofelstoffes aus den Gefässen derselben angeregt, besonders wenn etwa noch eine besondere, den Andrang des Blutes nach den Respirationsorganen vermehrende Ursache stattfand.

So sind auch viele andere, als Verschiedenheiten angegebene Abweichungen in der Constitution, dem Verlaufe und Ausgange der Symptome, den Wirkungen des Heilverfahrens, der Beschaffenheit mancher organischen Flüssigkeiten und Secrete, theils nicht hinlänglich constatirt (das gilt z. B. von der Angabe, dass nur bei der Scrofelkrankheit, nicht aber bei der Tuberkelkrankheit der Faserstoff im Blute und das Blutroth vermindert sei), theils hängen sie nur von der Verschiedenheit der afficirten Organe ab. Denn je nach dem Alter, dem Geschlechte, der Individualität und besonderen Umständen, welche später zu erörtern sind, wird bei der Scrofelkrankheit bald das eine bald das andere System oder Organ afficirt; dass aber andere Krankheitszufälle entstehen müssen, wenn die Scrofel- oder Tuberkelmaterie in die Gekrösdrüsen, als wenn sie in die Lungen, oder in die Leber, in Schleimhäute oder Knochen abgelagert ist, ist eben so einleuchtend, als dass die (scrofulös) erkrankten Lungen eine andere Behandlung erfordern, als etwa Gehirntuberkeln, dass manches Mittel, welches bei einigen Symptomen der Scrofelkrankheit und gegen die letztern im Allgemeinen sehr nützlich ist, bei anderen Symptomen, wegen des besonderen Einflusses, den es auf das ergriffene Organ ausübt, nicht angewendet werden kann. Wenn man z. B. sagt, dass der Aufenthalt in einer sauerstoffreichen und trocknen Luft auf Hochebnen wohl Scrofelkranken zuträglich, den Tuberkelkranken, welche an der Lunge leiden, aber nur nachtheilig sei, so ist das keineswegs ein Beweis, dass diese letzteren nicht eben sowohl Scrofelkranke sind; die erwähnte Luft würde allerdings auch bei ihnen einen wohlthätigen Einfluss zur Vertilgung der scrofulösen Dyskrasie ausüben, aber die kranken Lungen vertragen dieselbe nicht; sie werden zu sehr dadurch gereizt und so der Erweichungsprocess der in denselben enthaltenen Tuberkelmaterie beschleunigt. Wenn man ferner behauptet, dass die Lungentuberkeln fast immer mit einer arteriellen Constitution verbunden seien, während die torpide Form der Scrofelkrankheit, als die häufigste, immer nur Eigenthum der lymphatischen und venösen Constitution sei (Scharlau), so sind 1) die Begriffe und die Zeichen dieser Constitutionen noch viel zu schwankend, als dass dieser Satz als Argument gelten könnte, 2) würde derselbe gewiss sich eben auf folgende Weise richtig, so ausdrücken lassen: „Scrofel- und Tuberkelkrankheit sind gleich, bei einer arteriellen Constitution werden aber leichter und öfter die Lungen befallen, als bei einer venösen und lymphatischen Constitution."

Somit glaube ich so ziemlich alle die Gründe, auf welche die Gegner der Identität der Scrofel- und Tuberkelkrankheit sich stützen, erwähnt und gezeigt zu haben, dass dieselben keineswegs beweisend sind. Es mag, nach dem früheren Sprachgebrauch, richtig sein, unter Scrofeln ausschliesslich scrofulös afficirte Lymphdrüsen zu verstehen, alle anderen, aus scrofulösen Ablagerungen gebildeten Afterproducte aber Tuberkeln zu nennen, (wonach denn aber jeder Tuberkelkranke auch scrofulös ist, jeder Scrofelkranke auch an der Tuberkelkrankheit leidet), aber Tuberkelmaterie ist mit Scrofelmaterie, die Tuberkelkrankheit mit der Scrofelkrankheit durchaus identisch.

Verlauf der Scrofelkrankheit im Allgemeinen.

Es ist oben erwähnt worden, dass dem Erscheinen örtlicher scrofulöser Krankheitszufälle eine Periode vorhergeht, in welcher nur die von der fehlerhaften Blutmischung abhängigen Eigenthümlichkeiten im äusseren Ansehn und Structur der Theile, in der Beschaffenheit einiger organischer Flüssigkeiten und in der Entwickelung des Körpers beobachtet werden. Diese sind es, welche den scrofulösen Habitus, die scrofulöse Anlage oder das erste Stadium der Scrofelkrankheit ausmachen. — Das zweite Stadium beginnt mit dem ersten Erscheinen der von pathologischen Bildungen und Absonderungen abhängigen Symptome, und umfasst alle die verschiedenen scrofulösen Localkrankheiten, lässt sich daher in so viel Unterabtheilungen bringen, als Organe von der Krankheit afficirt werden; die characteristischen Symptome vom Eingetretensein des dritten Zeitraums sind: Schwinden der Masse des ganzen Körpers, Colliquation und hectisches Fieber.

Zeichen des scrofulösen Habitus.

Der grösste Theil der neueren Schriftsteller macht eine Eintheilung des Scrofel-Habitus und der Scrofelkrankheit selbst, in die irritable oder erethische und torpide. Da man aber auf viele Schwierigkeiten stiess, indem nach den Zeichen, die als der einen oder der anderen dieser Abtheilungen zukommend angegeben werden, man nicht recht ausfinden konnte, zu welcher derselben das eine oder andere scrofulöse Individuum, das man gerade vor Augen hatte, zu rechnen sei, so nahmen Andere noch eine dritte Art, den gemischten scrofulösen Habitus an. Nun sehen wir aber fast niemals scrofulöse Subjecte, bei denen ganz allein die Zeichen des irritabeln oder torpiden Habitus, und nicht zugleich auch mehr oder weniger des entgegengesetzten stattfänden, daher sähe man sich in der Praxis genöthigt, alle solche Subjecte als mit dem gemischten scrofulösen Habitus zu bezeichnen, und somit würde denn doch wieder jeder Unterschied aufhören.

Es scheint deshalb wenigstens sehr zweifelhaft, ob eine solche Unterscheidung wirklich in der Natur begründet, und ob sie für die Erkenntniss und Heilung der Scrofelkrankheit wirklich von Nutzen ist.

Dieselbe beruht einzig auf der Verschiedenheit der Körperconstitution der erkrankten Individuen, welche allerdings auch die Erscheinungen der Scrofelkrankheit einigermaassen modificiren kann; das bezieht sich aber auch ebensowohl auf jede andere Krankheit, die man daher auch in solche Abtheilungen bringen, z. B. eben so gut eine erethische und torpide Syphilis, eine erethische und torpide Krätze u. s. w. annehmen könnte, als man solche

Arten der Scrofelkrankheit angenommen hat. Dass man bei dem Heilverfahren gegen eine Krankheit, auf die, von der verschiedenen Körperconstitution abhängigen, Modificationen derselben Rücksicht zu nehmen habe, ist zu allgemein anerkannt, als dass deshalb diese Eintheilung nothwendig wäre.

Indem ich hier alle von den verschiedenen Schriftstellern angegebenen Zeichen eines scrofulösen Habitus aufführe, brauche ich kaum zu erwähnen, dass dieselben sich selten oder nie in einem und demselben Subjecte vereint vorfinden. Eben so selten trifft man aber auch wirkliche Scrofelsymptome bei Individuen, welche nicht eine mehr oder weniger bedeutende Gruppe dieser äusseren Zeichen an sich tragen.

Der ganze Kopf der mit einem scrofulösen Habitus begabten Kinder, vorzüglich aber das Hinterhaupt ist verhältnissmässig grösser als gewöhnlich, und zeichnet sich durch ein gewisses winklichtes Ansehn aus, wobei die Schläfe zurück-, die Kiefer einigermaassen hervorgetreten sind, die Stirn gewöhnlich kurz ist. Auffallend ist der Mangel an Energie in den weichen Theilen des Gesichts, welches zumeist seinen oft sehr geistreichen Ausdruck nur durch die Augen erhält, unter denen sich bläuliche Ringe, bei Blonden vorzüglich bemerkbar, hinziehen; überhaupt ist der Ausdruck im Gesicht gewöhnlich sanft, oft sogar überraschend schön, die Augen sind meistens gross, öfterer blau als dunkel, die Pupillen weit und gross (Hufeland bemerkt indess sehr richtig, dass diese Weite der Pupille gewöhnlich schon den verborgenen Feind im Mesenterio verrathe), in der Albuginea sieht man ungewöhnlich viele und grosse, mit rothem Blute gefüllte Adern (Cullen); es finden sich öfter, auch ohne Augenentzündung, rothe, mit Augenbutter und sehr langen Wimpern versehene Augenlider (Ruete); auf dem oberen Augenlide finden sich deutlich wahrnehmbare Venen, die Augenlider pflegen geschlossen ödematös zu sein; die Conjunctiva ist mit dicker Augenbutter bedeckt, sie ist perlweiss (welches Lloyd dadurch erklärt, dass bei der scrofulösen Disposition die Gefässe dieser Membran für die Blutkügelchen undurchdringlich seien). Das Gesicht ist blass und gedunsen, die Wangen voll, die Hautfarbe bei dunklem Teint meist schmutzig, bei hellem unnatürlich weiss, oft mit angenehmer Röthe auf den Wangen, in anderen Fällen gelblichem Wachs ähnlich, mit einer schmutzigen Blässe in dem Umkreise des Mundes. Die ganze Nase in allen ihren Theilen ist meistens angeschwollen, feist und viel dicker als gewöhnlich, ihre Farbe ist röthlich, selbst röthlich glänzend; sie bleibt entweder anhaltend so gespannt, oder ihre Dicke verschwindet, und sie schwillt nur zu gewissen Zeiten von Neuem an. Eines der vorzüglichsten hiehergehörigen, selten mangelnden, Zeichen ist die angeschwollene saftige Oberlippe, die oft rüsselartig hervorragt, und in deren Mitte eine tiefe Längenfurche zu bemerken ist. Ausser dieser Furche in der Mitte bemerkt man häufig an beiden, oft aber auch nur an einer Seite, da, wo beim Fötus sich die beiden Ossa intermaxillaria mit den Oberkinnladen vereinigen, eine Furche, und ausserdem eine solche an der Unterlippe, stets nur da, wo die beiden Hälften der Unterkinnlade sich vereinigen. (Diese letzteren Merkmale werden von Ruete angeführt, und sollen zum Beweise dienen, dass die Scrofelkrankheit in einer rückschreitenden Metamorphose begründet sei. Ohne gerade dieser Meinung beizupflichten, habe ich indessen allerdings die erwähnten Furchen, seitdem ich mehr darauf achtete, sehr häufig, und nur bei scrofulösen Kindern beobachtet). Die ersten Zähne solcher Kinder finden wir sehr häufig klein, von einander abstehend, leicht von Caries ergriffen und früh ausfallend; die bleibenden dagegen gross, breit und mit klebrigem Schleim überzogen. Der Hals ist gewöhnlich kurz und dick, die Haut meistens trocken und faltig, in anderen Fällen fettig und feucht. Der ganze Körper erscheint feist, saftig, wohlgenährt; bei näherer Untersuchung ergiebt sich aber, dass das kein derbes, festes, elastisches, lebendige Spannkraft besitzendes Muskelfleisch, sondern mehr eine schwammige, aufgedunsene Masse ist. Cullen erwähnt unter diesen äusseren Zeichen der scrofulösen Disposition auch einer besonderen Geschwulst und Härte der Waden, Maunsel der langen, an den Extremitäten geschwollenen und mit gekrümmten Nägeln versehenen Finger; Vering, dass das Rückgrat Scrofulöser immer etwas nach hinten gekrümmt sei.

Gleichzeitig mit diesen äusseren Zeichen des scrofulösen Habitus bemerkt man gewöhnlich einige Eigenthümlichkeiten und Abnormitäten in der Entwickelung des Körpers, in dem Vorsichgehn verschiedener organischer Functionen und in der Beschaffenheit mancher organischer Flüssigkeiten und Secrete. Die Fontanellen solcher Kinder schliessen sich erst spät, die Zähne kommen spät zum Durchbruch, auch lernen dieselben gewöhnlich erst spät laufen. Ueberhaupt findet eine schnellere Entwickelung der psychischen als der physischen Anlagen statt; die Sprache ist schnell, oft von rascher Gesticulation und vielem Mienenspiel begleitet, dabei grosse Leidenschaftlichkeit, grosse Wissbegierde und ein vor der Zeit sich entwickelndes Seelenleben. In anderen Fällen findet aber gerade das Gegentheil, eine gewisse Apathie, Trägheit des Geistes, Mangel an Fassungskraft u. s. w. statt, und in dieser Hinsicht liesse sich allerdings eine Scheidelinie zwischen torpidem und irritablem Habitus ziehen, wenn nur nicht der letzterwähnte Zustand der Geistesfähigkeiten oft eben bei solchen Kindern vorkäme, welche übrigens alle Eigenschaften besitzen, die dem irritabeln Habitus zugeschrieben werden, grosse Lebhaftigkeit des Geistes dagegen häufig bei Subjecten stattfindet, die mit allen physischen Eigenschaften der Torpidität begabt sind.

Kinder mit scrofulösem Habitus besitzen eine mehr als gewöhnliche Reizbarkeit und grössere Empfänglichkeit, von Krankheitsreizen afficirt zu werden; dies gilt besonders von den Schleimhäuten, daher häufiger Schnupfen und Catarrhe, Schleimröcheln und Schleimhusten, bei kleinen Mädchen ein schleimigter Ausfluss aus der Scheide; auch hat man häufiges Nasenbluten dieser Kinder beobachtet; die Haut ist sehr reizbar: man bemerkt öfteres Wundwerden der Kinder zwischen und unter den Achselhöhlen, ohne offenbare Ursache, und ohne dass es den gewöhnlichen Mitteln der Reinlichkeit weicht; es zeigen sich öfters kleine Ausschläge von unbestimmter Form, die leicht in Grinde übergehn. Die Circulation und Respiration ist schwach, daher grosse Empfindlichkeit gegen niedere Temperaturen, raschen Wechsel derselben und feuchte Luft, gewöhnlich kalte Extremitäten, Mangel der physischen Kräfte, Mattheit und Unaufgelegtsein zum Spielen. Zuweilen erscheinen, nach Hufeland, Anschwellungen einzelner Theile von lymphatischer Anhäufung und Infiltration, eine Art Oedem, welches aber keine Gruben lässt und wieder vergeht. Es äussert sich hie und da an Armen oder Beinen, häufiger noch im Gesicht und am Scrotum; — ferner schmerzhafte Empfindung nach dem Laufe der lymphatischen Gefässe, die erscheint und wieder vergeht.

Der bei scrofulösen sehr häufig stattfindende krankhafte Zustand der Verdauungsorgane gehört oft weniger zu den eigentlichen Symptomen der Scrofelkrankheit als vielmehr zu den Gelegenheitsursachen derselben, indem durch eine fehlerhafte Verdauung die fehlerhafte Blutmischung bewirkt, und der scrofulöse Habitus erworben werden kann; es entstehen aber auch Störungen der Verdauung in Folge scrofulöser Affection der Schleimhäute oder Drüsen der Verdauungsorgane, und insofern gehört die Darstellung dieser Störungen in die zweite Abtheilung, wo die durch die Ablagerung der Scrofelmaterie bewirkten Localkrankheiten abgehandelt werden; da aber endlich die Verdauung nothwendig, auch schon durch die fehlerhafte Blutmischung, durch die scrofulöse Anlage leidet, indem dadurch der zur gehörigen Animalisation des Nahrungsstoffes nothwendige Nerveneinfluss krankhaft modificirt wird, hielt ich es für passend, diese sogenannte, scrofulöse Dyspepsie, wie sie sich besonders bei Kindern characterisirt, zu beschreiben.

Bei solchen ist die Zunge gewöhnlich mit weissem, oft schmutzigem Schleime belegt, aus welchem die Papillen hervorragen, in der Mitte gefurcht, an der Spitze und den Rändern röther; es findet bei ihnen eine beständige Neigung zur Säure in den ersten Wegen, saures Aufstossen, Magenschmerzen, Erbrechen einer sauren Materie statt; sie sind oft durstig, der Appetit ist selten natürlich, meist auf mehlreiche, breiige, Schleim- und Eiweissstoff enthaltende, im Verhältniss zu ihrem Volumen wenig nährende Substanzen gerichtet; dabei findet häufig Abneigung gegen Fleischspeisen statt. Der Stuhlgang ist gewöhnlich träge mit intercurrirenden Diarrhoeen; die Ausleerungen sind fast nie die ganz gesunder Kinder, sondern meist von einer blassgrauen Färbung, von der Consistenz und dem Ansehn des feuchten Lehms, oft vermischt mit Schleim und halbverdauten Speisen, nicht selten auch mit Blut. Sehr gewöhnlich ist die Erzeugung der Eingeweidewürmer bei diesen Kindern, besonders der Ascariden, weshalb dieselben auch unruhig, mit halbgeschlossenen Augen schlafen, und mit den Zähnen knirschen, nicht selten auch deliriren. Sehr gewöhnlich ist ferner bei ihnen eine übermässige Entwickelung von Gasarten, die momentane Auftreibung des Leibes mit Abgang von starken Ructus nnd Flatus bewirken.

Beschaffenheit des Blutes Scrofulöser.

Ueber die physischen Eigenschaften desselben hatte Dubois in Amiens vor einigen Jahren mikroskopische Untersuchungen angestellt, und das Resultat derselben in einem in der Zeitschrift L'Expérience Nr. 87, — 1839 aufgenommenen Aufsatze mitgetheilt. Versehen mit einem vortrefflichen Mikroskop untersuchte Dubois das Blut einiger Knaben, mehrerer Erwachsenen und einiger jungen Mädchen, die sämmtlich an scrofulöser Kachexie litten. Das Blut war entweder durch Aderlass, oder durch Schröpfköpfe entzogen worden. Diese Untersuchungen führten zu folgenden Resultaten. Das Blut Scrofulöser gerinnt langsam, und hat eine geringere Coagulabilität, der Blutkuchen ist klein, zerfliessend, und das Serum zeigt oft eine ausgesprochene Röthe. Der Farbestoff scheint meistens an der Bildung der Blutkügelchen keinen

Antheil zu haben; Dubois fand denselben hier und da vollständig ausserhalb mehrerer Anhäufungen von Blutkügelchen, an anderen Stellen zwischen denselben und deutlich begränzt. Er ist um so mehr auflöslich, je geringer die Dichtigkeit des Serum ist; es fanden sich beständig zwei Gattungen von Blutkügelchen, nämlich sphäroidische und linsenförmige; die kleinen sphäroidischen kommen in vielen Krankheiten vor, boten hier nichts Besonderes dar, und waren nur durch ihr Volumen von einander verschieden. Im Allgemeinen scheinen sie nicht die Grösse von $\frac{1}{100}$ Millimeter zu überschreiten. Dagegen waren die linsenförmigen offenbar verändert, ihr centraler Eindruck oder Fleck blieb nicht innerhalb der natürlichen und normalen Gränze; es war nicht nur ein schattirter Punkt auf jeder ihrer Flächen, sondern ein dunkler Kreis mit einem durchsichtigen Punkte in der Mitte, so dass man sie für wirklich durchlöchert hätte halten können. Ausser diesen Blutkügelchen gab es noch andere, ganz missgestaltete; einige schienen unregelmässig cylindrisch, oder wenigstens länglich, andere unregelmässig kreisrund und weit ausgeschweift, so dass erstere aus diesen hervorgegangen zu sein schienen, indem sie sich nach beiden Enden verlängert und die Cylinderform angenommen hätten. Diese Verlängerungen waren jedoch nicht constant in dem Blute Scrofulöser aufzufinden, wenigstens nicht in allen Fällen so deutlich ausgesprochen; aber nie fand Dubois ähnliche Erscheinungen in dem Blute anderer Kranken. Auch im arteriellen Blute eines Scrofulösen zeigte sich dasselbe Verhalten der Blutkügelchen.

Was die chemische Beschaffenheit des Blutes Scrofulöser betrifft, so sind die zur Ausmittelung der Abweichungen von der Beschaffenheit desselben von dem Blute Gesunder, angestellten Untersuchungen, noch sehr wenig zahlreich, und haben bisher noch kein genügendes Resultat geliefert; dass jedoch der Gehalt an Eiweissstoff in diesem Blute grösser ist, als in der Norm, wird allgemein anerkannt, und habe auch ich bestätigt gefunden.

Was die Beschaffenheit der verschiedenen Secretionsproducte Scrofulöser betrifft, so weiss man über einen grossen Theil derselben z. B. die Galle, den pancreatischen Saft u. s. w. zur Zeit noch gar nichts. Der Harn ist oft trübe, bisweilen dunkelgefärbt, besonders bei Verstopfung, macht aber dennoch nur ein sehr unbedeutendes oder gar kein Sediment. Er enthält freie Säure, besonders Benzoësäure, nach der er auch riecht, und Kleesäure. (Scharlau läugnet das letztere, aber gewiss mit Unrecht; ich habe durch Anwendung der gewöhnlichen Reagentien auf Kleesäure, dieselben zwar nicht bei allen, aber bei sehr vielen scrofulösen Kindern entdeckt). Die Harnsäure fehlt nur in dem Urine scrofulöser Kinder, der Urin erwachsener Scrofelkranker dagegen enthält dieselbe allerdings. Auch in dem Urin ist ein Eiweissgehalt zu entdecken.

Der Schweiss riecht und reagirt oft sauer; zuweilen ist er sehr copiös und von sehr üblem Geruch, vorzüglich in den Achselhöhlen und zwischen den Zehen.

Alle diese, die scrofulöse Anlage bezeichnenden Zustände können, wie oben erwähnt, stattfinden, ohne dass daraus nothwendig die völlig ausgebildete Scrofelkrankheit sich entwickeln müsse; sie verschwinden im Gegentheil oft, besonders in der Entwickelungsperiode, dauern in andern Fällen aber auch fast das ganze Leben hindurch, ohne irgend Localkrankheiten bewirkt zu haben; nicht selten verwandelt sich der scrofulöse Habitus in den phthisischen, und die zur Zeit der Pubertät sich ausbildende Lungenschwindsucht ist der erste Reflex der schon lange im Körper vorhandenen Kachexie. Am häufigsten treten solche Reflexe aber schon weit früher auf, und bilden so

das zweite Stadium der Scrofelkrankheit.

Das Erscheinen deutlich ausgesprochener örtlicher Scrofelsymptome bezeichnet den Eintritt desselben; eine bestimmte Reihenfolge findet in dieser Hinsicht keineswegs statt; bald ist die eine, bald die andere Krankheitsform die zuerst auftretende. Die Systeme oder Organe, deren Thätigkeit, entweder wegen der normalen Entwickelung, oder auf abnorme Weise besonders erhöht ist, werden immer am leichtesten und ebesten von der Scrofelkrankheit afficirt. Daher geschieht es, dass im frühesten Alter vorzüglich die Drüsen und namentlich die Gekrösdrüsen am häufigsten von scrofulöser Ablagerung ergriffen werden, später die Drüsen am Halse. Scrofulöse Affection der Schleimhäute erfolgt gewöhnlich erst, nachdem ein durch andere Umstände (z. B. Erkältung) entstandener Reizzustand, wobei ein vermehrter Andrang des Blutes nach denselben stattfand, vorhergegangen ist. Die äussere Haut, das darunter liegende Zellgewebe, die Knochen und Knorpel werden sehr häufig in Folge traumatischer Einflüsse, namentlich Contusionen, von der Scrofelkrankheit afficirt.

Man will beobachtet haben, dass die weitere Verbreitung des scrofulösen Leidens in bestimmter Ordnung geschehe, und zwar nach dem Gesetze der Contiguität, dass die von den Bauchdrüsen anfangenden Ablagerungen sich in die Höhe, oder von den Halsdrüsen anfangend nach unten, nach der Brust, von den Weichen nach dem Unterleibe erstrecken; ich habe vielfache Gelegenheit, dieselben scrofulösen Individuen 5 — 6 Jahre lang hintereinander zu beobachten, habe aber eine solche Reihenfolge nie beobachtet. Dagegen giebt es gewisse Symptome, welche besonders häufig sich zu Gruppen vereinigen, andere, welche sehr selten zusammen bestehen. Zu den ersteren gehören: äussere Drüsengeschwülste mit scrofulösen Augenentzündungen, oder mit Hautausschlägen; Abscesse im Zellgewebe unter der Haut mit Knochenleiden; — Affection der Mesenterialdrüsen mit scrofulösen Ablagerungen in den Bronchialdrüsen; — wo Schleimhäute von der Scrofelkrankheit ergriffen werden, da leiden auch immer zugleich die mit diesen Membranen in Verbindung stehenden Drüsen. Ueberhaupt bleibt es nur selten bei dem einen oder anderen örtlichen Symptome, sondern fast immer treten solche Gruppen derselben zugleich auf, von denen auch oft die eine verschwindet und eine andere sich ausbildet.

Zuweilen wechselt ein Localleiden mit einem anderen, wie man dies besonders zwischen scrofulösen Haut- und Lungenkrankheiten beobachtet hat, in der Art, dass so lange die Haut befallen ist, die Lunge frei bleibt, und wo die Haut frei, oder die pathische Secretion auf derselben unterdrückt wird, die Lunge befallen wird. (Ein wichtiger Fingerzeig für die Therapeutik). — Ein ähnlicher Gegensatz besteht auch zwischen Haut und Knochen und zwischen Lungen und Knochen.

Die allgemeineren Symptome des ersten Zeitraums der Scrofelkrankheit dauern auch in diesem zweiten noch fort, die neu hinzutretenden entsprechen besonders der durch die scrofulöse Ablagerung bewirkten Entzündung des afficirten Organs und dem dadurch erregten Fieber.

Das dritte Stadium der Scrofelkrankheit

Die characteristischen Symptome dieses Zeitraums, wo derselbe eintritt (das ist aber zum Glück nicht immer der Fall), sind: Schwinden der Masse des ganzen Körpers und Colliquation. Dieselbe erfolgt: 1) wenn die scrofulöse Ablagerung in den Lymphgefässen und Drüsen, besonders den Gekrösdrüsen, in einer solchen Ausdehnung und in so hohem Grade stattfindet, dass die durch sie zu vermittelnde Aufnahme der nährenden Bestandtheile aus den Nahrungsmitteln durchaus verhindert wird; 2) durch das, zugleich mit dem Flüssigwerden der Scrofelmaterie, stattfindende Vereitern und Zerfliessen der organischen Masse in der Umgebung derselben (Phthisis). 3) Durch das mit diesen Zuständen verbundene hectische Fieber. Ob dieses dritte Stadium überhaupt eintreten werde, hängt besonders von der Wichtigkeit des ergriffenen Organs ab (Lungen- und Darmphthise); doch kann dasselbe auch durch die Affection eines weniger wichtigen Organs entstehen, wenn dasselbe in sehr grosser Ausdehnung ergriffen ist (z. B. Dermatophthise).

Der gewöhnliche Ausgang dieses Stadiums ist der Tod, entweder unmittelbar, durch Aufreibung der Kräfte, oder nachdem sich vorher erst Wassersucht gebildet hat.

Da das Zerfliessen der Scrofelmaterie selten in allen Organen und Theilen, wo sie abgelagert ist, zugleich stattfindet, die Ausscheidung derselben aus dem Blute überdies dabei noch fortdauert, so finden mit dem phthisischen, hectischen oder wassersüchtigen Zustande immer zugleich auch mehr oder weniger Symptome der früheren Stadien statt.

Ueber die Complicationen der Scrofulosis mit anderen Krankheiten.

Alle diejenigen Krankheitszustände, welche ihren Ursprung der Scrofelkrankheit selbst und der Ablagerung der Scrofelmaterie in verschiedene Organe verdanken (wie z. B. der Hydrocephalus acutus, in Folge tuberculöser Affection der harten Hirnhaut — das Mesenterialfieber, in Folge scrofulöser Ablagerung auf die Schleimhaut des Darmkanals und in die Gekrösdrüsen) sind nicht Complicationen, sondern wirkliche Symptome der Scrofelkrankheit. Dass eine oder die andere Krankheit, die Helminthiasis und die Rhachitis (wenn dieselbe für eine besondere Krankheit gelten soll) etwa ausgenommen, vorzüglich, und häufiger als andere, Combinationen mit der Scrofelkrankheit eingehe, scheint die Erfahrung nicht zu bestätigen. Dagegen giebt es fast keine Krankheit, welche nicht bei scrofulösen Subjecten vorkommen, und deren Symptome nicht zugleich neben scrofulösen stattfinden könnten. Durch das Vorhandensein der scrofulösen Dyskrasie wird aber allen, in einem davon afficirten Organismus vorkommenden Krankheiten etwas von dem Charakter derselben aufgedrückt. Sehr häufig geben solche, in einem, mit scrofulöser Prädisposition begabten Körper vorkommende Krankheiten Veranlassung zur Entwickelung der Scrofelkrankheit selbst, oder wenigstens zur Richtung derselben nach diesem oder jenem Organe, wie wir dies bei Darlegung der Gelegenheitsursachen und der einzelnen scrofulösen Lokalkrankheiten, im Speciellen erwähnen werden. Man hat beobachtet, dass Fieber aller Art, gastrische, rheumatische, catarrhalische u. s. w., eben so wie hitzige Ausschlagskrankheiten, Scharlach, Masern, Blattern, wenn sie in scrofulösen Subjecten vorkommen, leicht einen asthenischen Character annehmen, dass sie leicht in Nervenfieber übergehen, und dass die Krisen gewöhnlich nur langsam, unregelmässig und unvollständig stattfinden. Wenn die Erfahrung gelehrt hat, dass sich häufig die ersten Ausdrücke der Scrofelkrankheit zeigten, gleich nachdem ein solches Fieber oder eine Ausschlagskrankheit vorhergegangen war, so geschieht es im Gegentheil auch zuweilen, dass durch die bei dem Fieber stattfindende Revolution die Scrofelkrankheit gehoben, der specifische Scrofelstoff im Körper ertödtet wird.

Bei den in scrofulösen Subjecten vorkommenden Entzündungen (nicht mit der eigentlich scrofulösen, d. h. der in Folge scrofulöser Ablagerung entstandenen Entzündung zu verwechseln) hat man einiges Characteristische beobachtet. Dieselben sind nicht sehr ausgebreitet, ihr Verlauf ist chronisch; sie haben grosse Neigung asthenisch zu werden, und es findet dabei ein eigenthümlicher Zustand des Gefässsystems statt, welcher sich darin kund giebt, dass die Arterien und Venen sich bedeutend erweitern, und dass eine Tendenz zur Entwikkelung varicöser Gefässe herrscht (Ruete).

Die Scrofelkrankheit kann mit angeborner Syphilis complicirt sein. Es gesellen sich dann die Scrofelsymptome gewöhnlich erst später zu den schon stattfindenden Ausdrücken der Lustseuche, und es ist nicht unwahrscheinlich, dass einige Krankheitsformen, namentlich die Induratio telae cellulosae, einzig aus dieser Complication hervorgehen. Wird die Syphilis später von scrofulösen Subjecten acquirirt, so treten die Symptome derselben, trotz der stattfindenden scrofulösen Kachexie, ziemlich selbstständig auf, und werden wenig durch die letztere modificirt. Doch gehen die örtlichen syphilitischen Symptome bei scrofulösen Subjecten viel leichter, als bei anderen in die allgemeine Lustseuche über.

Haben scrofulöse Subjecte sich einen Tripper zugezogen, so gesellen sich fast immer Drüsenanschwellungen in den Weichen hinzu, welche man nicht mit syphilitischen Bubonen verwechseln darf.

Die Krätze und andere chronische Ausschläge pflegen bei Scrofulösen sehr hartnäckig zu sein, und geben sehr oft Veranlassung zur Entstehung scrofulöser Geschwüre.

Von den Ursachen der Scrofelkrankheit.

A. Innere ursächliche Momente.

I. Angeborne Anlage.

Dass dieselbe wirklich stattfinden kann, lässt sich nicht wohl ableugnen, da viele von glaubwürdigen Schriftstellern mitgetheilte Beobachtungen existiren, wo Kinder nicht nur mit einem scrofulösen Habitus, sondern mit schon wirklichen Scrofelsymptomen auf die Welt kamen, oder solche sogar schon am Foetus stattfanden. Solche Beispiele erzählen unter anderen Langstaff, Chaussier, Oehler, Husson, Billard. Auch Meissner (Kinderkrankheiten, Bd. 2, S. 226) erwähnt, dass er bei der Leichenöffnung todtgeborner Kinder häufig die Gekrösdrüsen so vergrössert und verhärtet gefunden habe, dass das ganze Mesenterium mit dunkeln Knoten, welche die Grösse der Erbsen und Linsen zu haben schienen, übersäet schien. Diese Anlage kann aber entstanden sein:

1) durch Scrofeln der Eltern (eigentliche Erblichkeit),
2) durch andere, die Zeugung abnorm machende Umstände,
3) durch schädliche, während der Schwangerschaft auf den Foetus einwirkende Einflüsse.

1) Von der Erblichkeit der Scrofeln.

Die Meinungen der Schriftsteller über diesen Gegenstand

sind noch sehr wenig übereinstimmend. Während einige dieselbe überhaupt ableugnen, (z. B. White, Faure, Diel, Henning), erklären andere sie für die einzige und alleinige Ursache der Scrofelkrankheit. So sagt z. B. Lemasson-Delalande: „es sei durchaus unmöglich, dass ein wohl organisirtes Individuum, man möge dasselbe unter Verhältnisse bringen, welche man wolle, und wenn es Jahre lang im Kerker eingesperrt werde, von selbst scrofulös würde.“ Auch Cullen erklärt die Scrofeln für „eine gemeiniglich und fast durchgängig angeerbte Krankheit.“ In neuerer Zeit hat besonders Lugol die Erblichkeit der Scrofeln, als alleinige Ursache derselben vertheidigt. Während Einige behaupten, dass die Scrofeln zu denjenigen Krankheiten gehören, deren Entwickelung, wenn sie bei den Eltern stattfinde, durch keine Prophylaxis bei den Kindern verhütet werden könne, stimmen doch die Meisten darin überein, dass, ausser der Erblichkeit, noch andere Umstände hinzutreten müssen, wenn die Krankheit sich wirklich entwickeln soll. Die wichtigsten der, diese Sache betreffenden, und durch die Erfahrung allgemein bestätigten Thatsachen sind folgende:

a) Scrofulöse Eltern haben sehr oft scrofulöse Kinder.

Die Krankheit pflanzt sich auf diese Art zuweilen durch viele Generationen hindurch fort. Dies findet in manchen Familien statt (z. B. in den, von Schönlein angeführten Familien der Bourbons in Frankreich und der Salis in der Schweitz), wo man wohl mit Recht die angelegentlichste Vermeidung aller bekannten Gelegenheitsursachen der Scrofeln, sowohl während der Schwangerschaft, als nach der Geburt, voraussetzen kann, und wo sich also die Erblichkeit der Scrofeln nicht daher erklären lässt, dass die Kinder derselben fehlerhaften Diät und übeln Lebensart ausgesetzt sind, als es die Eltern in ihrer Kindheit waren.

Scrofeln können sowohl von der Mutter als vom Vater angeerbt sein. Nasse und Cullen erwähnen, dass die Krankheit öfter von der Mutter als vom Vater ererbt werde. Die

Kinder, welche der scrofulösen Mutter oder dem scrofulösen Vater am ähnlichsten sind, sollen, nach Cullen, auch am ehesten scrofulös werden. Er habe eine Familie gekannt, wo alle Kinder, die dem Vater, welcher scrofulös war, ähnlich waren, gleichfalls an der Krankheit litten, während alle, die der Mutter ähnlich waren, frei davon blieben. Man hat auch beobachtet, dass die später gebornen Kinder scrofulöser Eltern eher und mehr von der Krankheit ergriffen werden, als die früher gebornen. Lugol erwähnt einen Fall, wo sechs Kinder eines Mannes aus der ersten Ehe alle scrofulös waren, dagegen von sechs, in einer zweiten Ehe erzeugten, kein einziges an dieser Krankheit litt.

b. Viele Subjecte leiden an Scrofeln, von denen ausgemacht ist, dass weder ihre Eltern noch Voreltern jemals an dieser Krankheit gelitten haben.

c. Es existiren viele Beispiele, dass Kinder frei von Scrofeln und selbst von den Zeichen des scrofulösen Habitus blieben, welche von Eltern geboren wurden, von denen eines oder gar auch beide scrofulös waren.

Hinsichtlich der erblichen Mittheilung der Scrofelanlage findet dasselbe statt, was die Erfahrung hinsichtlich der Erblichkeit der äussern körperlichen Form, der Constitution, des Temperaments u. s. w. gelehrt hat. Auf dieselbe, noch keineswegs hinlänglich aufgeklärte Art, wie Kinder Eigenthümlichkeiten in der äussern Form ihrer Eltern erblich überkommen, eben so bringen Kinder von Eltern, in deren Adern scrofelschwangeres Blut kreist, eben solches Blut mit zur Welt. So wie aber hinsichtlich des erblichen Ueberkommens der erwähnten Eigenthümlichkeiten kein festes Gesetz herrscht, oder wir wenigstens dasselbe nicht kennen, wie dasselbe in dem einen Falle stattfindet, in dem andern nicht, und die Ursache dieser Unbeständigkeit uns unbekannt ist, so mag das auch der Fall mit der Erblichkeit der Scrofeln sein. Doch scheint in dieser Hinsicht ein gewisses quantitatives Verhältniss der ererbten Disposition stattfinden zu können, welches davon abhängt, ob nur der Vater oder die Mutter oder beide Eltern scrofulös waren, so wie von der grösseren oder geringeren Heftigkeit und Ausbreitung der Symptome, an welchen dieselben litten, ob während der Zeugung noch solche Symptome stattfanden, oder ob diese (wie es gewöhnlich der Fall ist) in eine Zeit fiel, wo ein kürzerer oder längerer Stillstand in dem Fortschreiten der Krankheit statt hatte, so wie endlich auch von dem Lebensalter der Erzeuger. In den gewöhnlichen Fällen werden nicht wirkliche Scrofelsymptome angeerbt, wohl aber die scrofulöse Disposition. Wo Kinder jene mit zur Welt bringen, oder wo dieselben sehr bald nach der Geburt bei Kindern erscheinen, welche der zweckmässigsten Erziehung und Pflege geniessen, war entweder die von den Eltern angeerbte Anlage quantitativ sehr gross, oder es fanden bei der Zeugung und während der Schwangerschaft noch andere der unten erwähnten, oder auch vielleicht als solche uns noch unbekannten Umstände statt, welche die Vermehrung dieser Anlage begünstigen.

Nicht bei allen mit ererbter scrofulöser Disposition gebornen Kindern entwickelt sich auch wirklich die Krankheit; wo sie nicht in zu bedeutendem Grade stattfindet, erfordert es das Hinzutreten besonderer Gelegenheitsursachen, wenn dieselbe sich wirklich ausbilden soll. Daher lässt sich dann auch erklären, wie zuweilen von Kindern derselben Eltern einige an ererbten Scrofeln leiden, während andere davon frei bleiben, so wie auch, wie die Krankheit eine ganze Generation hindurch ruhen kann, und erst in der nächsten wieder zum Ausbruch kommt, wie das van Swieten (Comment. in Boerh. aphorism. Tom. III. p. 405) u. A. beobachtet haben.

Die angeborne Scrofelanlage kann aber ausser den Scrofeln der Eltern auch abhängen:

2) Von anderen die Zeugung abnorm machenden Umständen. Hiezu gehören:

a. Schwäche der Eltern, des Organismus überhaupt und des Zeugungsvermögens insbesondere.

Es ist durch vielfache Erfahrungen bewiesen, dass die angeborne Scrofelanlage sehr häufig bei Kindern stattfindet, deren Eltern noch zu jung sind, um dem Zeugungsgeschäft naturgemäss vorstehen zu können, oder auch die schon zu alt dazu sind; deren Eltern durch Noth, Sorgen, Geistesanstrengungen oder Krankheiten sehr herunter gekommen sind, so wie besonders auch bei Kindern solcher Eltern, deren Zeugungskraft durch frühe Onanie oder zu häufigen Geschlechtsgenuss sehr geschwächt ist. Welchen Einfluss Schwäche der Zeugungskraft und besonders unkräftiger Zustand des materiellen Zeugungsstoffes von Seiten des Vaters, wenn sie auch nur temporär gerade zu der Zeit stattfinden, in welche die Zeugung fiel, zur Hervorbringung einer angebornen Disposition zur Scrofelkrankheit ausüben könne, bestätigte sich mir in folgenden zwei Beobachtungen:

Die jetzt 12jährige Tochter des Herrn M — t leidet seit ihrem ersten Lebensjahre fast ununterbrochen an Scrofelsymptomen mannigfacher Art. Sie hat noch fünf Geschwister, von denen zwei älter, drei jünger als sie sind. Alle diese Geschwister sind vollkommen gesund, haben nie an Scrofeln gelitten, und zeigen auch keine Spur eines scrofulösen Habitus. Alle Kinder werden ganz gleichmässig erzogen, wohnen und schlafen in einem Hause, fast in einem Zimmer; sie waren alle von der Mutter selbst gestillt und hatten später immer gleichmässige Kost genossen. Weder der Vater noch die Mutter waren je scrofulös oder auch syphilitisch gewesen. Dagegen erinnern sich beide Eltern ganz genau, dass die Erzeugung ihrer kranken Tochter in eine Zeit fiel, wo der Vater sich in der Convalescenz nach einem langwierigen Wechselfieber und darauf folgender Wassersucht befand, und noch sehr schwach und abgemagert war.

Die zweite hierher gehörige Bemerkung betrifft die Familie eines Mannes, dessen Geschäfte in den ersten Jahren nach seiner, im 25sten Lebensjahre stattgehabten Verheirathung, mehrmalige, jedesmal 5 — 8 Monate dauernde, weite Reisen und Entfernungen von seiner Frau nothwendig machten. Er gestand mir, dass er während dieser Entfernungen sehr unregelmässig und, besonders in geschlechtlicher Hinsicht, sehr ausschweifend gelebt habe doch sei er so glücklich, niemals syphilitisch angesteckt und überhaupt nie bedeutend krank gewesen zu sein. Die erwähnten Reisen und die Lebensart während derselben hätten ihn aber ausserordentlich heruntergebracht, so dass er nach Rückkehr von denselben immer mehrerer Monate bedurfte, um sich zu erholen. Erst seitdem er diese Reisen aufgegeben, und ununterbrochen mit seiner Familie gelebt habe, sei er der starke, robuste Mann geworden, als welchen ich ihn jetzt kenne. Während der Jahre des Herumschwärmens des Mannes hatte ihm die Frau drei Kinder geboren, von denen das älteste (bald nach der Rückkehr von seiner ersten Reise erzeugte) schon im ersten Lebensjahre atrophisch gestorben, die beiden anderen noch jetzt lebenden Kinder im hohen Grade scrofulös sind. Alle übrigen später erzeugten Kinder (die Familie ist sehr zahlreich, und alle Kinder sind dem Vater ausserordentlich ähnlich) zeigen keine Spur dieser Krankheit. Dass diese früher gebornen Kinder, wegen der öfteren Abwesenheit des Vaters in ihrer frühesten Kindheit vielleicht weniger zweckmässig diätetisch gehalten waren, lässt sich nicht wohl annehmen, da von diesen Eltern die Mutter ganz unstreitig die vernünftigere Erzieherin ist, die äusseren Verhältnisse derselben damals auch besser beschaffen waren, als später. Alle Kinder waren von der immer gesunden Mutter selbst gestillt.

b. Syphilis der Eltern.

Die Beobachtungen, dass Kinder syphilitischer Eltern an Scrofeln leiden, kommen so häufig vor, dass mehrere Schriftsteller dadurch zu der Behauptung bewogen wurden, dass die Scrofelkrankheit immer nur aus einer Degenerescenz des syphilitischen Giftes entstehe. Diese Meinung stellte zuerst Astruc auf, und sie wurde nachher von Majault, Rosenstein, Bierchen, Hausmann, Camper, Stoll, Selle, Girard,

Portal und selbst Alibert, Richerand und Hufeland mehr oder weniger in Schutz genommen, und noch kürzlich wieder in einer eigenen italienischen Dissertation von A. Triberi (Della scrofola, degenerazione della sifilitide; Milano 1839) auf das Eifrigste vertheidigt. Von anderen eben so berühmten Schriftstellern, z. B. Cullen, Boehmer, Baudelocque, Kortum, Goursaud, Baumes u. A. wird die Syphilis überhaupt nicht als ursächliches Moment der Scrofelkrankheit betrachtet. Für die erstere Meinung wird angeführt: a) das häufige Vorkommen der Scrofeln bei Kindern syphilitischer Eltern. Das lässt sich aber sehr wohl aus der Schwäche des Zeugungsvermögens erklären, welche in Folge der Syphilis, auch wohl der dagegen angewandten Curmethoden, bei den Eltern stattfand, und so eben als ein wichtiges ursächliches Moment zur Hervorbringung scrofulöser Anlage ihrer Kinder erwähnt wurde. Wenn Kinder syphilitischer Eltern oft die Disposition zur Scrofelkrankheit mit auf die Welt brachten, so sind auch die Beispiele keineswegs selten, und werden mehrere derselben (wie sie auch wohl jeder beschäftigte Arzt zu beobachten Gelegenheit hat, und auch mir mehrere dergleichen vorgekommen sind) von Cullen, Kortum, Baudelocque u. A. erwähnt, wo die von solchen Eltern erzeugten Kinder niemals scrofulös wurden, dagegen häufig angeerbte Symptome der Syphilis mit zur Welt brachten. — b) Dass beide Krankheiten in denselben organischen Theilen ihren Sitz haben, und ihre Symptome sich sehr ähnlich seien. Die erstere Annahme möchte wohl kaum ganz richtig sein, und die Aehnlichkeit der Symptome ist keineswegs so bedeutend, dass sie nicht durch die ausgezeichneten Verschiedenheiten derselben wieder aufgehoben würde.

c) Dass dieselben Arzneimittel sich bei beiden Krankheiten hilfreich bewiesen. Die Erfahrung hat auch dieses Argument, als unrichtig, widerlegt.

Wenn die ziemlich allgemein geltende Meinung, dass die

Syphilis eine Krankheit neueren Ursprungs sei, richtig ist, so widerlegt sich dadurch schon von selbst die Annahme, dass die Scrofeln, welche zweifelsohne vom Anbeginn der Welt existirt haben, einzig aus einer Degenerescenz des syphilitischen Giftes entstehen.

Kortum führt als Beweis gegen diese Meinung auch an, dass in Lemgo, wo er practicire, sehr viel Scrofelkranke vorkommen, die Syphilis dagegen daselbst fast unbekannt sei, „majori certe incolarum" wie er hinzufügt „quam medicinam facientium lucro". Von Palermo erwähnt Boudelocque das Gegentheil, nämlich, dass dort sehr viele syphilitische und fast gar keine scrofulöse Kranken vorkommen.

c. Die bei stattfindender Menstruation geschehene Schwängerung wird von Einigen als Ursache der Scrofeln der darnach gebornen Kinder angegeben, z. B. von Lalouette und Lepelletier. Die Argumente, welche von den Vertheidigern dieser Meinung angegeben werden, sind indessen wenig beweisend. So sagt z. B. Lepelletier (a. a. O. S. 57): dieser Umstand müsse in einem von ihm beobachteten Falle die Ursache der Scrofeln eines Kindes gewesen sein, weil die Eltern von gesunder Constitution, und er keine andere Ursache habe auffinden können. Es wird sogar mit Recht bezweifelt, dass während der Menstruation überhaupt Schwängerung stattfinden könne. Dagegen scheint mir

d. die im trunkenen Zustande der Eltern, und zwar vorzüglich der Mutter, geschehene Zeugung

nach den vielfältigen Beobachtungen, und absichtlich deshalb von mir angestellten Untersuchungen und Nachfragen, aus welchen sich ergab, dass dem Trunke ergebene Mütter fast immer scrofulöse Kinder haben, mit zu den Umständen zu gehören, welche die angeborne Disposition zur Scrofelkrankheit hervorbringen können.

Die angeborne Scrofelanlage könnte endlich abhängen:

3) Von schädlichen, während der Schwangerschaft auf den Foetus einwirkenden Einflüssen.

Baudelocque behauptet, dass, wo Kinder mit Scrofeln geboren werden, oder diese schon im Foetus vorkommen, auf jeden Fall die Mutter während der Schwangerschaft in einer unreinen Luft gelebt haben müsse. Das ist nun wohl keineswegs durch allgemeine Erfahrung bestätigt; es leidet aber keinen Zweifel, dass die Entstehung einer Anlage zur Scrofelkrankheit des Kindes sehr dadurch begünstigt wird, wenn die Mutter während der Schwangerschaft hinsichtlich ihres Aufenthalts, der Lebensart, der Speisen und Getränke solchen Einflüssen ausgesetzt ist, welche als Gelegenheitsursachen derselben anerkannt sind. Auch lässt sich mit Wahrscheinlichkeit annehmen, dass manche Krankheiten der schwangeren Mutter, Sorgen und Kummer derselben, ihr zustossende Unfälle u. dgl. diese Anlage bei dem Foetus bewirken können. Doch fehlt es in dieser Hinsicht noch an positiven Erfahrungen, wie denn überhaupt die Krankheiten des Foetus, und namentlich die Aetiologie derselben, den Forschungen noch ein weites, wenig bearbeitetes Feld darbieten.

II. Das Alter.

Das früheste Lebensalter, namentlich die Periode derselben, wo sich überhaupt die Individualität des Subjects einigermaassen zu zeigen beginnt, nämlich um die Zeit des Hervorbrechens der ersten Zähne, oft auch noch weit früher, ist derjenige, wo die Zeichen der ererbten Scrofelanlage gewöhnlich zuerst auffallen, und von dieser Periode an bis zum 6ten, 7ten Lebensjahre kommen auch die meisten scrofulösen Localkrankheiten vor. Vom 7—8ten Lebensjahre an bis zur Pubertät nimmt die Häufigkeit etwas ab, und nur in den Fällen, wo Kinder durch Veränderung des Aufenthaltes und der Lebensart der, die Entstehung der Scrofeln ganz besonders begünstigenden Gelegenheitsursachen ausgesetzt sind, wenn z. B. solche, welche bis dahin auf dem Lande lebten, und den grössten Theil des Tages unter freiem Himmel zubrachten, nun in eine Unterrichts- oder Gewerbeanstalt untergebracht werden, wo sie fast immer im Zimmer sitzen, bemerkt man bei ihnen auch sehr häufig um diese Zeit die ersten Zeichen der Scrofelkrankheit. Die Ursache weshalb das kindliche Alter vorzugsweise der Scrofelkrankheit ausgesetzt ist, erklärt sich zum Theil aus der im kindlichen Alter grösseren Thätigkeit des reproductiven Systems und deshalb schneller vor sich gehenden Stoffwechsels, so wie aus der geringeren Energie und Kraft, Krankheitseinflüssen überhaupt zu widerstehen. Da die Disposition zur Scrofelkrankheit in sehr vielen, wenn nicht in den meisten oder gar allen Fällen angeboren ist, das erste Kindesalter als ganz vorzüglich den die Entwickelung der Krankheit begünstigenden Gelegenheitsursachen ausgesetzt ist, so leuchtet auch daraus ein, dass diese Entwickelung meistentheils in diesem frühen Lebensalter stattfinden muss. Alison führt als den Grund der Häufigkeit der Scrofeln im Kindesalter an, dass die Haargefässe bei Kindern von absolut weiterem Umfange seien, als bei Erwachsenen. Vom 18ten bis zum 25sten Jahre findet am häufigsten die Ausbildung der scrofulösen Lungenschwindsucht statt. Gar nicht selten sind die Fälle, wo das Uebel während der Zeit der Geschlechtsthätigkeit völlig ruht, und erst im späteren Alter wieder erscheint (Involutionsscrofeln). Dies findet aber vorzugsweise, und wie mir scheint, fast ausschliesslich, nur bei Frauen statt. Es befinden sich bei der hiesigen Kaiserlichen Manufactur eine grosse Anzahl bejahrter Männer und Frauen aus der Zahl der Zöglinge des Findelhauses, welche seit ihrem 12ten Lebensjahre hier mit Fabrikarbeiten beschäftigt sind und dieselben auch grösstentheils, obgleich gewöhnlich früh verheirathet und im Besitz einer zahlreichen Familie, bis an ihr Ende fortsetzen. Sehr viele derselben hatten in ihrer Jugend an Scrofeln gelitten, und ich hatte Gelegenheit, unter ihnen zahlreiche Beobachtungen von Involutionsscrofeln, besonders in der Form von scrofulösen Ausschlägen, Geschwüren und Knochenleiden, zu sammeln. Alle diese Beobachtungen betreffen aber **Frauen**, bei denen sich in dem ersten, zweiten oder dritten Jahre nach dem Aufhören der Menstruation diese Symptome ausbildeten, deren völlige Heilung dann auch fast nie gelingen wollte. Noch **niemals** kam mir aber ein Fall von Scrofeln bei einem bejahrten Manne vor.

III. Das Geschlecht.

Fast alle Beobachter stimmen darin überein, dass die Scrofelkrankheit häufiger beim weiblichen Geschlecht als beim männlichen vorkomme (nach **Lepelletier** = 5:3; nach **Doepp** sogar = 4 : 1). Es ist aber sehr wahrscheinlich, dass die Ursache hiervon nicht sowohl in dem Geschlechte selbst als darin liege, dass Knaben gewöhnlich weniger still sitzen, sich mehr im Freien herumtreiben, als Mädchen. Hier bei uns ist die Zahl der in der Manufactur beschäftigten Knaben und Mädchen ziemlich gleich, und da weder die einen noch die anderen viel Zeit zum Spazierengehen haben, sondern während des grössten Theils des Tages an ihre Beschäftigung gebunden sind, so haben wir auch verhältnissmässig eben so viel scrofelkranke Knaben als Mädchen.

Die lymphatische Constitution wird gewöhnlich als eine der wichtigsten Ursachen der Scrofelkrankheit angegeben. Was aber als solche von Vielen beschrieben wird, das ist nicht **Ursache** der Scrofelkrankheit, sondern vielmehr der scrofulöse Habitus, das erste Stadium der Krankheit selbst. Wenn man aber unter lymphatischen Subjecten nur solche versteht, welche blonde Haare, blaue Augen, eine feine weisse Haut, mehr gerundete Formen u. s. w. besitzen, so ist es schon mehrseitig behauptet worden, und stimmt auch mit meinen Erfahrungen überein, dass die Annahme, als ob gerade diese Subjecte mehr als andere der Scrofelkrankheit unterworfen seien, keineswegs richtig ist. In Ländern, wo blonde Haare und helle Augen vorherrschend sind z. B. in Norddeutschland, in Schweden, in Finnland, in Schottland, giebt es natürlich auch mehr mit solchen begabte Scrofulöse; eben so gewiss findet aber auch in den meisten südlichen Ländern das Gegentheil statt. So sagt Guersent (Dict. de Medec. t. 19, p. 190). „Je vois tous les ans un grand nombre de scrofuleux et certes la majorité de ces enfans n'offre point les caractères, qu'on accorde ordinairement au temperament lymphatique. Beaucoup d'entre eux sont châtains ou bruns, ont la peau sêche et peu d'embonpoint." Dasselbe bestätigt auch Baudelocque, welcher noch hinzufügt, dass Thomson die schwersten Fälle von Scrofeln bei Subjecten von sehr dunklem Teint und Haaren gefunden habe.

B. Aeussere ursächliche Momente.

In den Speisen und Getränken.

Es käme zunächst hier die Ernährung im frühesten Kindesalter gleich nach der Geburt in Betracht. Das künstliche Auffüttern der Kinder ohne Mutter- oder Ammenmilch gilt als eine der Hauptursachen der Scrofelkrankheit. Hufeland, welcher besonders hierauf aufmerksam machte, nennt das künstliche Auffüttern „die grösste Sünde gegen die Natur, den grössten Eingriff in ihre Rechte, und den unnatürlichsten Zustand, in den man ein Kind versetzen kann." Er schreibt der Muttermilch wirkliche Vitalität zu, die sich durch kein Surrogat ersetzen lasse, und deren Gegenwart bei der Milch einen eben so wesentlichen Unterschied mache, als z. B. bei dem Samen, wo es in Absicht der Zeugung etwas ganz Anderes sei, ob der Samen unmittelbar aus einem belebten Körper in einen anderen übergehe, oder erst nachdem er eine Zeitlang von dem belebten Körper getrennt war. Ausserdem führt er als Nachtheile des künstlichen Auffütterns und der dadurch bedingten Begünstigung der Scrofelkrankheit an, wie Thiermilch keineswegs die Muttermilch ersetzen könne, da die erstere von solchen Thieren genommen werde, welche von Gras und Kräutern leben, und also ihre Milch einen weit vegetabilischeren Character habe, als Menschenmilch, wie ferner die Action des Säugens selbst, die dem Kinde, durch die schon im Munde stattfindende Beimischung des Speichels, zur besseren Verdauung seiner Nahrung bestimmt sei, hier einen wichtigen Unterschied mache, und endlich macht er auf die Unordnungen aufmerksam, die beim künstlichen Auferziehen oft gar nicht zu vermeiden sind (a. o. O. S. 21 fgd.).

Nicht viel besser als das Auffüttern ganz ohne Mutterbrust ist in dieser Hinsicht ein bei den niederen Ständen in der arbeitenden Klasse sehr gebräuchliches gemischtes Verfahren, wo nämlich die Mütter oder Ammen einige Mal des Tages dem Kinde die Brust reichen, den grössten Theil des Tages aber durch ihre Geschäfte ganz von demselben entfernt gehalten werden, und während derselben den älteren Geschwistern, einer Nachbarin u. s. w. aufgeben, den Hunger des Säuglings durch Sauglappen, Sauggläser, Breie u. dgl. zu stillen.

Die Mutter- oder Ammenmilch kann aber auch an sich ihrer Qualität nach, ein ursächliches Moment zur Erzeugung dieser Krankheit darbieten, wenn sie von zu alten, an schwächenden Krankheiten leidenden, und namentlich auch von scrofulösen Ammen kommt. Eben so gilt zu fette, zu nahrhafte, für den Kindermagen unverdauliche Milch für eine der Gelegenheitsursachen der Scrofeln. Endlich gehört hierher auch das zu lang fortgesetzte Stillen, welches ganz kürzlich wieder von Disse, als eine der vorzüglichsten Ursachen der Scrofelkrankheit hervorgehoben wurde.

Hinsichtlich der übrigen in der Säuglingsperiode und nach derselben gereichten Nahrungsmittel, ist, was deren Einfluss zur Hervorbringung der Scrofelkrankheit anbetrifft, eben so wohl deren Quantität als Qualität zu berücksichtigen, und zwar scheint die erstere noch wichtiger zu sein, als die letztere. Das Verfüttern, das übermässige Ausstopfen der Kinder mit Nahrungsmitteln, und wenn sie auch von der besten Art sind, ist unstreitig eine der häufigsten Ursachen der Scrofelkrankheit. Ein solches Verfüttern wird um so nachtheiliger sein, wenn eine kärgliche, spärliche Nahrung vorhergegangen ist, und dieselbe plötzlich durch Darreichung von Lebensmitteln in Uebermaass ersetzt wird. Dadurch lassen sich dann auch wohl die von einigen Schriftstellern erzählten Beispiele erklären, wo Kinder aus schmutzigen, feuchten Wohnungen, wo sie mit groben Speisen nur halb gesättigt wurden, sich aber trotzdem wohl befanden, scrofulös wurden, als sie in eine bessere Lage gebracht, reinlich gehalten, gut gekleidet, und mit Speisen genährt wurden, denen hinsichtlich der Qualität nichts vorzuwerfen war, die aber wahrscheinlich in grösseren Quantitäten gereicht wurden, als der an einen weit geringeren Speisevorrath gewöhnte Darmkanal verdauen konnte. Dies gilt z. B. auch von dem bei Bordeu und Baudelocque erzählten Falle, wo ein ganz gesundes Bettelmädchen von einer Prinzessin in Schutz genommen, gekleidet, gepflegt und gespeist, darnach aber scrofulös wurde, und nach einem Jahre an den Folgen dieser Krankheit starb.

Zu geringe Quantität der gereichten Speisen hat wohl weit weniger, wenn überhaupt irgend einen Einfluss zur Hervorbringung der Scrofeln. In Folge von Hunger entsteht wohl leichter jede andere Kachexie als Scrofeln.

In Bezug auf die Qualität der Speisen kann im allgemeinen, eine, allein oder wenigstens hauptsächlich, vegetabilische Kost, als ein vorzügliches ursächliches Moment der Scrofeln betrachtet werden.

Der von manchen Eltern streng befolgte Grundsatz, dass Fleischspeisen schädlich seien, trägt gewiss viel zur Entstehung und Entwickelung dieser Krankheit bei. Unter denjenigen vegetabilischen Speisen, welche dieselbe besonders begünstigen, wenn sie allein oder vorzugsweise zur Sättigung der Kinder angewandt werden, stehen die aus Mehl, Grütze, Hülsenfrüchte, Erbsen, Bohnen u. s. w. bereiteten Speisen oben an [1]).

1) Baudelocque, welcher seiner Theorie gemäss, den Einfluss der Speisen zur Hervorbringung der Scrofeln überhaupt abläugnet, führt

Es versteht sich von selbst, dass ein aus gutem Mehl bereitetes und gut ausgebackenes Brod nicht hieher gehört, da dasselbe eben durch seine Zubereitung in den Stand gebracht ist, sehr gut assimilirt zu werden, dagegen der längere Zeit fortgesetzte Gebrauch von schlechtem, aus untauglichem, vielleicht mit fremdartigen Substanzen gemischtem Mehl, schlecht zubereitetem und schlecht ausgebacknem, sauerem u. s. w. Brode, wie zu manchen anderen Krankheiten, besonders auch zu Scrofeln den Grund legen, oder wo derselbe schon vorhanden ist, zur Ausbildung derselben beitragen kann.

Kinder mit mancherlei Süssigkeiten, Confecten u. dgl. zu stopfen, wirkt überhaupt nachtheilig auf die Digestionsorgane, und ist als Gelegenheitsursache der Scrofeln auch in der Art zu berücksichtigen, als die Kinder, bei denen dies geschieht, gewöhnlich keinen Appetit zu Fleischspeisen haben.

Unter den Getränken hat man zuerst manche Arten des Trinkwassers, besonders das aus geschmolzenem Schnee gebildete, das stehenden Wassern entnommene, so wie auch solches, welches sehr viel Metall- und Kalksalze enthält, als Ursache der Scrofeln beschuldigt. Dass ein solches Wasser der Gesundheit überhaupt nachtheilig sei, leidet keinen Zweifel, so wie dasselbe auch in vielen Schriften als alleinige Ursache der endemischen Scrofeln erklärt wird. Ob es aber zu der Scrofelkrankheit überhaupt in einem speciellen ursäch-

---

unter anderen zum Beweise gegen die Annahme, dass der fortgesetzte und ausschliessliche Genuss der Mehlspeisen dieselben begünstige, auch an, wie ihm sein gelehrter Freund, der Dr. Dubois von Amiens mitgetheilt habe, dass die russischen Soldaten in Friedenszeiten niemals Fleisch essen, sondern fast nur von Grütze und Schwämmen leben, und dass es trotz dem darunter keine Scrofulöse gäbe. Nun erhält aber der russische Soldat fast überall, ausser der Fastenzeit, wenigstens wöchentlich zweimal Fleisch, und Scrofeln sind keineswegs hier eine so seltene Krankheit der Soldaten, wie ich dies in den Jahren, wo ich als Bataillonsarzt eines Garderegiments fungirte, hinlänglich zu beobachten Gelegenheit hatte.

ichen Verhältnisse stehe, ist nur durch sehr wenige Beobachtungen und Autoritäten wahrscheinlich gemacht. Fast in allen französischen Schriften über Scrofelkrankheit finden wir in dieser Hinsicht das Beispiel der Stadt Rheims angeführt, wo nach den Zeugnissen Thouvenel's (l'histoire de la société royale de médecine; année 1777 — 1778), Laignières (Lepelletier a. a. O, p. 43), Desgenettes u. A., die Scrofeln sehr häufig waren, so lange die Stadt auf den Gebrauch eines Trinkwassers beschränkt war, welches aus Brunnen geschöpft war, die auf kreidigem Boden gebohrt waren; wo diese Krankheit sogleich seltener wurde, als Godinot durch eine Wasserleitung der Stadt besseres Wasser schaffte, und die Häufigkeit derselben wieder bedeutend zunahm, als diese Wasserleitungen in's Stocken geriethen. — Nun sucht aber Baudelocque weitläufig zu beweisen, dass die früher bemerkte Abnahme des Uebels nicht dem besseren Wasser, sondern dem zu derselben Zeit stattfindenden besseren Umbau eines grossen Theiles der sehr eng gebauten Stadt, die später wieder stattfindende Zunahme desselben, nicht dem ins Stocken Gerathen der hydraulischen Maschinen, sondern der Zunahme der Bevölkerung, durch das Anlegen vieler Fabriken und daher entstandenem grösserem Zusammengedrängtsein der Menschen zuzuschreiben sei. Der zu häufige und besonders zu frühe Genuss spirituöser Getränke gehört gleichfalls zu den Gelegenheitsursachen der Scrofeln, eben so der übermässige Genuss warmer erschlaffender Getränke, Thee, Kaffee u. s. w.

Besondere Berücksichtigung verdient der Genuss des Getränks auch hinsichtlich seiner Quantität. So wie bei den Speisen das zu viel, so begünstigt dagegen bei den Getränken das zu wenig die Entstehung und Entwickelung der Scrofeln. Schon Gaubius und nach ihm Kortum machten besonders darauf aufmerksam, dass ein im Verhältniss zu den Speisen zu geringer Genuss von Flüssigkeiten, wodurch ein zu dicker, wenig beweglicher Speisebrei entstehe, Stockungen in dem Lymphgefässsystem hervorbringe:

Auch ist hier noch das Durcheinandernehmen sehr verschiedenartiger Speisen und Getränke als ursächliches Moment zu erwähnen, so wie auch die Temperatur derselben, da zu heiss und zu hastig genossene Speisen und Getränke die Verdauung mannigfach stören und so die Scrofelkrankheit begünstigen.

In dem Missbrauch mancher Arzneimittel.

Der noch hie und da stattfindende Gebrauch, Kindern ohne Noth von Zeit zu Zeit Brech- und Purgirmittel zu geben, muss ohne Zweifel hieher gerechnet werden, da er eine Schwäche der Verdauung hervorbringt, welche die Erzeugung der Scrofeln besonders begünstigt. Dasselbe gilt von dem unpassenden und unmässigen Gebrauch der absorbirenden Erden, der adstringirenden Mittel, China, Eisen u. s. w., dem Missbrauch des Quecksilbers, der Narcotica. Vergiftungen mit Blei (daher auch der Gebrauch zinnerner Gefässe für die Speisen und Getränke) u. a. styptischen Sachen.

In dem Klima.

Obgleich ziemlich auf der ganzen Erde verbreitet, sind doch die Scrofeln mehr eine Krankheit der gemässigten Zone und besonders der nördlichen Länder derselben. In den südlichen Ländern sind sie seltener, und gegen die Tropen hin verlieren sie sich fast gänzlich. Auch hat man sie in den ganz nördlichen, in den Polargegenden nicht beobachtet. **White** sagt, dass sie seltener sind „tum in fervidis, tum in gelidis regionibus." Man hat einzelne Orte erwähnt, wo Scrofeln niemals beobachtet sein sollen, wie z. B. auf der Insel Corsica (**Baudelocque** a. a. O. p. XVII.), ohne den Grund hievon angeben zu können; auch sollen sie ausserordentlich selten in Sicilien und namentlich in Palermo sein.

Die Veränderung des Klimas, besonders aber der Uebergang aus einem wärmeren in ein kälteres Klima trägt unbezweifelt sehr oft zur Entstehung der Scrofelkrankheit bei.

Sehr viele Neger werden scrofulös, wenn sie aus Afrika nach kälteren Ländern kommen; dasselbe ist sehr häufig der Fall bei von englischen Eltern in Ost- oder Westindien gebornen Kindern, wenn dieselben mit den ersteren nach England zurückkehren. In diesen Fällen ist es indessen nicht ausgemacht, ob die Veränderung des Klimas an sich selbst die Entstehung der Scrofelkrankheit bewirkte, und ob hier nicht vielleicht noch mehr die damit verbundene Veränderung der Lebensart und der Umstand zu berücksichtigen ist, dass solche Personen in dem wärmeren Klima wahrscheinlich den grössten Theil des Tages unter freiem Himmel zubrachten, und nun in kälteren Gegenden gezwungen sind, mehr oder weniger fortwährend in eingeschlossener Luft zu leben.

In der Jahreszeit.

Man hat ziemlich allgemein beobachtet, dass das Uebel gewöhnlich im Frühjahr zuerst ausbricht, während des Sommers nachlässt, in der ersten Hälfte des Winters fast stationär bleibt, wenig Fortschritte, weder zur Heilung noch zur weiteren Ausbreitung macht, gegen Ende des Winters aber mit erneuter Heftigkeit hervortritt.

In der umgebenden und eingeathmeten Luft.

Wenn auch Baudelocque unstreitig zu weit geht, indem er hierin allein und immer den Grund der Scrofelkrankheit sucht, so ist es doch eben so gewiss, dass dieselbe zu den häufigsten Ursachen, wenn nicht der Entstehung doch gewiss der Entwickelung derselben gehört. Dies gilt vorzüglich von der durch das Zusammenleben zu vieler Menschen in einem verhältnissmässig zu engen Raum verderbten Luft, in welcher der zur Blutumwandlung nöthige Sauerstoffgehalt zu sehr verringert, dagegen der Kohlenstoffgehalt durch die Ausscheidung der Lungen abnorm vermehrt ist. Dieselbe Verderbniss der Luft kann auch durch das Athmen eines einzigen Menschen verursacht werden, wenn die ihn umgebende Atmosphäre nicht oft genug erneuert wird. Es ist in dieser Hinsicht besonders die Schlafstelle der Kinder zu berücksichtigen. Ein sehr enges, fast hermetisch geschlossen gehaltenes, vielleicht überdies noch dunkles Schlafzimmer kann zuweilen ganz allein, bei übrigens guter diätetischer Pflege, die Ursache von Scrofelsymptomen werden. Selbst die Art der Kinder im Bette zu liegen, verdient sehr beachtet zu werden, indem viele Kinder die Gewohnheit haben, auf dem Bauche und das Gesicht gegen das Ohrkissen gedrückt, oder auch, indem sie die Decke über den Kopf ziehen, zu schlafen, wodurch sie dann fortwährend ihre schon ausgeathmete nicht erneuerte Luft wieder einathmen. Wahrscheinlich ist es auch dieser Umstand, welcher das Zusammenschlafen von Kindern mit älteren Personen zu einer Gelegenheitsursache der Scrofeln für die ersteren macht, da sie dabei gewöhnlich gezwungen sind, mit dem Kopfe in den Bettdecken schlafen zu müssen. Der Einfluss, welchen diese Art der Verderbniss der Luft zur Hervorbringung der Scrofeln ausübt, ist durch die Erfahrung hinlänglich bewiesen. — Kinder sind oft gesund, so lange sie, besonders auf dem Lande den ganzen Tag frei herumlaufen können, werden aber scrofulös, sobald sie anfangen, eine Schule zu besuchen, deren Lokal für die Zahl der Schüler oft viel zu klein ist, und nicht gehörig gelüftet wird, oder sobald sie in Manufacturen und Fabriken, Werkstätten u. dgl., bei denen dieser Uebelstand stattfindet, beschäftigt werden; — aus dieser Ursache sind die Scrofeln überhaupt häufiger in Städten als auf dem Lande, und zwar um so häufiger, je enger die Strassen und je vollgestopfter von Menschen die Häuser derselben sind; — Personen, welche nie an dieser Krankheit gelitten haben, werden zuweilen scrofulös, wenn sie eine geräumige Wohnung mit einer engeren vertauschen müssen, daher so häufig in Gefängnissen. Fast alle Schäfer in Deutschland sind scrofulös, weil sie die Nacht über in einem zur Schlafstelle eingerichteten, ringsum verschlossenen, sehr engen Kasten zubringen. Die Zahl solcher Argumente liesse sich noch sehr vermehren; wenn aber Baudelocque daraus den Schluss macht (a. a. O. S. 124) „que partout, ou il y a des scrofuleux, cette cause“ (nämlich, diese Verderbniss der Luft), existe, que partout où celle existe, il y a des scrofuleux, et que là ou elle manque, la maladie scrofuleuse n'est pas connue,“ — so ist das zuviel gesagt; jeder Arzt hat gewiss, eben so wie ich, Gelegenheit gehabt, einzelne Fälle zu beobachten, wo Personen lange Zeit in so verderbter Luft lebten, und keine Scrofeln bekamen, so wie im Gegentheil Scrofeln auch bei Individuen zu beobachten, welche niemals diesem nachtheiligen Einflusse ausgesetzt waren.

Ausser dieser desoxydirten Luft wird auch besonders eine feuchte Luft unter den ursächlichen Momenten der Scrofeln aufgeführt. Es ist bekannt, dass in Gegenden, wo beständig eine solche Luft herrscht, die Scrofeln und besonders einige Formen derselben, der Kropf, Kretinismus, sehr häufig und an manchen Orten endemisch vorkommen, so wie auch, dass Scrofeln sehr häufig sind bei Bewohnern feuchter, besonders im Erdgeschoss befindlicher Wohnungen. Fast dasselbe gilt auch von einer zu kalten Beschaffenheit der umgebenden Luft.

In dem Mangel an Bewegung.

Diese Ursache findet so gewöhnlich mit dem eben erwähnten Einfluss übler Beschaffenheit der umgebenden Luft vereint statt, dass es in vielen Fällen schwer zu entscheiden ist, ob die eine oder die andere zur Hervorbringung des Uebels beigetragen hat. Gewiss gehört sie aber zu den allerfruchtbarsten Gelegenheitsursachen; es gehört hieher besonders auch das lange Schlafen, das viele Stillsitzen, besonders der Mädchen, das zu lange Sitzen in den Schulen, in Fabriken, und Werkstätten u. v. a.

In dem Lichtmangel.

Wie grossen Einfluss derselbe auf die Hervorbringung und Entwickelung der Scrofeln haben müsse, geht schon daraus hervor, dass der Zustand, welcher immer entsteht, wenn ein auch gesundes Subject lange Zeit in einem dunkeln, lichtlosen Raum sich aufhält, blasses Gesicht, Aufgedunsenheit, Weiche und Schlaffheit des Muskelfleisches, Abnahme der Körperkräfte u. s. w., dem Zeichen des scrofulösen Habitus sehr ähnlich ist. In den südlichen Gegenden sind die Scrofeln, wie oben erwähnt, sehr selten, häufig dagegen in nördlichen Gegenden und besonders zur Zeit der langen Nächte. Die Scrofelkrankheit geht ausserordentlich häufig aus dem Verein der drei letztgenannten Ursachen hervor, welchem es auch wohl zuzuschreiben ist, dass Thiere, die ihrem wilden Zustande entrissen und eingesperrt werden, sehr häufig als Opfer der Scrofeln fallen. Die meisten zahmen Papageyen, Affen und Kaninchen sterben an tuberculöser Schwindsucht.

In Unreinlichkeit.

Das unterlassene Waschen und Baden der Kinder, die nicht oft genug erneuerte Wäsche, das Stehenlassen der Nachtgeschirre und anderen Unraths im Zimmer, das unterlassene Reinigen der letzteren, der Betten, der täglichen Kleider u. s. w. trägt sehr viel zur Begünstigung der Scrofeln bei, wie dies durch die tägliche Erfahrung gelehrt wird. Die Häufigkeit dieser Krankheit bei den untersten Volksklassen, und unter den Juden in Deutschland und Polen, deren Unreinlichkeit zum Sprichwort geworden ist, hängt unstreitig mit diesem Umstande zusammen. Auch bei den hier in Russland umherziehenden Zigeunerbanden sind die Scrofeln eine der häufigsten Krankheiten; die schmutzige und unreinliche Lebensart dieser Zigeuner lässt aber wohl alles Bekannte dieser Art weit hinter sich.

In der Kleidung.

Sowohl eine zu dicke, einengende, zu warme Kleidung, als auch im Gegentheil eine Kleidung, welche nicht hinlänglich ist, um vor Erkältung zu schützen, muss als ein die Entstehung und Entwickelung der Scrofelkrankheit begünstigendes Moment betrachtet werden.

In den Geistesfunctionen.

Zu frühe Anstrengung des Geistes, niederdrückende Gemüthsaffecte, Kummer und Sorgen werden gleichfalls gewöhnlich unter den Gelegenheitsursachen der Scrofeln mit angeführt. Doch sind besonders die letzteren im kindlichen Alter, welchem diese Krankheit doch eigenthümlich ist, nicht leicht vorauszusetzen. Auch hat man wohl öfter die Ausbildung der Scrofelkrankheit bei stattfindender angeborner Anlage diesen Einflüssen zugeschrieben, wo sie vielmehr von anderen, gewöhnlich zugleich stattfindenden Gelegenheitsursachen, körperlicher Unthätigkeit und Mangel an frischer Luft abhängig war.

In anderen Krankheiten.

Man hat beobachtet, dass der erste Ausbruch der Scrofelkrankheit sehr oft nach manchen Fiebern und Ausschlagskrankheiten stattfindet, und schliesst daher wohl mit Recht, dass die ersteren in einem ursächlichen Verhältniss zu dieser Krankheit stehen. In den meisten Fällen lässt sich dies aber daraus erklären, dass Subjecte, während sie an solchen Krankheiten leiden, und sich in der Convalescenz nach denselben befinden, gewöhnlich kürzere oder längere Zeit von dem Genusse einer reinen frischen Luft und gehöriger körperlicher Bewegung ausgeschlossen, und daher den obengenannten wichtigsten Gelegenheitsursachen der Scrofeln ausgesetzt sind.

Es ist aber auch factisch gewiss, dass die ersten Spuren von Scrofelzufällen sehr häufig bald nach geschehener Vaccination ausbrechen, und zwar auch in solchen Fällen, wo die Lymphe den Pusteln positiv gesunder, wenigstens gewiss nicht scrofulöser, Kinder entnommen war. Dieser Umstand ist denn auch häufig von den Gegnern der Vaciuation als ein wichtiges Argument benutzt worden, indem man daraus schloss, dass das Impfen Scrofeln bewirke. Doch muss man hiebei berücksichtigen, dass das Impfen gewöhnlich in einem Lebensalter geschieht, wo auch ohne dasselbe bei Kindern, welche mit angeborner Anlage begabt sind, die erste Entwickelung derselben unter ihr günstigen Umständen gewöhnlich stattfindet; auch mag die durch die Impfung hervorgerufene Reizung des Gefässsystems allerdings die Absonderung des Scrofelstoffes aus dem Blute früher bewirken, als ohne dieselbe geschehen wäre; wo aber das Blut die oben angegebene eigenthümliche Beschaffenheit und Neigung, Scrofelstoff auszusondern, nicht schon besitzt, wird sie ihr durch das Impfen gewiss nicht mitgetheilt werden. Ungefähr eben so lässt sich auch die oben erwähnte, zuweilen stattfindende primäre Erscheinung von Scrofelsymptomen nach traumatischen Verletzungen, Wunden, Quetschungen, Knochenbrüchen u. dgl. erklären.

In Ansteckung.

Trotz dem oben erwähnten Ausspruche der Pariser Facultät, stimmen jetzt doch ziemlich alle Beobachter darin überein, dass die Scrofelkrankheit sich durch Ansteckung nicht mittheilen lasse. Dass wenigstens eine solche Ansteckung nicht auf demselben Wege und durch dieselben Media stattfinde, wie bei anderen ansteckenden Krankheiten, ist durch die Erfahrung und absichtlich angestellte Versuche hinlänglich bewiesen. In manchen Familien leben und schlafen scrofulöse Kinder Jahre lang mit gesunden zusammen, ohne dass die letzteren angesteckt würden; — in Kinderhospitälern, wo eine grosse Menge scrofulöser Kinder mit solchen, welche an anderen Krankheiten leiden, in nahe Berührung kommen, wie dies denn auch in dem hiesigen Lazarethe nicht zu vermeiden ist, hat man nie etwas einer Ansteckung Aehnliches beobachtet; — scrofulöse Frauen sind mit gesunden Männern, scrofulöse Männer mit gesunden Frauen verheirathet, und leben viele Jahre zusammen, ohne dass der eine Theil von dem anderen angesteckt würde; — mehrere Aerzte (Kortum, Lepelletier und Hébreard) haben Versuche gemacht, die Scrofeln geradezu einzuimpfen, ohne dass Ansteckung darauf erfolgt wäre. — Von den meisten Schriftstellern wird aber eingeräumt, dass das Secret sehr bösartig gewordener scrofulöser Geschwüre auch einige Ansteckungsfähigkeit erlange. Indessen habe ich auch in dieser Hinsicht nur verneinende Erfahrungen zu machen Gelegenheit gehabt. Hier im Lazarethe befinden sich immer eine grosse Menge Scrofulöser mit Geschwüren der übelsten Art. Die mit dem Verbande derselben beschäftigten Chirurgen haben öfter mancherlei kleine Verletzungen an den Fingern, mit denen sie das Secret solcher Geschwüre berühren, bekommen davon auch zuweilen kleine, schwer zu heilende Geschwürchen, wie sie durch alle pathologische Secrete von sehr übler Beschaffenheit hervorgebracht werden, an diesen Stellen; es ist aber noch keiner dadurch scrofulös geworden. — Es ist auch allgemein angenommen, dass durch die Milch einer scrofulösen Amme dem säugenden Kinde die Krankheit könne mitgetheilt werden.

Ueber die Richtigkeit dieser Annahme ist es nicht leicht, gewisse Erfahrungen zu sammeln. Zur Amme wird mit Recht nicht leicht eine Person gewählt, welche an Scrofeln leidet, wenn aber das, von seiner scrofulösen Mutter gesäugte Kind gleichfalls scrofulös wird, so lässt sich dies viel eher durch Erblichkeit erklären. Da man eben so zum Impfen nicht Lymphe von einem scrofulösen Kinde nehmen wird, so ist es gleichfalls schwer zu beweisen, ob dadurch, wie Viele behaupten und kürzlich auch noch Neumann bestätigte, die Scrofeln mitgetheilt werden können.

Dauer und Ausgänge der Scrofelkrankheit.

Die Scrofelkrankheit gehört zu den allerlangwierigsten Uebeln. Fast jedes einzelne Symptom derselben stellt an und für sich schon ein langdauerndes Leiden dar. Da es aber gewöhnlich nicht nur bei einem örtlichen Ausdrucke der Krankheit bleibt, wenn das eine Symptom auch verschwindet, bald ein oder mehrere neue wieder erscheinen, so gehen gewöhnlich Jahre darüber hin, ehe die scrofulöse Kachexie ganz aus dem Körper verschwunden ist, die in vielen Fällen, mit längeren oder kürzeren Intervallen der örtlichen Erscheinungen auch das ganze Leben hindurch, bis ins späte Alter fortdauert.

Die Ausgänge derselben sind: Genesung — Ausgang in eine andere Krankheit — oder Tod.

Die Genesung ist entweder vollkommen oder unvollkommen. Die erstere erfolgt gewöhnlich zur Zeit des Zahnwechsels oder der Pubertätsentwickelung und meistens in der wärmeren Jahreszeit. Die Geschwüre heilen zu, die Geschwülste verlieren sich, es verschwinden alle örtlichen und allgemeinen Scrofelsymptome, und es verwischt sich nach und nach auch der scrofulöse Habitus.

In der Zeit, dass die Genesung vor sich geht, beobachtet man auch wieder allmähliges Zurückschreiten zur natürlichen Beschaffenheit der chemischen Zusammensetzung und physischen Beschaffenheit der verschiedenen organischen Flüssigkeiten. Auch bemerkt man zuweilen eine Art Krise durch die Haut, mittelst reichlicher, saurer und klebriger Schweisse — Die Genesung ist unvollkommen:

1) wenn nur die Symptome auf eine kürzere oder längere Zeit verschwinden, während die Anlage bleibt, und äussere oder innere Umstände eine neue Entwickelung der Krankheitserscheinungen hervorrufen können;

2) wenn nach der Genesung mehr oder weniger entstellende, oder auch die Function eines oder des anderen Organs hindernde Fehler zurückbleiben. Zu diesen Fehlern gehören: sehr grosse Narben nach Geschwüren, die je nach ihrer Ausbreitung und Intensität entweder nur entstellen oder auch die freie Bewegung eines Körpertheiles mehr, oder weniger beschränken; nach Augenkrankheiten zurückbleibende Leucone und Staphylome, nach Knochenkrankheiten, Verkrümmungen, Verkürzungen und Veränderungen der Form

derselben u. s. w. Zuweilen bleiben, nachdem die Scrofelkrankheit schon in allen ihren Symptomen verschwunden ist, noch einzelne verhärtete Drüsen zurück (durch Verknöcherung, Erhärtung der darin enthaltenen Scrofelmaterie).

Die Krankheiten, in welche die Scrofelsucht am häufigsten übergeht, sind: Abzehrung — Marasmus, Tabes, meistens als Folge chronischer Mesenterialscrofeln, hectisches Fieber, Phthisis, (meseraica, pulmonalis — Knochenphthise und Dermatophthise und Wassersucht, bei kleinen Kindern Hydrocephalus, bei grösseren Ascites und Anasarca.

In den Tod geht die Scrofelkrankheit selten unmittelbar über, sondern die daran Leidenden sterben in Folge einer oder der anderen oben genannten Ausgangskrankheiten. Nur Scrofeln im Gehirn und acute Mesenterialscrofeln haben oft geradezu einen tödtlichen Ausgang. Es ist daher fast unmöglich richtige statistische Notizen über die Lebensgefährlichkeit der Scrofeln zu sammeln. In allen von mir nachgesehenen Sterblichkeitslisten verschiedener Länder, Städte und Anstalten von verschiedenen Zeiten ist die Zahl der an Scrofeln Verstorbenen immer sehr unbedeutend angegeben, oder diese Rubrik ist ganz ausgelassen. Wenn sich aber auch gegen die Berechnungen Bayle's (Remarques sur la degenerescence tuberculeuse etc. in Corvisart Journ. de méd. T. IX. p. 438), nach deren Resultat man den dritten Theil aller derjenigen, welche an chronischen Krankheiten sterben, als den Scrofeln unterliegend annehmen soll, Manches einwenden lässt, so ist es doch ausgemacht, dass die ursprüngliche Krankheit eines grossen Theiles der in diesen Listen als an Schwindsucht, Wassersucht, Abzehrung, Knochenfrass, weisser Geschwulst, abzehrendem Fieber u. s. w. gestorben angegebenen, Scrofeln waren. Die grosse Sterblichkeit der Kinder in dem ersten Lebensjahre hängt unstreitig grossentheils mit von diesem Uebel ab.

Alison erwähnt (a. a. O. p. 383), dass ein beim Hôtel des enfans malades in Paris angestellter Arzt ihm versichert habe, dass dort jährlich an 500 Kinder sterben, welche fast alle secirt werden, und dass sich fast bei der Hälfte derselben scrofulöse Tuberkeln an dem einen oder anderen Körpertheile zeigten.

Im Speciellen hängt die Prognose der Scrofelkrankheit ab:

1) von dem Alter der daran Leidenden.

Scrofeln neugeborner und ganz kleiner Kinder sind gewöhnlich nicht so langdauernd, als wenn die ersten Erscheinungen der Krankheit in ein späteres Alter fallen. Dergleichen Kinder genesen gewöhnlich zur Zeit des Zahnausbruchs, oder gehen vor dieser Periode durch Hydrocephalus, acute Mesenterialscrofeln oder Atrophie zu Grunde. Erscheint die Krankheit zuerst in dem späteren Kindesalter, so nimmt sie weniger häufig einen tödtlichen Ausgang, dauert aber sehr oft bis zu den Pubertätsjahren fort. Fallen die zuerst wahrnehmbaren Krankheitserscheinungen in diese Entwickelungsperiode, oder war dieselbe nicht im Stande, der Ausbreitung des Uebels Grenzen zu setzen, so macht dies die Prognose sehr übel. Solche Scrofulöse schleppen sich dann gewöhnlich das ganze Leben hindurch mit ihrer Krankheit, und sterben sehr häufig früh an der Schwindsucht.

Auch die im Alter wieder erscheinenden Scrofelsymptome, Involutionsscrofeln, besonders wenn, wie es sehr häufig der Fall ist, die Knochen davon befallen sind, geben eine üble Prognose.

2) Von der Individualität.

Bei einem sehr deutlich ausgesprochenen scrofulösen Habitus ist die Prognose übler, als wo die Zeichen desselben weniger zu bemerken sind. Die dem sogenannten irritabeln Habitus entsprechende Körperconstitution ist übler, als der torpide. Schönlein sagt in dieser Hinsicht: „so ungleich im ersten Augenblicke das Loos zwischen beiden vertheilt scheint, so sehr verändert sich oft im Fortgange der Krankheit die Scene. Während Kinder mit torpidem Scrofelhabitus, wenn sie die Scrofeln anders überwinden, sich oft äusserst vorthei'haft gegen die Pubertät hin entwickeln, verkrüppeln jene feinen geistreichen Gesichter. Oft tritt schon gegen das eilfte Jahr die Menstruation ein, der Geschlechtstrieb erwacht mit aller Heftigkeit, und sie werden körperlich und geistig verstümmelt."

3) Von den Ursachen, welche die Krankheit hervorriefen.

Die übelste Prognose geben in dieser Hinsicht die angeerbten Scrofeln, so wie dieselbe überhaupt um so übler ist, je mehr die Ursachen von der Art sind, dass sie nicht entfernt werden können.

4) Von den stattfindenden örtlichen Symptomen.

Bei der Darstellung dieser Symptome im Einzelnen wird auch das die Vorhersagung eines jeden Betreffende angeführt werden. Hinsichtlich der kürzeren oder längeren Dauer folgen sie ungefähr in folgender Reihe auf einander. Acute Mesenterialscrofeln, Scrofeln der Schleimhäute — (der Augen, der Geschlechts- und Harnwerkzeuge, der Ohren, der Verdauungs- und Respirationsorgane) — Scrofeln der Haut, chronische Mesenterial- und Bronchialscrofeln, Scrofeln unter der Haut (kalte Abscesse), Knochenscrofeln, Drüsengeschwülste an der äusseren Oberfläche des Körpers. Die grössere oder geringere Lebensgefährlichkeit der verschiedenen Symptome, liesse sich ungefähr in folgender Tabelle ausdrücken:

Aeussere Drüsengeschwülste, Scrofeln der Schleimhäute der Augen, Nase, Ohren und Geschlechtsorgane.	haben an und für sich niemals einen tödtlichen Ausgang.
Scrofeln der Haut	nur in sehr seltenen Fällen tödtlich (als Lupus oder durch Dermatophthise)

Scrofeln der Schleimhäute der Respirations- und Verdauungsorgane, Knochenscrofeln, kalte Abscesse, Scrofeln der Mesenterial- und Bronchialdrüsen, der Leber, Milz und Nieren.	nehmen häufig einen tödtlichen Ausgang durch Schwindsucht, Tabes, oder Wassersucht.
Scrofeln des Gehirns	sind immer tödtlich.

5. Von der Ausbreitung.

Je weniger Symptome stattfinden, um so besser ist es, je mehr und verschiedenartiger die örtlichen Symptome sind, um so weniger ist Aussicht vorhanden zu einer baldigen und radicalen Heilung.

6. Von der Dauer und dem Stadium der Krankheit

Im Anfange, beim Erscheinen der ersten Symptome oder im ersten Stadium der Entwickelung der Krankheit gelingt die Heilung öfter und leichter als späterhin. Ist schon das dritte colliquative Stadium eingetreten, so ist wenig mehr zu hoffen.

7. Von den äusseren Umständen.

So wie es fast keine Krankheit giebt, deren Entstehung, Verhütung und Heilung mehr als die der Scrofeln von äusseren Umständen abhängt, so ist die Berücksichtigung derselben auch hinsichtlich der Prognose von der grössten Wichtigkeit. Sind dieselben der Art, dass es für den Kranken unmöglich ist, die diätetischen und pharmaceutischen Anordnungen des Arztes zu befolgen, bleibt er fortwährend den Einflüssen ausgesetzt, welche vielleicht die Krankheit hervorriefen, so ist natürlich die Heilung sehr schwer. Die Prognose muss daher, unter übrigens gleichen Umständen, bei Kranken aus den höhern wohlhabenderen Klassen besser ausfallen, als bei Armen.

— —

Verhütung der Scrofelkrankheit.

I. Vor der Geburt.

Da es, wie oben erwähnt, nicht zu bezweifeln ist, dass eine der vorzüglichsten, wenn auch nicht, wie Einige behaupten, die einzige Ursache der Scrofelkrankheit, angeborne Anlage dazu sei, so leuchtet ein, dass ein grosser Theil der Verhütungsmaassregeln dieser Krankheit bei Kindern schon vor der Geburt derselben, von Seiten der Eltern getroffen werden können, und zwar:

a) in Bezug auf Zeugung.

Hier wäre zunächst die Wahl einer Ehegattin zu berücksichtigen. Es kann nicht verlangt werden, dass scrofulöse Personen überhaupt keine eheliche Verbindung eingehen sollen [1]); da aber die scrofulöse Anlage der Kinder um so grösser sein wird, wenn beide Eltern mit dieser Kachexie begabt sind, so sollten sich wenigstens zwei Personen nicht heirathen, welche beide scrofulös sind, und es wären in dieser Hinsicht besonders die Heirathen unter Seitenverwandten zu vermeiden. Eheliche Verbindungen sollten nie geschlossen werden zwischen Personen, von denen der eine oder der andere, oder beide Theile noch nicht gehörig geschlechtlich ausgebildet, oder auch schon in der Decrepiditätsperiode befindlich sind. Hat der eine oder der andere Theil an Scrofeln, Syphilis, oder auch an irgend einer anderen Krankheit gelitten, so sollte die Verbindung wenigstens nicht eher geschlossen werden, bis die Symptome derselben völlig verschwunden, und die vielleicht während der Krankheit geschwundenen Kräfte restaurirt sind. Man suche ferner zu vermeiden, dass der Act der Empfängniss nicht in eine Zeit falle, wo der ganze Organismus und besonders das Geschlechtssystem des einen oder anderen Theiles sich im geschwächten Zustande befindet. Der Beischlaf

---

1) Indessen wird in England, wie bekannt, nicht leicht ein scrofulöses Frauenzimmer verheirathet.

werde daher nicht zu häufig ausgeübt, nicht in der Convalescenz nach schweren Krankheiten, beim Tripper und starkem weissem Fluss, während der Menstruation und endlich besonders auch nicht während Trunkenheit des Vaters oder vorzüglich der Mutter.

b) Während der Schwangerschaft.

Die Mutter suche in dieser Zeit alle oben angeführten Gelegenheitsursachen der Scrofeln so viel als möglich zu vermeiden. Dies ist um so nothwendiger, wenn sie vielleicht früher schon Kinder mit scrofulöser Anlage geboren hat. Es darf einer solchen, wie überhaupt allen Schwangeren, vorzüglich nicht an reiner und gesunder Luft fehlen. Eben so ist eine mässige Bewegung durchaus nothwendig. Dem Aufenthalt auf dem Lande während der ganzen Zeit der Schwangerschaft nebst häufiger Bewegung in freier Luft, war es unstreitig in einigen, mir bekannt gewordenen Fällen ganz allein zuzuschreiben, dass die aus dieser Schwangerschaft gebornen Kinder frei von Scrofeln blieben, während mehrere früher geborene, wo die Mutter während der Schwangerschaft in der Stadt lebte, bald nach ihrer Geburt von Scrofelsymptomen ergriffen wurden.

Hinsichtlich der Nahrungsmittel muss zwar allerdings die Gewohnheit den allgemeinen Maasstab abgeben, in dieser Hinsicht hat sich die Schwangere aber besonders vor dem alleinigen und übermässigen Genuss vegetabilischer Speisen zu hüten, so wie natürlich auch überhaupt schwer verdauliche, blähende oder erhitzende Speisen und Getränke höchst nachtheilig für dieselbe sind. Die Rücksicht auf hinlängliche Darmausleerung ist allerdings für Schwangere sehr wichtig. Ehe man aber, wenn dieselbe fehlt, zum Darreichen von Arzneimitteln schreitet, hat man zuerst zu untersuchen, ob nicht vielleicht Fehler in der Diät, Mangel an Bewegung oder dergl. daran Schuld sind. Wo es aber nöthig ist, künstliche Ausleerungen zu bewirken, wähle man dazu Lavements oder die gelinderen Purgirmittel, keineswegs aber Drastica, wie denn überhaupt der Gebrauch, öfters Purgir- und andere Arzneimittel zu nehmen, und besonders auch ohne Noth Ader zu lassen, in dieser Hinsicht sehr nachtheilig ist.

Sehr nützlich für Schwangere ist eine gute Hautcultur, besonders öftere laue Bäder.

Leidet die Mutter während der Schwangerschaft noch an Scrofeln, so kann es auch zur Verhütung der Entstehung dieser Krankheit beim Foetus von Nutzen sein, wenn sie in dieser Zeit die passenden diätetischen und pharmaceutischen Heilmittel gegen Scrofeln in Gebrauch zieht.

Verhütungsmaasregeln in der Säuglingsperiode.

a) Hinsichtlich der Ernährung.

Das Auffüttern der Kinder ohne Mutterbrust ist oben als eine der wichtigsten Gelegenheitsursachen der Scrofelkrankheit erwähnt. Die Ernährung durch Mutter- oder Ammenmilch ist daher eine der ersten Bedingungen zur Verhütung derselben. Ob man einer scrofulösen Mutter erlauben kann, ihr Kind selbst zu stillen, hängt theils von dem Grade der stattfindenden Krankheit, theils von den äusseren Verhältnissen derselben ab. Kann sie ihrem Kinde eine gesunde Amme geben, so ist dies gewiss das Beste, hat sie aber nur dazwischen zu wählen, entweder selbst zu stillen, oder ihr Kind künstlich auffüttern zu müssen, so ist, wenn nicht das Scrofelleiden der Mutter in sehr hohem Grade statt findet, das erste gewiss vorzuziehen, da die Möglichkeit einer stattfindenden Mittheilung des Uebels durch die Milch noch problematisch, die nachtheiligen Folgen des künstlichen Auffütterns aber gewiss sind. Bei der Wahl einer Amme ist es in dieser Hinsicht besonders nothwendig, das Kind derselben auf das genaueste zu unter suchen, und niemals eine solche zu wählen, deren eignes Kind an Scrofelsymptomen leidet, wenn sie selbst auch übrigens anscheinend alle Eigenschaften einer guten Amme besässe, welche aufzuzählen hier nicht der Ort ist. Müsste man durchaus unter zwei Frauenzimmern eine Amme auswählen, von denen die eine ihr gesundes Kind vorzeigen könnte, selbst aber einige Spuren früheren oder selbst auch noch jetzt stattfindenden Scrofelleidens an sich trüge, die andere aber selbst ganz gesund scheint, während ihr Kind ein altes abgemagertes Ansehn hat, mit Ausschlägen bedeckt ist, an schlimmen Augen, Drüsengeschwülsten oder andern Scrofelsymptomen leidet, so würde unstreitig die erstere vorzuziehen sein. Es versteht sich von selbst, dass Personen, die an sehr heftigen scrofulösen Leiden, z. B. Caries, scrofulöser Lungenschwindsucht und dergl. leiden, nicht zur Amme taugen, und auch ihr eigenes Kind nicht stillen dürfen. Wenn die Vermögensumstände solcher Mütter, welche aus diesem oder einem anderen Grunde, z. B. wegen grosser Schwäche, Gicht, Krämpfe, Schwindsucht und anderer Krankheiten derselben, ihr Kind nicht selbst stillen dürfen, oder wegen Fehler der Warzen, Mangel an Milch u. s. w. nicht stillen können, es unmöglich machen, eine gesunde Amme für dasselbe zu halten, so bleibt denn freilich nichts übrig, als das künstliche Auffüttern.

Hiezu dient für den ersten Zeitraum am besten frische oder auch abgekochte und ungefähr zur Hälfte mit Wasser oder dünnen Fenchelthee verdünnte Kuh- oder Ziegenmilch, dann dünne Fleischbrühe, Eigelb mit Wasser abgerührt, Pflanzenschleim aus Hafer, Gerste, Salep u. dergl., zu denen man etwas, aber sehr wenig, Zucker zusetzt. Die Anwendung der Sauggläser u. dergl., in welchen diese Sachen gewöhnlich gereicht werden, möchte vielleicht eher vortheilhaft als nachtheilig sein, da durch dieselben die Art der Ernährung der naturgemässen mehr analog, und auch die bei der letzteren stattfindende, reichliche Speichelabsonderung, die vielleicht zur besseren Verdauung nöthig ist, ebenfalls bewirkt wird; nur ist die grösstmöglichste Reinlichkeit dieser Gefässe dabei zu beobachten, und man muss sie sobald das Kind nicht mehr saugt und eingeschlafen ist, aus dem Munde entfernen.

Ein anderes Haupterforderniss ist, die erwähnten Nahrungsmittel immer von ziemlich gleicher Temperatur zu reichen. Wenn die Kinder einige Monat alt sind, kann man etwas stärkere Fleischbrühe, Breie aus Zwieback und Fleischbrühe, aus Arrow-root u. dergl. geben; diese Breie müssen aber durchaus für jede Mahlzeit frisch, nicht etwa für den ganzen Tag vorräthig, bereitet werden.

Diese Sachen kann man auch, wo die Muttermilch nicht sehr reichlich und von sehr nährender Beschaffenheit ist, wenn die Kinder einige Monate alt sind, neben derselben, reichen. Es bringt auch nicht allein keinen Nachtheil, sondern ist im Gegentheil ein sehr zweckmässiges Verfahren, Kinder von diesem Alter schon zuweilen an einem Stückchen gekochten oder gebratenen, oder, wie Hecker anräth (a. a. O. S. 72.) selbst gesalzenem Fleische nagen, und den Saft aussaugen zu lassen.

b) Hinsichtlich des Aufenthalts.

Man wende die grösste Aufmerksamkeit darauf, dass das Kind immer und besonders auch während des Schlafes, eine reine Luft einathme. Man wähle nicht, wie es so oft geschieht, den dunkelsten abgelegensten Winkel der Wohnung zur Schlafstelle der Kinder, dieselbe sei vielmehr, wo möglich, in einem hellen geräumigen Zimmer; man sorge dafür, dass die Luft daselbst oft erneuert werde, dass nicht etwa feuchte Wäsche daselbst getrocknet, dass die Nachtgeschirre nicht den Tag über stehen bleiben u. dergl. m. Die Betten müssen oft gelüftet und gesonnt werden. Man lasse die Kinder während des Schlafes nicht zu sehr zudecken und einpacken, damit sie nicht genöthigt werden, die von ihnen selbst ausgeathmete Luft zum zweiten Male einzuathmen. Die Temperatur der Zimmer sei gemässigt; zu grosse Wärme ist nachtheilig, doch darf man auch die abhärtende Methode nicht zu weit treiben; besonders muss man die Kinder vor Erkältung sehr hüten und verhältnissmässig warm halten. Wärme ist das grosse Beförderungsmittel aller Vegetation, alles Wachsthums und Gedeihens in der Natur (Hufeland.) Eines der vorzüglichsten Verhütungsmittel der Scrofeln ist der Aufenthalt der Kinder im Freien, wenn die Witterung und das zu zarte Alter der Kinder dies nicht verbieten. Im Sommer, bei gutem Wetter und besonders auf dem Lande, thut man am besten, Säuglinge während des grössten Theiles des Tages im Freien herumtragen zu lassen.

c) Hinsichtlich der Bekleidung, Hautcultur und übrigen Pflege.

Die Kleidung darf weder die freie Bewegung des Kindes hindern, noch auch einzelne Stellen, besonders den Kopf und die Zeugungstheile, zu sehr erwärmen, muss aber auch hinlänglich sein, das Kind vor Erkältung zu schützen.

Es ist durchaus nothwendig, besonders auch um Scrofeln zu verhüten, die Kinder in dem ersten Lebensjahre täglich in einfachem lauwarmen Wasser zu baden. Ausserdem ist es aber auch von grossem Nutzen, dieselben noch mehrere Mal des Tages mit mässig kaltem Wasser abzuwaschen, besonders den Kopf und die Zeugungstheile, die Falten am Halse, die Achselhöhlen u. s. w. Nur darf dies freilich nicht bei schwitzendem Körper geschehen.

d) Hinsichtlich der Vermeidung des unnützen Medizinirens.

Das zwecklose oder unpassende Darreichen von Purgir- und Brechmitteln, von Calomel, von narcotischen Sachen und anderen Medicamenten wurde oben als eine wichtige Gelegenheitsursache der Scrofeln erwähnt. Am schädlichsten ist dasselbe in der Säuglingsperiode, und hier wird gerade am meisten in dieser Hinsicht gefehlt. Heftiges und anhaltendes Schreien kleiner Kinder wird sehr oft, wenn auch gar kein wirkliches Krankheitssymptom zu entdecken ist, für dringende Anzeige gehalten, denselben allerlei Syrupe, Kinderpulver, narkotische Sachen u. s. w. zu reichen.

Hat man sich in solchen Fällen durch genaues Befühlen und Untersuchen des ganzen Körpers des Kindes überzeugt, dass kein örtliches Leiden statt findet, ist kein Fieber, kein Ausschlag zu bemerken, hat Stuhlgang und Urinausleerung gehörigermaesen statt gefunden, hat man sich davon überzeugt, dass das Kind rein und trocken liege, dass es nicht hungrig oder durstig sei, so thut man gewiss viel besser, gar nichts zu thun, als, wie es gewöhnlich geschieht, aufs geradewohl Arzneien zu verordnen, „weil dem Kinde doch Etwas fehlen müsse!" Nur muss man dafür sorgen, dass das Schreien selbst nicht nachtheilige Wirkungen hervorbringe, z. B. durch passende Binden die Entstehung eines Nabelbruchs zu verhüten suchen. Man beobachtet gar nicht selten, dass ein solches anhaltendes Schreien kleiner Kinder, wovon man die Ursache nicht entdecken konnte, und welches gewiss auch nicht immer wirkliche Krankheitsäusserung ist, Wochen und Monate lang anhielt, ohne nachhaltende üble Wirkungen zu haben.

Eine andere Ursache, welche gewöhnlich zum unnützen Darreichen von Arzneien bei Kindern verführt, ist der oft einige Wochen anhaltende Durchfall der Kinder, welcher durch Zahnreiz entsteht, allerdings sehr beachtet werden muss, damit nicht Darmgeschwüre oder andere üble Folgen daraus entstehen; wo er indessen mässig und von guter Beschaffenheit ist, darf er als ein sehr wohlthätiges Ableitungsmittel betrachtet, und daher keineswegs gleich durch stopfende und narkotische Mittel gehemmt werden.

Verhütungsmaasregeln im Kindes- und Jünglingsalter.

Das Meiste des hinsichtlich der Verhütung der Scrofeln in der Säuglingsperiode Erwähnten gilt auch für diesen Zeitraum. Sehr oft wird der Grund zu dieser Krankheit gelegt, oder dieselbe zur Entwickelung gebracht, in dem Zeitpunkte, wo der erste Ausbruch der Zähne mit dem Abgewöhnen von der Brust zusammenfällt. Hier ist also die angelegentlichste Vermeidung der oben angegebenen Gelegenheitsursachen ganz besonders zu empfehlen. Es ist sehr darauf zu achten, dass die Kinder in dieser Zeit nicht überfüttert werden, dass die gereichten Nahrungsmittel von guter Beschaffenheit und nicht ausschliesslich vegetabilisch sind, dass auch die Speisen nicht zu schlaff und lax bereitet sind; ein mässiger Zusatz von Gewürz, etwas Muskatblüthe, Ingwer u. dgl. ist sehr nützlich. Man suche Kindern viel active Bewegung und soviel Genuss der freien Luft zu verschaffen, als möglich ist. Sobald sie gehen können, suche man ihnen durch Spiele und durch angemessene gymnastische Uebungen Gelegenheit zu verschaffen, ihre Kräfte zu gebrauchen und sich körperliche Geschicklichkeit zu erwerben. Die Bewegung darf aber auch nicht übertrieben, nicht unmässig, nicht zu ermüdend, und muss der Art sein, dass sie alle Muskeln des Körpers gleichmässig ausbildet.

Das Schlafen in Federbetten ist nachtheilig; bei weitem zuträglicher ist ein hartes Unterbette von Pferdehaaren, Seegras, Heu oder Stroh, und eine einfache wollene Decke. — Die Kleidung sei auch in diesem Alter der Witterung angemessen und nicht beengend oder erhitzend. Sehr zu empfehlen ist in der warmen Jahreszeit das kalte Baden im Freien, besonders wenn Schwimmübungen damit verbunden sind. Besondere Berücksichtigung verdient in diesem Alter der Besuch von Schulen und ähnlichen Bildungsanstalten.

Während der ersten Jahre der Erziehung sollte man durchaus den Kindern zwischen den Schulstunden öfters Erholung und Spiele, bei gutem Wetter im Freien, bei schlechtem in geräumigen Sälen, gestatten.

Eben so wäre es in dieser Hinsicht durchaus nothwendig, dass überall für die in Werkstätten, Fabriken, Manufacturen beschäftigten Kinder die höchste Zahl der Arbeitsstunden genau durch Gesetze bestimmt würde, wie der Art Gesetze auch schon in einigen Ländern bestehen; dass dieselben so eingetheilt würden, dass je nach 3 — 4 Arbeitsstunden eine Erholungspause stattfände, welche, wo möglich zu Bewegungen in freier Luft benutzt werden könnte. Auch müsste darauf gesehen werden, dass solche Gebäude, wo eine grosse Menge Kinder während eines grossen Theil des Tages sich aufhalten, eine gute trockene, luftige und sonnige Lage haben, nicht zu sehr eingeschlossen, selbst auch nicht von Bäumen und Strauchwerk, und dass die Räume, in welchen sie sich aufhalten, nicht, wie gewöhnlich, im Verhältniss zu ihrer Anzahl viel zu beschränkt seien; die Sorge für eine gleichmässige Temperatur und angemessene Lüftung, mit Vermeidung des Zuges, ist hier am wenigsten zu vernachlässigen.

In solchen Anstalten, wo viele Kinder beisammen sind, sollte auch immer gutes Trinkwasser vorhanden sein; auch sollten die Lehrer oder Aufseher die Kinder zur Befriedigung dieses Bedürfnisses auffordern, weil solches zur Erhaltung der Gesundheit nothwendig ist, indem die geistige oder körperliche Anstrengung und die Wärme die Ausdünstung vermehrt, und dadurch ein stärkeres Bedürfniss nach Flüssigkeiten veranlasst (Ruete).

Diätetische Behandlung der Scrofelkrankheit.

Es ist allgemein anerkannt, dass die diätetische Behandlung der Scrofeln für die Heilung derselben von weit grösserer Wichtigkeit ist, als die pharmaceutische, ja, dass die letztere in sehr vielen Fällen sehr wohl entbehrt werden kann. Die Heilung erfolgt sehr oft ohne alle Arzneien, wenn nur Alles, was die normale Thätigkeit und Entwickelung des Organismus hindert, entfernt gehalten wird, während dieselbe durch die ganze Materia medica nicht erlangt werden kann, so lange die Kranken fortwährend im Zimmer eingeschlossen sitzen, das vielleicht in einer dunkeln winkligen Gegend des Hauses, im Mittelpunkte einer volkreichen Stadt gelegen ist, wo oft noch überdies durch das Zusammenleben vieler Menschen, durch Aufhängen feuchter Wäsche, Unreinlickeit u. s. w.

die Luft im hohen Grade verdorben ist, so lange sie fortwährend mit Mehlspeisen vollgepfropft und überfüttert werden, sich keine Bewegung machen u. s. w.

Das wichtigste der diätetischen Behandlung ist schon in dem Vorigen erwähnt, und besteht in sorgfältiger Vermeidung der angeführten Gelegenheitsursachen und Befolgung der zur Verhütung der Scrofeln angegebenen Maassregeln. Hinsichtlich der Ernährung scrofulöser Kinder sehe man besonders darauf, dass sie nicht überfüttert werden; sind dieselben, wie es sehr oft der Fall ist, sehr gefrässig, so muss man sie immer nur halb satt machen, kann ihnen aber in kürzeren Zwischenräumen zu essen geben. Es ist darauf zu sehen, dass scrofulöse Kranke, wenn sie nicht mehr zu klein sind, täglich etwas Fleischspeisen geniessen. Leichte nährende Gallerte von Kalbsfüssen, Hirschhorn mit Salep, Sago, weichgesottene Eier, allenfalls auch Eidotter mit etwas Zucker und Zimmet gemischt, sind sehr passende Nahrungsmittel Scrofulöser.

Was die Getränke anbetrifft, so ist als gewöhnliches ein gutes reines Wasser das zweckmässigste; doch ist auch ein gut aus Malz bereitetes Hausgetränk nicht nachtheilig. Für kleine, besonders schwache Kinder ist ein sehr passendes Getränk das von Hufeland empfohlene, welches aus einem Eidotter in zwei Pfund Wasser zerrührt und mit etwas Zucker versetzt, bereitet wird. Es geschieht aber oft, dass der Genuss dieses Eiwassers Diarrhoe bewirkt, und dann allerdings nicht fortgesetzt werden darf. Etwas gutes Bier, so wie auch etwas Wein in geringer, dem Alter angemessener Quantität scheint eher zuträglich, als nachtheilig zu sein. Erschlaffende Getränke, besonders Thee in grosser Menge, sind gänzlich zu vermeiden; der mässige Genuss von Kaffee scheint weniger unzweckmässig, und derselbe kann selbst als ein diätetisches Heilmittel gelten, wenn er, wenigstens zum Theil, aus gerösteten Eicheln bereitet ist. Milchdiät ist bei den Scrofeln sehr passend, und kann nur dann Nachtheil stiften, wenn Unreinigkeiten der ersten Wege oder ein gereizter oder gar entzündlicher Zustand der Darmhäute stattfindet.

Eben so wichtig oder vielmehr noch wichtiger als eine gute Nahrung ist für die Heilung der Scrofelkrankheit der Genuss einer reinen Luft und mässige körperliche Bewegung. Kann man scrofulöse Kranke auf's Land schicken, sie dort den grössten Theil des Tages im Freien zubringen und sich Bewegung machen lassen, so sind damit die vorzüglichsten Bedingungen der Heilung erfüllt.

Was die körperliche Bewegung anbelangt, so ist das Gehen im Freien wohl die allerzweckmässigste, welche so lange die Kräfte des Kranken es nur erlauben, bei keiner Form der Scrofelkrankheit versäumt werden sollte. Zweckmässige gymnastische Uebungen, Gartenarbeiten, manche mit mässigen Körperbewegungen verbundene Spiele u. s. w. sind ebenfalls sehr zu empfehlen.

Doch darf man auch hierin nicht übertreiben, starke Erhitzung und Erschöpfung muss vermieden werden; auch muss natürlich die Bewegung dem Grade der Krankheit und den Kräften des Kranken angemessen sein. Die mehr passiven Bewegungen, das Reiten, Fahren, Schaukeln u. s. w. sind weniger nützlich, können aber doch, wo der Kräftezustand, oder die Reizbarkeit des Kranken active Bewegungen nicht wohl erlauben, dieselben mehr oder weniger ersetzen.

Der grosse Nutzen, welchen körperliche Bewegung zur Heilung der Scrofeln ausübt, ist durch sehr viele Beispiele erwiesen. Hufeland hat einige Mal gesehen, wie Scrofeln, die vergebens durch die ausgesuchtesten Mittel bekämpft waren, sich von selbst verloren, als der Kranke anfing zu reiten oder eine andere mehr bewegte Lebensart zu führen. Medicus konnte scrofulöse Soldaten, die sich dem Müssiggange überliessen, durch kein Mittel heilen; sie wurden aber von selbst besser, als sie Kriegsstrapatzen ertragen mussten. (Marx, Beobachtungen 2. Sammlung, S. 67). Scrofulöse Kranke darf man nicht zu viel schlafen lassen, eine Nachmittagsruhe ihnen niemals erlauben; während der Tageszeit ist eine fast unausgesetzte Beschäftigung des Körpers und der Geistesfähigkeiten nothwendig. Doch darf die letztere nicht anstrengend und erschöpfend sein; man muss sich dabei besonders nach der Individualität richten. Bei reizbaren Subjecten, die mit sehr lebhafter, fast unersättlicher Wissbegierde begabt sind, hat man mehr das leidenschaftliche Interesse, das sie an Allem nehmen, was um sie her vorgeht, zu unterdrücken, oder zu mässigen; es kann in dieser Hinsicht oft von grossem Nutzen sein, oder selbst nothwendig werden, dass ein Scrofelkranker eine Aenderung in der schon getroffenen Wahl des Standes treffe, z. B. das angefangene Studium einer Wissenschaft mit der Erlernung eines Gewerbes vertausche, mit welchem eher körperliche Bewegung in freier Luft als Stillsitzen verbunden ist, und das weniger Anstrengung des Geistes erfordert; bei stumpfsinnigen torpiden Subjecten dagegen macht es einen Theil der Diätetik der Krankheit aus, auch den Geist derselben auf zweckmässige Art zu wecken und zu beschäftigen.

Was die Kleidung scrofulöser Kranker anbetrifft, so ist dem bei den Verhütungsmaassregeln in dieser Hinsicht Gesagten noch hinzuzufügen, wie das Tragen wollener Hemden auf dem blossen Leibe für Scrofelkranke sehr zuträglich ist. (Capuron, Traité des maladies des enfans p. 432). Niemals sollte man Scrofelkranke in Federbetten schlafen lassen, sondern auf mit Pferdehaaren, Heu, Seegras, (Grönholz in Caspers critischem Repertorium XXX. 1., S. 121) und anderen Kräutern, oder auch mit Stroh gestopften Matratzen. Diese Matratzen müssen täglich ausgeklopft, und mehrere Mal wöchentlich, oder wo möglich alle Tage während einiger Stunden in's Freie gebracht werden, damit sie von frischer Luft durchzogen und gesonnt werden.

Ein sehr wichtiges diätetisches Heilmittel der Scrofeln, ist die von Hufeland u. A. empfohlene trockene Friction des ganzen Körpers. In England bedient man sich dieses Mittels viel häufiger, als in anderen Ländern. In Oxford z. B. giebt es mehrere arme Personen, welche sich allein damit ihren Unterhalt verdienen, dass sie dieses Geschäft bei scrofulösen Kranken ausüben, wofür sie stundenweis bezahlt werden (S. Sam. Cooper, Dict. of Practical Surgery Art. Articulation). Man bedient sich dazu eines Stückes Flanells, eines trockenen Badeschwammes, einer Fleischbürste oder auch der blossen Hand. In der neuesten Zeit wurden von Bauer in Tübingen Einreibungen des ganzen Körpers mit irgend einem nicht trocknenden fetten Oele, als ein ganz vorzügliches Heilmittel der Scrofelkrankheit empfohlen.

Einen sehr wichtigen Theil der diätetischen Behandlung der Scrofeln machen die Bäder aus. Hieher gehören zuerst einfache kalte Bäder. Der tägliche Gebrauch derselben, in der wärmeren Jahreszeit im Freien und, wo die Witterung dies nicht erlaubt, im Zimmer in Wannen, reicht in Verbindung mit der Beobachtung der übrigen diätetischen Regeln in vielen Fällen ganz allein hin, manche leichtere Formen der Scrofelkrankheit und die scrofulöse Anlage zu heilen. Es versteht sich von selbst, dass man bei deren Anwendung die gehörigen Vorsichtsmaassregeln nicht zu versäumen hat. Man thut wohl, anfangs gradatim zu verfahren, von lauwarmen Bädern zu kälteren bis 18° und selbst 15° R überzugehen. Auch ist es nützlich, vor einem solchen Bade den ganzen Körper mit einem in kaltes Wasser getauchten Schwamm befeuchten und abwaschen zu lassen. In solchen Fällen, wo Umstände und Verhältnisse den Gebrauch der Bäder sowohl im Freien als in Wannen unmöglich machen, können dieselben durch dieses Abwaschen einigermaassen ersetzt werden.

Der vorzügliche Nutzen, welchen, wie die Erfahrung lehrt, Seebäder zur Heilung der Scrofeln ausüben, ist theils darin begründet, dass sie durch die belebende Kraft des Wellenschlags, durch die dabei stattfindende, mehr active Bewegung, auch wohl durch die Seeluft, in noch höherem Grade als einfache kalte Bäder zur Stärkung und Erregung des Organismus dienen; anderentheils ist aber der starke Salzgehalt, so wie auch wohl der, wenn auch geringere Gehalt an Jod und Brom des Seewassers und endlich die mit dem Gebrauche derselben gewöhnlich verbundene Entfernung von sitzenden Geschäften, der grössere Genuss von frischer Luft, vermehrte körperliche Bewegung u. s. w. zu berücksichtigen.

Die durch den Zusatz verschiedener pharmaceutischer und anderer Substanzen zusammengesetzten, so wie auch die verschiedenen, gegen Scrofeln empfohlenen, natürlichen Mineralbäder, werden weiter unten angeführt werden. Was indessen die letzteren betrifft, so giebt es fast keine der sogenannten Heilquellen, bei deren Beschreibung nicht auch ihre ausserordentlich heilkräftige Wirkung gegen die Scrofelkrankheit erwähnt, und gewöhnlich durch viele Beispiele erläutert ist. Da nun aber die Hauptbestandtheile mancher derselben sehr verschieden und oft in ihrer Wirkung geradezu entgegengesetzt sind, so lässt sich wohl mit Recht schliessen, dass die nach dem inneren und äusseren Gebrauch fast aller Mineralwässer unzweifelhaft erfolgten Heilungen, wenigstens bei manchen derselben, nicht sowohl diesen Bestandtheilen derselben, als vielmehr zum Theil, wie schon Cullen erwähnte, dem blossen Wasser, ganz besonders aber der Reise nach dem Badeorte, der während derselben, und während der Kur selbstgeführten Lebensart, welche gewöhnlich von der früheren gänzlich abweichend ist, zuzuschreiben sind.

Reisen überhaupt gehören zu den wichtigsten hieher gehörigen Mitteln. Doch bezieht sich dies nur auf Landreisen. Reisen zur See für den nicht daran Gewöhnten und gewöhnlich der Seekrankheit Unterworfenen sind meiner Meinung nach eher zu den erregenden Gelegenheitsursachen, als zu den diätetischen Heilmitteln der Scrofeln zu rechnen, wie mir denn auch wirklich mehrere Beispiele bekannt geworden sind, dass Kinder, welche niemals an Scrofeln gelitten hatten, während einer mit ihren Eltern unternommenen Seereise scrofulös wurden. Die Seeluft mag allerdings wohlthätigen Einfluss zur Heilung der Scrofelkrankheit ausüben; wenn die Kranken diesen Einfluss, abernur in der Hängematte, oder in einem in enger Cajüte stehendem Bette geniessen können, so möchte derselbe kaum hinreichend sein, um den, in Allem übrigen, bei dem Aufenthalte auf einem Schiffe, vorkommenden, die Entstehung der Scrofeln begünstigenden, Umständen das Gleichgewicht zu halten.

Vorausgesetzt, dass überall, wo man hinkommt, die Vermeidung der Gelegenheitsursachen der Scrofeln möglich, und dass es nicht auf eine bleibende Veränderung des Wohnorts abgesehen ist, ist es in dieser Hinsicht für Scrofulöse von geringerer Wichtigkeit, wohin sie reisen. Am nützlichsten sind Fussreisen.

Noch wichtiger als Reisen ist aber in dieser Hinsicht eine dauernde Veränderung des Wohnorts, wenn die endemischen Verhältnisse desselben vorzüglich zur Entstehung und Unterhaltung des Uebels beitrugen, wo denn besonders die Vertauschung eines kälteren Klima mit einem wärmeren, das Leben in der Stadt mit dem auf dem Lande, die Wohnung an einem niedrigen schattig gelegenen Orte mit einem höheren u. s. w. von Wichtigkeit ist. Dass indessen die eine oder die andere Gegend ganz besonders heilsam für Scrofelkranke sei, ist nicht wahrscheinlich, und sehr richtig bemerkt Clark, dass man oft in einer Entfernung von wenigen hundert Schritten von einem ungesunden Aufenthalt eine Erhöhung antrifft, welche den gesündesten Aufenthaltsort darbieten würde.

Pharmaceutische Behandlung der Scrofelkrankheit im Allgemeinen.

Die in dieser Hinsicht von Hufeland empfohlenen allgemeinen Regeln scheinen mir so sehr beherzigenswerth, und auch für unsere Zeit so besonders passend, dass ich es nicht für unzweckmässig halte, einige derselben fast mit den eigenen Worten Hufelands hier zu wiederholen:

1) In keiner Krankheit muss sich der Arzt so sehr hüten, die Geduld zu verlieren, als in dieser. Die Veränderungen

erfolgen hier gewöhnlich so langsam und unmerklich, der Fortgang der Zeit selbst ist hier eine so nothwendige Bedingung zur Heilung, dass ein ungeduldiger, Alles übertreibender Arzt, schon deshalb kein guter Scrofelarzt sein kann. Die Aerzte, die so gar leicht das Interesse an einer Krankheit verlieren, wenn sie etwas lange dauert, die ein Mittel sogleich als unwirksam verwerfen, wenn es nicht in den ersten drei Tagen hilft, die also oft in ein paar Wochen zwanzigerlei Mittel in der buntesten Reihe auf einander folgen lassen, die sollten es gar nicht unternehmen, Scrofelkranke zu curiren.

2) Da die Erfahrung lehrt, dass die Heilung der Scrofeln, während der fortschreitenden Entwickelungsperioden des Organismus besonders leicht, oft selbst ohne Beihülfe der Kunst gelingt, so hat man bei der ärztlichen Behandlung auf diese Perioden besonders Rücksicht zu nehmen. Hat man daher eine Zeitlang von den kräftigsten Mitteln Gebrauch gemacht, ohne Besserung zu bewirken, so setze man einmal auf einige Zeit alle Arzneimittel bei Seite, beschränke sich allein auf eine sorgfältige diätetische Behandlung, und fange erst gegen die Zeit einer solchen herannahenden Entwickelungsperiode an, thätiger zu verfahren.

3) Da die Genesung von dieser Krankheit, wie oben erwähnt, gewöhnlich im Frühjahr erfolgt, so thut man wohl, wenigstens in den Fällen, wo die Langwierigkeit des Uebels nach der eben angegebenen Regel längere Pausen im Arzneigebrauch nöthig macht, vorzüglich diese Jahreszeit zu den Hauptangriffen auf den Feind zu wählen. Selbst abgesehen davon, dass, wie Hufeland meint, im Frühjahr eine gewisse Turgescenz, vermehrter Lebensreiz und Antrieb auch im Lymphsysteme stattfinde, welcher die Wirkung der Mittel und die kritische Bearbeitung ausserordentlich begünstige, ist die Befolgung dieser Regel schon deshalb zu empfehlen, weil man im Frühjahr die vegetabilischen Scrofelmittel am frischesten und kräftigsten haben kann.

4) Man halte die Kur nicht für beendet, wenn man die örtlichen Symptome verschwinden sieht. Dieselben können völlig vergehen und dennoch die Scrofelanlage bleiben, wodurch denn bei der ersten Gelegenheit wieder neue Symptome erscheinen; zuweilen ist sogar das Verschwinden der äusseren Zufälle eine üble Erscheinung, indem es eine Versetzung des Uebels nach inneren Theilen andeutet. Es sei daher Regel: a) kein äusseres Scrofelsymptom allein durch topische Mittel zu behandeln, und b) wenn sie verschwinden, den Gebrauch der inneren Mittel, besonders der stärkenden und excitirenden, zu verstärken, um, wenn ja Etwas zurückgetrieben wäre, es wieder nach aussen zu determiniren.

5) Man darf die Heilung nicht allein von der Anwendung innerer Mittel erwarten, sondern mit denselben wo möglich immer solche verbinden, welche durch die äussere Hautoberfläche wirken, von den einsaugenden Gefässen aufgenommen, und unmittelbar der Säftemasse mitgetheilt werden, wohin denn vorzugsweise Bäder, Waschungen, Cataplasmen, Salben u. s. w. gehören.

6) Es ist sehr wichtig, bei der Behandlung der Scrofelkrankheit auf die Complicationen, die Stadien, die individuelle Constitution und das Alter der Kranken die gehörige Rücksicht zu nehmen.

Die Ursache, weshalb die Zahl der gegen die Scrofeln empfohlenen und angewandten Arzneimittel so sehr angewachsen ist, dass sie jetzt fast den ganzen Arzneischatz umfasst, liegt allerdings einestheils in der Langwierigkeit und schweren Heilbarkeit dieses Uebels, anderentheils aber auch wohl eben darin, dass dasselbe oft durch verschiedene zufällige Umstände, durch die mit der Zeit fortschreitende Entwickelung des Organismus, Veränderung der Lebensart und des Aufenthaltes u. s. w. geheilt wurde, und diese Heilung dann dem zuletzt (vielleicht einer einseitigen unrichtigen Theorie zu Gefallen) angewandten Mittel zugeschrieben wurde, und so mehrere derselben einen unverdienten Ruf der Wirksamkeit in dieser Krankheit erlangten. Viele solcher Mittel, die zu ihrer Zeit eines grossen Rufes genossen, sind jetzt schon fast in Vergessenheit gerathen. Dagegen bringt uns fast jedes Jahr wieder neue und als unfehlbar angepriesene Curmethoden.

Zu einer besseren Uebersicht der noch jetzt gebräuchlichen antiscrofulösen Arzneimittel scheint es mir zweckmässig, dieselben in drei Klassen zu sondern, nämlich:

1) Arzneimittel, welche auf mittelbare Weise die Heilung der Scrofelkrankheit befördern, indem sie Hindernisse entfernen, welche der freien Entwickelung der organischen Thätigkeit und Heilkraft der Natur entgegen standen. Hierzu gehören z. B. ausleerende, absorbirende, stärkende Mittel u. s. w.
2) Arzneimittel, welche besonders die Kraft besitzen, die durch die Scrofelkrankheit hervorgebrachten Afterprodukte aufzulösen und aus dem Körper zu entfernen (Auflösende und die Secretionen befördernde Mittel.).
3) Arzneimittel, welche, zugleich mit den Eigenschaften der vorerwähnten, auch die Kraft besitzen, die eigenthümliche krankhafte Beschaffenheit des Blutes umzuändern und den, in demselben und überhaupt im Körper vorhandenen Scrofelstoff zu vernichten. (Specifische Mittel.)

I. Die wichtigsten Mittel der ersten Klasse:

Ausleerende Mittel.

Abführende. Dieselben sind gewöhnlich im Anfange einer jeden Kur gegen die Scrofeln nöthig, um den Magen und Darmkanal von den sie belästigenden Stoffen und verdorbenen Nahrungsmitteln zu reinigen, und die bei dieser Krankheit sehr häufig und zuweilen in hohem Grade stattfindende Leibesverstopfung zu heben. Aus diesen Gründen müssen sie denn auch wohl von Zeit zu Zeit wiederholt werden. Nur indem sie diese Bedingungen erfüllen, und dadurch Hindernisse beseitigen, ohne welche der Organismus, wie oben erwähnt, oft ohne alle pharmaceutische Hülfsmittel den ihm inwohnenden Scrofelstoff allein durch die fortschreitende Entwickelung desselben zu entfernen im Stande ist, können abführende Mittel auch als Heilmittel dieser Krankheit betrachtet werden. Dagegen kann ihr anhaltender, und ohne die erwähnten Anzeigen, oft wiederholter Gebrauch nur nachtheilig sein, indem dadurch die Störung der Verdauung und Reproduction noch vermehrt, und durch die Schwächung und stete Reizung des Darmkanals zu einen gastroenteritischen Zustand, und selbst zur Verschwärung des Darmkanals Gelegenheit gegeben wird. So kann ich denn auch aus eigener Erfahrung die von Disse, in seiner oben erwähnten Schrift als die einfachste, dem Wesen der Scrofelkrankheit einzig und allein entsprechende und bewährt (?) angegebene Heilmethode der Scrofelkrankheit, wonach Wochen und Monate lang die Kranken täglich eine halbe bis ganze Unze Bittersalz nehmen sollen, keineswegs empfehlen. Ich habe dieselbe, genau unter den Umständen, welche nach Disse den Gebrauch derselben vorzüglich indicirten, einige Mal in Gebrauch gezogen, aber immer gefunden, dass dadurch die Verdauungskraft noch mehr beeinträchtigt wurde, und die Kranken mehr und mehr herunter kamen. Was die Wahl des Laxirmittels für Scrofelkranke anbetrifft, so ist dieselbe, vorausgesetzt, dass es ein solches sei, welches den obigen Zwecken genügend entspreche, und keine anderweitigen, nachhaltigen üblen Wirkungen auf den Organismus hervorbringe, in dieser Hinsicht nicht von grosser Wichtigkeit. Bei Kindern passt wohl am besten die Rhabarber, für sich oder mit einigen Granen Calomel, oder auch die Tinctur mit einem aromatischen Wasser, für ganz kleine Kinder der Rhabarber-Syrup. Auch scheint mir der Gebrauch der Jalappenwurzel für Kinder nicht so nachtheilig zu sein, dass man denselben, wie Scharlau anräth, ganz aus der Kinderpraxis verbannen sollte. Ich gebe scrofulösen Kindern oft ein Pulver aus 6, 8—10 Gran Jalappe mit 2—3 Gran Magnesia, und sehe davon, besonders bei solchen, welche an Neigung zur Säurebildung leiden, fast immer den gewünschten Erfolg. Dasselbe schmeckt allerdings nicht gut, das thut aber fast keins der gewöhnlichen Laxirmittel, und man hat oft sehr grosse Mühe, kleinen Kindern irgend eines derselben, selbst das beliebte Wienertränkchen, beizubringen. Am indifferentesten, hinsichtlich des Geschmacks, möchte vielleicht eine Auflösung des mit einem Tropfen Crotonöl bereiteten Oelzuckers in Wasser sein, von welcher man Kindern dann etwa zweistündlich einen Esslöffel reichen, oder unter das Getränk mischen könnte, bis die gewünschte Wirkung erfolgt. (Indessen scheint es sich durch die Erfahrung mehr und mehr zu bestätigen, dass das Crotonöl keineswegs zu den ganz sicher und gleichmässig wirkenden Laxirmitteln gehört. Zuweilen bringt schon der vierte oder selbst der achte Theil eines Tropfens bei einem Erwachsenen eine ungeheure Diarrhöe hervor, in anderen Fällen kann man fast unter denselben Umständen, bis zwei Tropfen reichen, ohne eine Ausleerung zu bewirken. Ich habe dies selbst erfahren).

Brechmittel werden nicht nur da, wo sie durch Unreinigkeiten der ersten Wege angezeigt sind, sondern auch ausserdem von Zeit zu Zeit mit grossem Nutzen scrofulösen Kranken gereicht, da sie zugleich zu den kräftigsten Mitteln der zweiten Klasse gehören, welche die Kraft besitzen, die Auflösung scrofulöser Ablagerungen, besonders der in den Lymphdrüsen stattfindenden zu befördern. Zu wiederholtem Gebrauche eignet sich die Ipecacuanha unter allen Brechmitteln, als das sicherste, am besten.

Absorbentia.

Die Anwendung dieser Mittel ist bei Scrofulösen, wegen der so häufig bei ihnen stattfindenden Säureerzeugung in den ersten und zweiten Wegen, oft unumgänglich nothwendig; doch können dieselben keineswegs als eigentliche Heilmittel der scrofulösen Dyscrasie gelten. Die Magnesia (carbonica oder usta) ist das gebräuchlichste der hierher gehörigen Mittel, doch hat, wie Hufeland bemerkt, die Kalkerde, besonders in den animalischen Produkten, wie Conchae, Krebssteine, Eierschalen, wo sie noch mit animalischem Leim und Phosphorsäure gebunden ist, gewiss unleugbare Vorzüge. Auch das Kalkwasser ist ein in dieser Hinsicht sehr wichtiges Mittel.

Stärkende Mittel.

Wenn wir auch mit der Meinung derjenigen, welche allgemeine Schwäche des Organismus als Grundcharakter der Scrofelkrankheit annehmen, nicht übereinstimmen können, so lässt es sich doch nicht leugnen, dass dieselbe eine sehr häufige, fast stete Begleiterin derselben ist. Diese Schwäche hat aber darin ihren Grund, dass, wegen fehlerhafter Blutmischung, auch die Innervation nicht mit der gehörigen Energie vor sich geht; man kann diese Schwäche also nur dadurch radical heben, dass man diese fehlerhafte Blutmischung umändert, dass man den Scrofelstoff aus dem Körper entfernt. Dies geschieht nun durch die gewöhnlichen Roborantia, als China, Eisen u. dgl. freilich nicht; wenn es uns aber gelingt, durch Anwendung solcher Mittel alle organischen Systeme zur Ausübung ihrer Functionen zu kräftigen, so wird der Organismus um so leichter im Stande sein, sich durch eigne Kraft des ihm inwohnenden Scrofelstoffes zu entledigen, und insofern gehören die Roborantia allerdings zu den Mitteln, deren Anwendung, bei gehöriger Berücksichtigung der Umstände und der Individualität, die Heilung der Scrofeln ausnehmend befördern können. Auch ist dieselbe oft zur Nachkur nothwendig, um die während der Krankheit geschwundenen Kräfte wiederherzustellen. Die meisten der stärkenden Mittel verlangen aber schon einen gewissen Grad guter Verdauungskraft; wo diese sehr geschwächt ist, wie das nur zu oft bei den Scrofeln der Fall ist, wird man nur schaden, wenn man diese Mittel dem Magen aufdringen will. Man thut daher immer gut, wenn man mit den aromatischen, stärkenden, weniger Verdauungskraft erfordernden Mitteln beginnt, und wenn diese gut vertragen werden, erst nach und nach zu den adstringirenden, schwerer verdaulichen, übergeht. Wenn auch örtliche Entzündungen Scrofulöser, sowie eigentliche scrofulöse Entzündungen, den Gebrauch solcher Mittel nicht geradezu contraindiciren, so findet doch dabei oft eine allgemeine entzündliche Aufregung Statt, bei welcher derselbe gewiss nachtheilig sein muss. Dies ist besonders der Fall bei plethorischen, zur Entzündung geneigten Subjecten.

Die wichtigsten der hierher gehörigen Mittel sind:

Die Eicheln. Der grosse Nutzen, den der Gebrauch des Eichelkaffees zur Heilung der Scrofeln ausübt, ist allgemein anerkannt. Schröder, Marx, Reiser und Hufeland erzählen auffallende Beispiele davon. Der Letztere erklärt dieselben nicht allein für ein vortreffliches Stärkungsmittel, sondern auch für ein höchst wirksames Eröffnungs- und Auflösungsmittel bei allen Verstopfungen des Gekröses und der Drüsen, deren Grund in Schwäche liegt. Er sah mehrmals ganz allein durch den, ein halbes Jahr fortgesetzten Gebrauch derselben, den aufgetriebenen harten Leib schmelzen, und die schlimmsten scrofulösen Atrophieen verschwinden. Man kann dieselben schon Kindern von einigen Monaten, und fast in allen Formen und Stadien der Krankheit geben, da das adstringirende Princip in denselben durch das bei dem Brennen gebildete gelinderregende Oel bedeutend modificirt und gemildert ist. Verschiedene, aromatische Theile enthaltende Stärkungsmittel, als: Radic. caryophyllat., calami aromat., rubiae tinctorum, helenii; das Lignum sassafras, die Folia millefolii, die Cortic. aurantiorum, die Baccae auri, so wie einige Gewürze werden mit Nutzen bei Scrofelkranken in Gebrauch gezogen, und können auch in den Fällen angewendet werden, bei welchen die Schwäche der Verdauungsorgane den Gebrauch der China und Eisenmittel noch verbieten. Dieselben eignen sich besonders zu Species, namentlich in Verbindung mit der, später zu erwähnenden, Herba jaceae, und geben einen heilsamen und angenehmen Thee für Scrofelkranke. Das gilt besonders von dem Lignum sassafras, welches ich auf die Empfehlung Hufeland's (der es für das beste Mittel hielt, um in der Scrofelkrankheit eine Art von Fieber hervorzurufen, und dadurch den Torpor der Organe zu heben, den Lentor der Säfte zu bezwingen, kritische Bewegungen möglich zu machen, und so die Kraft der Natur zur Bekämpfung des Uebels hervorzurufen) sehr häufig mit günstigem Erfolge anwende. Goelis empfahl ein besonderes Pulvis antihectico-scrofulosus, welches aus gleichen Theilen Lorbeeren, die vorher in Brodteig gebacken worden, Muskatnüssen und gebranntem Hirschhorn besteht. Man soll dasselbe dann mit seiner doppelten Quantität gepulverter Süssholzwurzel nehmen lassen, und nach Beschaffenheit der Umstände noch Resina guajaci und Limatura ferri zusetzen.

Die Wirksamkeit dieses Pulvers wird von Einigen gerühmt, Meissner u. A., welche sich desselben öfters bedienten, versichern indess, nie bedeutende Erfolge von seiner Anwendung gesehen zu haben, was denn auch mit meinen eigenen Erfahrungen übereinstimmt.

Die China wurde zuerst von Clephane, dann von Fothergill, Bond, T. Skeete, Mellin, van Gescher, Bordeu u. e. A. in der Scrofelkrankheit empfohlen; eine genauere Bestimmung für den Gebrauch derselben in dieser Krankheit gab aber erst Kortum. Es gilt indessen in dieser Hinsicht alles von dem Gebrauche der stärkenden Mittel in der Scrofelkrankheit überhaupt Gesagte. Auch wird die China nur von den wenigsten Scrofelkranken gut vertragen. Das angenehmste und leicht verdaulichste der Präparate derselben dürfte wohl die Auflösung des kalt bereiteten Extracts in einem aromatischen Wasser sein.

Das Eisen und die Eisenpräparate. Mit Ausnahme des später zu erwähnenden Jodeisens, hat die Anwendung der Eisenpräparate sich keineswegs so nützlich für Scrofelkranke erwiesen, als man dies a priori erwarten sollte. Nur bei sehr schlaffen, blassen, scrofulösen Subjecten, bei Mangel an Cruor,

Wärme und Lebenskraft, so wie auch zum Beschluss der Kur, wenn dann noch bedeutende Schwäche stattfindet, wird der Gebrauch derselben allgemein gerühmt. Dagegen dürfen diese Mittel nicht angewendet werden, wo noch viele zähe Verschleimung stattfindet, bei sehr grosser Reizbarkeit des Blutsystems und Geneigtheit zur Entzündung oder wirklichem Stattfinden derselben, auch nicht bei grosser Reizbarkeit der Lungen. Unter den verschiedenen Eisenmitteln verdienen die, das Eisen als doppelt kohlensaures Eisenoxydul und ausser dem Eisen auch andere, die Heilung der Scrofeln befördernde, Substanzen enthaltenden, natürlichen Mineralwässer von Pyrmont, Driburg, Eger, Bocklet, Cudova u. a. als am leichtesten verdaulich und Scrofelkranken besonders zuträglich, vorzugsweise empfohlen zu werden. Das fein pulverisirte und das oxydirte Eisen giebt man gewöhnlich in Verbindung mit Rhabarber, Magnesia, Zimmetpulver oder auch mit Antimonialien. Mit vielem Nuzzen wandte ich in manchen Fällen Brausepulver aus schwefelsaurem Eisen und doppelt kohlensaurem Natron, namentlich für chlorotische, an scrofulösen Zufällen leidende Mädchen an. Auch die sogenannten Eisenextracte, das salzsaure Eisen und ganz vorzüglich der Eisensalmiak haben sich, nach der Beobachtung Vieler, nützlich für die Heilung der Scrofelkrankheit erwiesen.

Stärkende Bäder gehören zu den vorzüglichsten Heilmitteln der Scrofeln. Das gilt besonders von den schon oben erwähnten kalten und See-Bädern. Ausserdem haben sich aber auch Malzbäder, Bäder, denen aromatische und stärkende Kräuter und Wurzeln, Herba serpylli, majoranae, melissae, menthae piper., Flores chamom., Radices calami, caryophyllat., Cortices salicis, ulmi, quercus, chinae u. s. w. zugesetzt sind, ferner Salzbäder, so wie besonders auch die natürlichen, oder künstlich, aus einer Auflösung der Eisenkugeln, des weinsteinsauren Eisens, bereiteten Eisenbäder sehr nützlich gezeigt.

Stärkende Einreibungen sind gleichfalls ein sehr wichtiges Hülfsmittel, die Heilung der Scrofelkrankheit zu befördern. Man bedient sich dazu geistiger, stärkender, balsamischer

Sachen z. B. Lavendelspiritus, Rosmarinspiritus, Eau de Cologne u. dgl., mit welchen man den ganzen Körper, besonders aber den Rücken, den Leib, die Brust und die Extremitäten mittelst der blossen Hand oder wollener Tücher einreiben lässt. Auch können letztere mit verschiedenen resinösen Mitteln zuvor durchräuchert werden.

Narcotica.

Mehrere der wichtigsten pharmaceutischen Heilmittel der Scrofelkrankheit gehören zu den narcotischen z. B. die Cicuta und Digitalis. Da dieselben aber ihre heilsame Wirkung in dieser Krankheit nicht sowohl ihren narcotischen Eigenschaften als vielmehr den ihnen inwohnenden, specifischen und auflösenden Kräften verdanken, so werden dieselben unter den Scrofelmitteln der folgenden Klassen abgehandelt. Es wird aber auch die Anwendung mancher anderer narcotischen Mittel z. B. des Opium, des Bilsenkrauts, der Belladonna, bei einigen Symptomen der Scrofelkrankheit, z. B. bei sehr schmerzhaften Geschwüren, Krampfzufällen u. s. w. nothwendig.

Ueberhaupt kommen aber im Verlaufe einer so langwierigen Krankheit, wie die Scrofelkrankheit ist, so mannigfache verschiedenartige Zufälle und Complicationen vor, dass es wohl keine Klasse von Arzneimitteln giebt, deren Anwendung nicht unter manchen Umständen für Scrofulöse nothwendig und nützlich wäre.

II. Auflösende und die Secretion befördernde Mittel.

Es giebt fast kein einziges aus der grossen Zahl dieser Arzneimittel, dessen ganz besondere Wirksamkeit in der Scrofelkrankheit nicht seine Lobredner gefunden hätte. Die wichtigsten derselben sind indessen folgende:

Alkalien und Salze.

Das Aetzkali wurde von Brandish sehr dringend in der Scrofelkrankheit empfohlen, und diese Empfehlung später von Fare, Mesnard, Dzondi, Sundelin, Kopp, Wetz, Cerutti u. A. bestätigt. Es passt besonders bei vollsaftigen und gleichsam übernährten Individuen, mit einer mehr torpiden und phlegmatischen Constitution. Brandish schreibt vor: eine Drachme des trocknen Aetzkalis in einer Unze destillirten Wassers auflösen, und davon täglich 2—8—16 Tropfen, je nach dem Alter des Kindes zwei Mal in einem Theelöffel voll Althäesyrup nehmen zu lassen. Man wendet dasselbe auch zu allgemeinen Bädern (zwei Drachmen bis eine halbe Unze auf ein Bad) mit Nutzen an.

Das kohlensaure Kali kann in denselben Fällen, wie das vorige gebraucht werden, nämlich vorzüglich bei Verschleimungen, gehemmten Aussonderungen, zumal des Harnes, bei sehr harten Drüsengeschwülsten im Unterleibe, bei Säure, Heisshunger und hauptsächlich auch bei krankhaftem Zustande des Knochensystems. Man verbindet das kohlensaure Kali nach Beschaffenheit der Umstände mit Rhabarber, mit bittern Extracten, aromatischen Wässern u. dgl. Zu Bädern nimmt man vier bis acht Unzen auf ein Bad.

Das kohlensaure Natron soll noch etwas milder sein, als das vorige, und da es nicht an der Luft zerfliesst, kann es auch in Pulverform mit Rhabarber, bittern Mitteln, mit Gewürzen u. dgl. angewandt werden.

Die Seife ist eines der kräftigsten der hiehergehörigen Mittel. Der Gebrauch derselben in Pulverform mit Cicuta, Antimonialien, mit anderen auflösenden und aromatischen Mitteln, oder auch, wie Hufeland anräth, zu einigen Granen in Bouillon aufgelöst, kleinen Kindern gegeben, hat nach vielfachen Zeugnissen und meinen eigenen Erfahrungen, sehr vortheilhafte Wirkungen zur Heilung der Scrofelkrankheit hervorgebracht. Dasselbe gilt von den Seifbädern.

Das Seewasser, dessen innerer Gebrauch gegen Scrofeln besonders von Russel anempfohlen wurde, verdankt die allerdings auch von Anderen bestätigte Wirksamkeit in der Scrofelkrankheit, ausser dem darin enthaltenen Jod und Brom auch seinem Gehalte an auflösenden Salzen und Alkalien. Mit dem inneren Gebrauche desselben wurden aber auch fast immer zugleich Seebäder verbunden, welchen dann wohl die glücklichen Erfolge vorzugsweise zuzuschreiben waren. Man soll damit anfangen, Morgens vier Unzen zu trinken, und nach und nach zu einem und mehreren Pfunden steigen, so dass es täglich einige Stuhlgänge hervorbringe.

Die alkalinisch-salzigen Mineralwässer sind alle, ohne Ausnahme, als vorzügliche Heilmittel der Scrofelkrankheit gerühmt worden. Cullen meint dagegen, dass, wenn diese Mittel je bei den Scrofeln Nutzen schaffen, dies nicht sowohl den in ihnen enthaltenen mineralischen Theilen, sondern hauptsächlich dem blossen Wasser zuzuschreiben sei. Doch ist es durch viele und reine Erfahrungen bestättigt, dass der innere Gebrauch mancher solcher Wässer z. B. der von Carlsbad, Marienbad, Eger, Ems u. A. eine zu kräftige Wirkung zur Auflösung scrofulöser Producte ausübt, als dass man dieselbe von dem Gebrauche gewöhnlichen Wassers erwarten könnte. Die vorzügliche Wirksamkeit der Jod und Brom enthaltenden Wässer dieser Klasse ist ausser allem Zweifel, von denen weiter unten.

Der Salmiak, besonders in Verbindung mit Rhabarber, wird von Scharlau als eines der vorzüglichsten Heilmittel, besonders gegen das Leiden der Schleimhäute bei Scrofulösen, empfohlen.

Frisch ausgepresste Kräutersäfte.

Mit Recht empfiehlt Hufeland kein Frühjahr hingehen zu lassen, ohne dies, zur Vertheilung scrofulöser Drüsengeschwülste, Heilung von Geschwüren und Ausschlägen, vortreffliche Mittel anzuwenden. Er hält, seiner Erfahrung gemäss, den mehrere Jahre wiederholten Gebrauch dieser Kur für eines der besten Mittel, um die Scrofelanlage nach und nach zu dämpfen. Die vorzüglichst wirksamen sind die ausgepressten Säfte von: Tussilago Farfara, Nasturtium aquaticum, Beccabunga, Marrubium album, Chaerefolium, Fumaria u. a. Man lässt davon alle Morgen ein bis vier Unzen mit Melissenthee oder, besonders bei Kindern, mit magerer Fleischbrühe nehmen, und dies 5 bis 6 Wochen lang fortsetzen. Man kann neben dem Gebrauche der Kräutersäfte sehr wohl auch andere passende Mittel anwenden oder damit verbinden, z. B. bittere Extracte darin auflösen, Vinum antimonii zusetzen lassen u. s. w.

Digitalis.

Wo dieselbe sich zur Heilung der Scrofelkrankheit nützlich erweist, geschieht dies nicht sowohl durch ihre narcotischen, sondern vielmehr auflösenden Resorption und Secretion befördernden Eigenschaften. Sie zeigte sich besonders nützlich, als ein wichtiges Hilfsmittel zur Radicalkur und zur Auflösung der Drüsenknoten, zur Zertheilung lymphatischer und seröser Extravasate, scrofulöser Wassersucht und des scrofulösen Asthma (s. Meza, de digitali purpurea, ejusque usu in scrofulis medico. Jenae 1790), vorzüglich überhaupt bei scrofulösen Lungenleiden. Man giebt das Pulver der getrockneten Blätter Kindern zu $\frac{1}{4}$, $\frac{1}{2}$ bis ganzen Gran 2 bis 3 Mal täglich, und verbindet dasselbe mit Goldschwefel, mit Calomel, mit Aeth. antimon. oder Antimonium crudum. Auch verordnet man das Infusum (15 bis 20 Gran auf 6 Unzen Colatur) lässt demselben bittere auflösende Extracte, auch wohl Vinum antimonii zusetzen, und davon täglich 4 bis 6 Esslöffel voll nehmen.

Dulcamara.

Das Decoct der Stipites dulcamarae zeigte sich vorzüglich nützlich gegen hartnäckige scrofulöse Ausschläge und Geschwüre, so wie auch ganz besonders wirksam gegen scrofulöse Lungenübel. Auch Pillen aus gleichen Theilen Antimonium crudum und Extractum dulcamarae werden sehr gerühmt.

Tussilago Farfara.

Die Blätter dieser Pflanze wurden besonders von Cullen

als sehr wirksam in der Scrofelkrankheit gerühmt (auch gehören dieselben zu den in Russland gebräuchlichsten Volksmitteln gegen die Scrofeln), und die vortheilhafte Wirkung derselben gegen Drüsenanschwellungen, Hautausschläge und scrofulöse Lungenleiden ist von Vielen bestätigt worden. Am kräftigsten zeigte sich der ausgepresste Saft des frischen Krautes; wenn dasselbe nicht zu haben ist, verordnet man eine Abkochung des getrockneten, oder lässt solches für sich oder in Verbindung mit anderen Kräutern und Wurzeln als Thee gebrauchen. Auf jeden Fall ist es ein sehr mildes, fast unter allen Umständen leicht zu vertragendes Mittel.

Hier glaube ich noch einer Pflanze erwähnen zu müssen, welche ausserhalb Russlands sehr wenig als Heilmittel der Scrofeln bekannt ist, nämlich des Viburnum opulus (Gemeiner Schneeball.) Die Blätter, besonders aber die Beerenfrucht dieses strauchartigen Gewächses sind hier eines der vorzüglichsten Hausmittel gegen Scrofeln. Die Blätter werden als Thee gebraucht; häufiger noch wird aber der mit Zucker oder Honig eingedickte Saft der Beeren (Kalina), welchen sorgsame Hausmütter deshalb jeden Herbst bereiten, gegen scrofulöse Drüsengeschwülste, Ausschläge, Geschwüre und Augenentzündungen angewandt, indem man von demselben zwei- bis drei Mal täglich einen Theelöffel voll nehmen lässt. Die Blätter werden auch zu Bädern für Scrofelkranke benutzt. Der günstige Erfolg dieser Behandlung war, nach meinen eigenen Erfahrungen, in einigen Fällen ganz augenscheinlich.

Antimonialien.

Dieselben gehören zu den berühmtesten und häufigst angewandten Mitteln gegen die Scrofelkrankheit. Man schreibt denselben die Kraft zu, die krankhafte Reizung im lymphatischen und Drüsensysteme umzustimmen, die Resorptionskraft zu vermehren und auf die feinsten Endigungen der Arterien und aller Secretionsorgane zu wirken. Von allen Schriftstellern, welche die Antimonialien als Antiscrofulosa erwähnen, ist Cullen fast der Einzige, welcher die Wirksamkeit derselben in dieser Krankheit gänzlich ableugnet.

So ausserordentlich auffallend günstige Wirkungen, wie sie von Einigen gerühmt werden, habe auch ich niemals davon beobachtet, indessen immer bemerkt, dass äussere Drüsengeschwülste und vorzüglich scrofulöse Hautkrankheiten, unter übrigens gleichen Umständen bei dem Gebrauche der Antimonalien schneller geheilt wurden, als wo keine pharmaceutischen Heilmittel in Gebrauch gezogen wurden.*) Die hieher gehörigen Präparate sind:

Das Antimonium crudum. Man giebt dasselbe Kindern von 3 bis 5 Jahren zu 5 Gran, von 5 bis 8 Jahren zu 10 und älteren zu 15 Gran zwei bis drei Mal täglich in Pulver oder Morsellen (Morsuli antimoniales Kunkelii). Man thut gut, das Mittel immer mit etwas Aromatischem zu versetzen, weil es so leichter verdaulich wird; auch ist ein Zusatz von einem Absorbens zweckmässig, damit nicht die etwa im Magen befind-

---

*) Um eine selbstständige Kenntniss über die Wirksamkeit eines Heilmittels der Scrofelkrankheit zu erlangen, verfahre ich (besonders in solchen Fällen, wo es sich bei der Vergleichung der verschiedenen Meinungen namhafter Schriftsteller zeigt, dass dieselben sich in dieser Hinsicht geradezu widersprechen), auf die Art, dass ich unter den im Lazareth befindlichen Scrofelkranken zwei Subjecte auswähle, welche in ihrer Individualität, im Alter und auch in den stattfindenden Scrofelsymptomen sich möglichst ähnlich sind. Bei beiden werden die passenden diätetischen Heilmittel in Gebrauch gezogen, bei dem einen derselben aber auch das zu prüfende Arzneimittel angewandt, während das andere entweder ganz ohne Arznei bleibt, oder wo es darauf ankommt, die grössere oder geringere Wirksamkeit mit der eines anderen zu vergleichen, der zweite Kranke mit diesem letzteren Mittel behandelt wird. Durch solche, Wochen und Monate lang, und während mehrerer Jahre, bei vielen Subjecten wiederholte Versuche glaube ich zu ziemlich richtigen Resultaten gelangt, und wenigstens unterscheiden gelernt zu haben, was als Wirkung des angewandten Arzneimittels, und was nur als ungehinderte Wirkung der normalen Thätigkeit des Organismus anzusehen ist.

liche oder durch Speisen erzeugte Säure es auflöse, und dadurch ein Erbrechen erregendes Antimonialsalz bilde (Fränkel). Auch kann man dasselbe zweckmässig mit anderen auflösenden und antiscrofulösen Substanzen, z. B. mit Schierlingskraut Guajakharz u. s. w. verbinden.

Das Vinum Antimonii Huxh. zu 15 bis 20 Tropfen mehrmals täglich, ist ein sehr passendes Mittel für kleine Kinder, das sich besonders bei scrofulösem Leiden der Bronchien und der Lungen sehr nützlich zeigt.

Der Aethiops antimonialis wird in denselben Fällen und Gaben für Scrofelkranke angewandt, wie der Spiessglanz; es gilt von demselben aber auch zum Theil das über die Anwendung der Quecksilberpräparate für Scrofelkranke weiter unten Beigebrachte.

Quecksilberpräparate.

Die Vorhersagung Hufelands, dass die Quecksilberpräparate wohl immer unter der Zahl der verdientesten Mittel gegen die Scrofeln bleiben würden, die Theorieen möchten sich ändern so viel sie wollten, und dass wahrscheinlich eher die Theorieen genöthigt sein würden, sich nach dem Mittel zu richten, als dieses sich nach der Theorie zu fügen, hat sich nicht ganz bestättigt. Es lässt sich nicht abstreiten, dass das Quecksilber, indem es die Cohäsion der organischen Theile auflockert, und zuweilen selbst eine Umstimmung der ganzen Vegetation bewirkt, sich sehr wohl dazu eignet, die von der Scrofelkrankheit abhängigen pathologischen Produkte aufzulösen, und deren Ausstossung zu befördern. Dass aber der eigentliche Grundcharacter der Krankheit, die Ursache aus welcher diese Produkte hervorgingen, die scrofulöse Beschaffenheit der Blutmasse durch den Gebrauch der Quecksilbermittel umgeändert wird, ist um so mehr zu bezweifeln, als bei Gesunden oder an anderen, von der Scrofelkrankheit verschiedenen Uebeln Leidenden der lange fortgesetzte Gebrauch der Quecksilberpräparate eine fehlerhafte Blutmischung bewirkt, welche der bei Scrofulösen stattfindenden sehr ähnlich ist, und namentlich die Menge des Faserstoffs im Blute dadurch vermindert wird. Sehr richtig sagt Disse in dieser Hinsicht: „das Quecksilber ist aller Bildung, aller quantitativ und qua„litativ guten Blutbereitung zu feindlich, als dass es bei der „Scrofelkrankheit in Anwendung gesetzt werden dürfte. Es „setzt ja die Plasticität des Bluts herab, macht dasselbe flüssig, „benimmt ihm den Faserstoff, und gerade ist es bei der scro„fulösen Cacochymie die Anzeige, die Plasticität des Bluts zu „vermehren, vielen und gut beschaffenen Cruor und Faserstoff „zu erzeugen.

Guajacum.

Das Guajakharz wurde besonders von Gölis, jedoch auch von Haase und einigen Anderen, als ein treffliches Mittel, vorzüglich für torpide reizlose Scrofelkranke und hauptsächlich gegen scrofulöse Exantheme gerühmt. Man giebt es meistens in Verbindung mit dem einen oder anderen der oben erwähnten auflösenden oder noch zu erwähnenden specifischen Mittel. Eine Abkochung des Guajakholzes mit anderen Hölzern und Rinden als Decoct. lignorum ist besonders da von Nutzen, wo es darauf ankommt, durch einen sehr beschleunigten Stoffwechsel die Auflösung und Ausstossung der scrofulösen organischen Afterprodukte in den weniger reizbaren Organen, und überhaupt eine völlige Umänderung des Vegetationsprocesses zu bewirken, z. B. bei tief eingewurzelten scrofulösen Knochenleiden, sehr hartnäckigen scrofulösen Exanthemen. Noch kräftiger als das Guajacum wirkt hier aber die Sarsaparilla.

Ableitungen durch Reizungen der Haut.

Dieselben haben sich zur Zertheilung von Scrofelgeschwülsten, Heilung von Exanthemen, Augenübeln und anderen Scrofelleiden, besonders aber auch zur Nachkur, zur Verhütung der Wiederkehr solcher Uebel sehr nützlich erwiesen. Es gehören hierhin Blasenpflaster, Auflegen von Seidelbastrinde,

Einreibungen von Crotonöl, von Brechweinsteinsalbe in die Haut, Fontanellen, Haarseile, Moxen u. s. w. Auch das selbst als Volksmittel gegen die Scrofeln übliche Durchbohren der Ohrläppchen und Tragen von Ohrringen, auch beim männlichen Geschlecht, ist hierher zu rechnen. Die besonderen Anzeigen für die specielle Anwendung dieser einzelnen Mittel können erst bei Darstellung der Scrofelsymptome, bei welchen sie vorzüglich in Gebrauch gezogen werden, angegeben werden. Hier erwähne ich nur noch im Allgemeinen, wie das Einreiben der Brechweinsteinsalbe auf den abgeschornen Kopf, welches in neuerer Zeit von Ritgen gegen die Tuberkelschwindsucht empfohlen worden, von mir schon längst auch bei vielen anderen Formen der Scrofelkrankheit mit Nutzen angewandt wurde.

III. Specifische Heilmittel der Scrofelkrankheit.

Das Jod und dessen Präparate.

Zu den Beweisen für die Wirksamkeit des Jod's in der Scrofelkrankheit, verdient auch der Umstand gerechnet zu werden, dass dasselbe einen (und zwar den einzig wirksamen) Bestandtheil mancher Substanzen ausmacht, welche lange vorher, ehe das Jod entdeckt war, eines vorzüglichen Rufes unter den Heilmitteln der Scrofelkrankheit genossen, z. B. der Meerschwamm, der Aethiops vegetabilis und manche Mineralwässer. Vonder Zeitan, dass Courtois dasselbe als eigenthümlichen Körper entdeckte, und dasselbe dann zuerst (von Coindet) gegen den Kropf, bald darauf aber auch gegen die Scrofeln angewandt wurde, hat man so günstige Erfolge zur Heilung dieser Krankheit davon gesehen, die Menge der in dieser Hinsicht von den angesehensten und glaubwürdigsten Schriftstellern mitgetheilten Beobachtungen ist jetzt so zahlreich, dass es fast unbegreiflich ist, wie noch Einige behaupten können: „der Gebrauch des Jod's passe niemals bei dieser Krankheit.“ Selbst die Zahl derjenigen Schriftsteller, welche dafür hielten, dass man Jod nur bei sogenannten torpiden Scrofeln anwenden dürfe, dass es dagegen bei irritabeln nicht passe, ist nicht mehr überwiegend; im Gegentheile stimmen die meisten darin überein, dass man dasselbe in passender Form und Dose und mit den gehörigen Vorsichtsmaassregeln bei jeder Art der Scrofeln*) reichen kann, und dass „weder Plethora, noch erhöhte Nervenreizbarkeit, weder Schwäche der Digestionsorgane, noch Marasmus der Anwendung des Jod's hinderlich seien, dass es ein gleich grosses Specificum gegen die Scrofelkrankheit wie gegen die Folgenübel sei." (S. Asmus in Rust's Magazin, Bd. 53. Hft. 1.).

Was den Einfluss betrifft, den der innere Gebrauch dieses Mittels, ohne auf seine grössere oder geringere Wirksamkeit gegen die Scrofeln Rücksicht zu nehmen, auf die Gesundheit überhaupt ausübt, so sind die Urtheile darüber sehr verschieden. Einige Schriftsteller versichern, dasselbe in ungeheuren Dosen ohne den geringsten Nachtheil für die Gesundheit, gegeben zu haben. (So z. B. Delisser, welcher einem Kinde während zwei Monate 222 Gran Jod reichen liess (s. Froriep's Notizen, Bd. XXIII. S. 265.). Während einige Schriftsteller nicht allein fast gar keine Contraindication für den Gebrauch dieses Mittels gelten lassen, sondern selbst ausser der Besserung des Uebels, gegen welches es in Anwendung gebracht wird, noch andere günstige Einwirkungen auf den Organismus beobachtet haben, als: Aufheiterung des Gemüths, ein Aufblühen der Lebenskraft (Asmus), vermehrten Appetit (Lugol, Baudelocque und fast alle neueren Beobachter), vermehrte Urinabsonderung, Regulirung der Stuhlausleerung, vermehrtes Embonpoint u. s. w., giebt es doch auch viele Beobachtungen von ungünstigen Erfolgen und gefährlichen

*) Selbst zur Heilung scrofulöser Lungenschwindsucht kann man das Jod, unter den erwähnten Bedingungen, ganz dreist anwenden; denn die Erfahrung hat bewiesen, dass die Furcht, welche Goelis vor Anwendung desselben bei phthisischem Habitus oder ausgebildeter Phthisis äusserte, ungegründet war.

Zufällen, welche nach der übermässigen, oder unter unpassenden Umständen erfolgten Anwendung dieses Mittels entstanden sind. Hierhin gehört zuerst ein eigenthümlicher Zustand, auf welchen schon Coindet, als durch zu lang fortgesetzten Jodgebrauch entstehend, aufmerksam machte. Er giebt sich durch beschleunigten Puls, durch Herzklopfen, trockenen Husten, Schlaflosigkeit, schnelle Abmagerung, Kraftlosigkeit, Geschwulst der Beine, Zittern u. s. w. zu erkennen. Gairdner, welcher diesen Zustand genau beschrieb, fügt noch hinzu, dass Jod bei unvorsichtigem medicinischen Gebrauch oft heftiges Erbrechen, ausserordentlichen Schmerz im Magen und Darmkanal, Krämpfe im Rücken und den Füssen, bald Durchfall, bald Verstopfung verursache (s. Sammlung auserlesener Abhandlungen für pract. Aerzte, Bd. XXXI. S. 495.). Eine merkwürdige Beobachtung von Brshesinsky, wo durch den lange fortgesetzten Gebrauch des Jods Sphacelus der unteren Extremitäten und der Tod erfolgten, findet sich in der in Rust's Magazin für die gesammte Heilkunde 1842 aufgenommenen, von mir gelieferten „Uebersicht der russischen medicinischen Literatur im Jahre 1841."

Nicht selten hat man als Folge des unvorsichtigen Jodgebrauchs ein Schwinden der Brustdrüse und anderer drüsiger Organe, z. B. der Prostata, der Hoden und der Ovarien (woher selbst Sterilität — Rivers) beobachtet. Auch Husten, Blutspeien, selbst Phthisis soll zuweilen dadurch entstanden sein. (Goelis, Krimer). Baudelocque sah einige Mal darnach Speichelfluss und Geschwüre an der inneren Seite der Wangen entstehen. Mojsisovics beobachtete nach dem Jodgebrauch bei Scrofulösen kritische Erscheinungen, namentlich Speichelfluss und einen den Masern oder Frieseln ähnlichen Ausschlag. Doch entstanden diese Symptome nur, wenn das Jod in den bedeutend grossen Gaben, wie sie M. anräth (er steigt bis zu fünf Gran Jod und zwei Drachmen Jodkali täglich) gereicht wurde. (S. Oesterreich. med. Jahrbücher 1840. Bd. XXII. Stück 1.).

So häufig ich selbst das Jod in Gebrauch gezogen, und obgleich ich dasselbe oft lange Zeit, selbst Monate lang hintereinander (jedoch immer in mässigen Dosen) gereicht habe, habe ich doch ausser einigen unbedeutenden Zufällen, leichtes Magendrücken, ein Gefühl von Kälte im Magen, Kitzeln im Halse u. dgl., niemals üble Folgen davon beobachtet, wenn nicht etwa der folgende Fall hierher gerechnet werden muss. Vor mehreren Jahren wandte sich ein 40 Jahr alter Bauer an mich, mit der Bitte, ihn von einer ungeheuren Kropfgeschwulst, an welcher er seit seiner Kindheit litt, die aber seit einigen Jahren so bedeutend an Umfang zugenommen hatte, dass sie ihm jetzt bedeutende Respirationsbeschwerden verursachte, und selbst mit Erstickungsgefahr drohte, zu befreien. Ich verordnete ihm die Tinctura Jodi, anfangs täglich drei Mal acht Tropfen zu nehmen, und Einreibung mit der Jodkalisalbe. Später liess ich mit der Dose der Tropfen steigen, jedoch nicht mehr als 18 Tropfen drei Mal täglich nehmen (Delisser beginnt die Kur bei Kindern mit 75 Tropfen täglich). Der mehrere Monate lang fortgesetzte Gebrauch dieser Mittel hatte einen so günstigen Erfolg, dass, als ich den Kranken zum letzten Male sah, sich der Umfang der Geschwulst um mehr als die Hälfte verkleinert hatte, und die dadurch erregten Beschwerden fast verschwunden waren. Es hatten sich durchaus keine der oben angeführten Zufälle als Folgen des Jodgebrauchs eingestellt, der Bauer fühlte sich wohl und gesund. Nach langer Zeit besuchte mich, einer eigenen Unpässlichkeit halber, die Frau dieses Patienten, welche mir früher öfter über den Zustand ihres Mannes Bericht erstattet, und mich um Wiederholung der Recepte gebeten hatte. Bei dieser Gelegenheit erzählte sie mir beiläufig, dass ihr Mann, kurze Zeit, nachdem er zuletzt bei mir gewesen sei, ohne dass sie irgend eine Ursache dafür anzugeben wusste, von einem Schlagfluss befallen, und zwei Tage darauf gestorben sei. Sollte hier etwa der mehrere Monate lang fortgesetzte Jodgebrauch in directer oder indirecter ursächlicher Verbindung mit diesem Schlagflusse stehen, welcher erst dann eintrat, als der Umfang des Kropfes selbst, dessen Grösse die einzige von mir bemerkte Anlage zum Schlagfluss bei diesem Menschen ausmachte, so bedeutend gemindert war?

Die älteste und allgemeinste Form in der das Jod überhaupt, und auch speciell in der Scrofelkrankheit angewandt wurde, ist die nach der Vorschrift Coindets bereitete Tinctura Jodi, welche durch Auflösung von 48 Gran Jod in einer Unze Alkohol bereitet wird; man giebt davon anfangs 5—10 Tropfen, und lässt später in der Dose steigen. Eine andere mit Aether bereitete Tinctur (durch die Auflösung von 12 Gran Jod in zwei Drachmen Schwefeläther) wurde von Magendie angegeben. In Frankreich gebrauchte man vor Lugol am häufigsten einen aus dem Zusammenreiben von einer Drachme Jodtinctur mit zwei Unzen Syrup bereiteten Jodsyrup.

In allen den Fällen, wo die oben erwähnten übeln Zufälle nach dem Jodgebrauche entstanden, hatte man diese Tincturen angewendet, und es ist sehr wahrscheinlich, dass bei ihrer Mischung mit Wasser, oder mit den im Magen befindlichen Flüssigkeiten, das Jod sich ausscheidet, sich in diesem präcipitirten Zustande an die Magenwände ansetzt, und so jene Zufälle hervorruft. Mojsisovics will die Tinct. Jod. aus unserem Arzneischatze gänzlich verbannt wissen, und behauptet gegen die Chemiker, dass sie keine einfache Auflösung des Jods in Alkohol, sondern ein ganz neuer Körper sei. Sie besitze keine der guten Eigenschaften, wodurch sich die anderen Jodpräparate auszeichnen, sie wirke nicht wie reines Jod, sie greife unmittelbar die Schleimhäute an, und wirke sehr feindselig auf Herz, Herzbeutel, Aorta u. s. w. Die wässerige Auflösung des Jods wurde zuerst von Lugol in Paris in Gebrauch gezogen. Er lässt drei, gradweis verschiedene Auflösungen bereiten. Da das Jod für sich nur in sehr geringer Menge in Wasser löslich, so liess er, damit das Wasser mehr davon aufnehme, demselben zuerst Natrum muriaticum zusetzen, welches er später mit Kali hydriodicum, als noch besser diesem

Zwecke entsprechend, vertauschte. Die von ihm angegebenen Formeln für diese Auflösung, welche er Eau minérale jodurée nennt, sind folgende:

	Nr. 1.	Nr. 2.	Nr. 3.
Jode	gr ¼	gr j	gr j¼
Jodure de Potasse	gr jβ	gr jj	gr jjβ
Eau destillée	℥vjjj	℥vjjj	℥vjjj

Er fängt die innere Behandlung mit gr β täglich an, indem er ⅔ der Auflösung Nr. 1 nehmen lässt. Nach zwei Wochen giebt er ¾ Gran, also die ganze Portion Nr. 1. welche er auf zwei- ober drei Mal. je nachdem er es für die Individualität oder Stellung des Kranken passend findet, nehmen lässt. Nach 6 — 8 Wochen giebt er täglich einen Gran Jod, bei welcher Quantität er gewöhnlich bis zum Ende der Kur stehen bleibt. In einigen Fällen verordnete er ¾ Gr., noch seltener 1½, niemals aber hat er diese Dose überschritten. In der Privatpraxis lässt L. eine concentritere Auflösung bereiten (Jode ℈j — Jodure de Potasse ℈jj Eau distillée ℥vjj) und dieselbe tropfenweis nehmen; indessen ist die Anwendung der mehr diluirten Auflösung, wo die Umstände es erlauben, seiner Meinung nach vorzuziehen, weil sich bei derselben die Quantität des zu reichenden Jods mit weit mehr Genauigkeit bestimmen lasse. Er dringt auch besonders darauf, die täglich zu verbrauchende Portion nicht auf einmal nehmen zu lassen, da sie sonst, bei der starken diuretischen Kraft des Jods bald durch den Urin wieder abgeführt würde.

Neben dieser inneren Jodbehandlung wendet Lugol gegen alle äussere örtliche Scrofelzufälle gleichfalls Jodpräparate örtlich an, als Umschläge, Salben, Einreibungen, Collyrien, Bäder u. s. w., zu deren Zusammensetzung er eigene Vorschriften giebt (die in der 2ten Abtheilung dieser Schrift bei den Zufällen, gegen welche sie angewendet werden, angeführt werden sollen). Sehr richtig bemerkt er, dass die Wirkung dieser äusseren Jodmittel keineswegs allein örtlich sei, dass man z. B. eine Jodeinreibung keineswegs mit einer Einreibung aus flüchtiger Salbe, einen mit Jod versetzten Umschlag mit einem erweichenden Umschlag vergleichen kann. Die Wirkung beider ist primär allerdings örtlich, bei der äusseren Anwendung des Jods erlangen wir aber secundär durch die Haut-Resorption auch die allgemeine innere Wirkung derselben. Dies ist ganz vorzüglich bei allgemeinen Jodbädern der Fall, von welchen Lugol sagt, dass, wenn sie allerdings auch auf die Haut wirken, ihre Wirkung doch eben so wenig auf dieselbe beschränkt bleibt, als die Wirkung des Eau minérale jodurée auf den Nahrungskanal. Er wendet sie deshalb nicht allein bei scrofulösen Hautkrankheiten, sondern auch bei allen anderen Formen dieser Krankheit zugleich mit dem inneren Gebrauche der Jodauflösung an. Nach den von ihm gegebenen tabellarischen Vorschriften zu den diesen Bädern, (welche in hölzernen mit einem Deckel, welcher den Kopf des Badenden frei lässt, versehenen Wannen bereitet werden), zuzusetzenden Auflösungen, kommt auf ein Quart des zu dem Bade angewandten Wassers ungefähr 1 Gran Jod und 2 Gran Jodkali. Doch wird auch hier die Quantität nach und nach gesteigert, z. B. zu einem Bade für einen Erwachsenen Anfangs 2 Drachmen Jod, und doppelt so viel Jodkali, später $2\frac{1}{2}$, dann drei und in einigen Fällen $3\frac{1}{2}$ Drachmen genommen; für Kinder soll man so viel Scrupel zusetzen, als für Erwachsene Drachmen verordnet sind.

Mittelst dieser Behandlung erlangte Lugol im Hôpital St. Louis zu Paris so ausserordentlich günstige Resultate, bei Heilung der an den verschiedensten und hartnäckigsten scrofulösen Uebeln leidenden Kranken, dass er es für passend hielt, der Academie der Wissenschaften zu Paris über diese Resultate in drei Memoiren zu berichten (Mémoire sur l'emploi de l'Jode dans les maladies scrofuleuses Paris 1829 — Mémoire sur les bains jodurés 1830. — Troisième mémoire sur l'emploi de l'Jode 1831. — Unter dem Titel: „die kräftigste und bewährteste Heilmethode der Scrofelsucht, erschien eine Uebersetzung dieser Memoiren von A. P. Wilhelmi Leipzig 1836). Auf seinen Wunsch ernannte die Academie zu zweien Malen eine Commission (bestehend aus den Herren Serres, Dumeril, Magendie und Chevreuil) zur Prüfung der in diesen Memoiren dargelegten Beobachtungen und der Erfolge der daselbst angegebenen Behandlungsweise. Die Commission bestätigte sowohl die Richtigkeit der von Lugol durch seine Behandlungsart erlangten Heilungen als auch der anderweitigen von ihm angegebenen Wirkungen des Jodwassers auf den Organismus, nämlich: dass dasselbe, wenn es in kleinen und nicht übereilten Dosen innerlich angewendet werde, constant den Appetit errege, und die Urin- und Speichelsecretion zu vermehren scheine, dass es zuweilen, aber selten, abführend wirke, so dass man den Gebrauch auf mehrere Tage aussetzen müsse. In einigen noch selteneren Fällen schiene es Magenschmerzen erregt zu haben, wogegen sich der in diesem Falle schon von Coindet empfohlene Chinawein immer hülfreich bewiesen habe. Baudelocque wandte im Hôpital des enfans malades zu Paris das Jod auf ähnliche Weise an, und erlangte gleichfalls damit sehr günstige Resultate zur Heilung der Scrofelkrankheit [1]). Auch ausserhalb Frankreichs, namentlich in Deutschland wurde die Lugolsche Behandlungsmethode der Scrofeln bald allgemein angewandt, und alle Schriftsteller über diesen Gegenstand rühmen einstimmig die grosse Wirksamkeit und Gefahrlosigkeit derselben.

Was meine eigenen sehr zahlreichen Erfahrungen über diesen Gegenstand anbetrifft, so habe ich freilich so allgemein und überall günstige und glänzende Resultate, wie sie von Lugol mitgetheilt werden, nicht erlangen können. Gerade bei solchen Scrofelformen, welche das Leben des Kranken am meisten in Gefahr setzen, oder wo schon das dritte colli-

1) Es scheint fast, als ob Baudelocque die Richtigkeit der von Lugol mitgetheilten Beobachtungen etwas in Zweifel ziehe, oder über das Aufsehn, welches dieselben erregten, einigermaassen empfindlich war, da er sich ziemlich ironisch darüber ausdrückt: „J'ai lu le recit des miracles, qu'on opère journellement à l'hôpital St. Louis." (a. a. O. S. 247).

quative Stadium der Scrofelkrankheit eingetreten war, liess mich auch die von ihm empfohlene Methode im Stiche. Demnach überzeuge ich mich', nachdem ich nun seit mehreren Jahren bei Verordnung des Jods für Scrofelkranke den Vorschriften Lugol's gefolgt bin, mehr und mehr, dass 1) das Jod unter allen gegen die Scrofelkrankheit empfohlenen pharmaceutischen Mitteln das wirksamste ist; 2) die wässrige Auflösung desselben, und die kleinen Gaben, wie sie Lugol empfiehlt, die zweckmässigste Anwendungsart ist, und bei jeder Form der Scrofelkrankheit und fast unter allen Umständen, wenigstens ohne Nachtheil, angewendet werden kann. Niemals habe ich üble Wirkungen davon gesehen; auch bemerkte ich allerdings die erwähnte Zunahme des Appetits und der Speichel- und Urinsecretion, jedoch nur in den ersten Wochen der Anwendung; später verloren sich diese Erscheinungen, und stellten sich auch bei Vergrösserung der Dose nicht wieder ein. In einigen Fällen trat darnach Verstopfung, in anderen vermehrte Stuhlausleerung ein, so dass der Gebrauch auf einige Tage ausgesetzt werden musste.

Magendrücken habe ich nur selten darnach beobachtet; dagegen erwähnten fast alle meine Kranken, dass das Einnehmen des Jodwassers ihnen ein Gefühl von Kälte im Magen errege, welches indessen nach einigen Minuten verschwindet.

Im Hospitale verordne ich das Jod fast ganz in der Art, wie es Lugol verschreibt; doch lasse ich für alle Kranke nur eine der von ihm angegebenen Solutionen anfertigen, und je nachdem ich verschiedene Quantitäten Jod zu reichen habe, 2, 3 oder 4 Unzen von den Krankenwärterinnen, welchen zu diesem Behufe gläserne Mensuren gegeben sind, drei Mal täglich jedem Kranken zumessen. Die meisten meiner Kranken daselbst sind in dem Alter von 12—20 Jahren; ich fange daher gewöhnlich gleich mit der ganzen Portion Nr. 1 an, und steige nach ungefähr 4—6 Wochen zu Nr. 2. Es werden z. B. für einen 12 Scrofelkranke enthaltenden Saal verordnet: Rp. Jodi gr. XII — Kali hydriodici gr. XXIV.

solve in Aq. destill. Libr. xii S. Jedem Kranken täglich drei Mal vier Unzen zu geben [1]).

Die Geschwülste werden dabei mit einer aus Jod und Jodkali mit Fett bereiteten Salbe eingerieben, die Geschwüre werden mit Charpie verbunden, welche mit einer mehr oder weniger saturirten Solution von Jod und Jodkali getränkt ist; mit einer eben solchen Solution werden auch die Fistelgeschwüre ausgespritzt. Statt der von Lugol empfohlenen, für den lang fortgesetzten Gebrauch sehr kostspieligen Jodbäder, wandte ich, zur Unterstützung der Kur, mit dem grössten Nutzen Salzbäder an. Hinsichtlich der bei dieser Kur zu beobachtenden Diät gelten die für die Behandlung der Scrofeln überhaupt geltenden Regeln, und dieselben sind besonders hinsichtlich der Nahrung hier um so mehr zu berücksichtigen, als Mojsisovics, welcher bei mehr als 800 Patienten Jodpräparate anwandte, bemerkte, dass der Erfolg dieses Heilmittels nach Verschiedenheit der Nahrung verschieden war, und dass sich bei Prüfung der Excremente solcher Personen, welche mit Mehlspeisen genährt worden, das Jod nachweisen liess, während die Faeces derer, die blos Fleischspeisen bekamen, kein Jod enthielten. Er schloss hieraus, dass das Amylon in den Mehlspeisen das Jod aus der Auflösung niederschlage, und in die Säftemasse überzugehen hindere. Man soll daher bei der Behandlung mit Jod alle Mehlspeisen vermeiden, und blos Fleischspeisen reichen.

Bei äusseren Drüsengeschwülsten, bei Abscessen im Zellgewebe unter der Haut, bei Geschwüren, bei Augenkrankheiten, Otorrhöe und selbst bei scrofulösen Knochenleiden fand

---

1) Die wässrige Solution des Jods verträgt keinen Zusatz. Zukker und Syrup zersetzen dieselbe zum Theil durch ihre Schleimtheile, das Niedergeschlagene wird nicht mehr aufgesogen, hängt sich an die Schleimhaut des Magens und der Gedärme an, erzeugt dort Ekel, Brechneigung und Erbrechen, hier Diarrhöe, und man findet in beiden Excreten das genossene Jod, welches freilich auf den Organismus nicht günstig wirken konnte (Mojsisovics).

ich diese Behandlung fast nie ganz ohne günstigen Erfolg, und die bei weitem grösste Zahl dieser Kranken wurde dadurch hergestellt, wenn auch in manchen Fällen erst nachdem 5 — 6 Monate lang diese Jodbehandlung fortgesetzt war. Besonders im Anfange derselben trat fast immer sehr bedeutende Besserung in der Beschaffenheit dieser örtlichen Uebel und zugleich auch in dem Allgemeinbefinden des Kranken ein. Sehr häufig geschah es aber, dass, nachdem die Besserung während mehrerer Wochen bei dieser Behandlung reissende Fortschritte gemacht hatte, so dass die beste Aussicht vorhanden schien, den Kranken bald gänzlich hergestellt zu sehen, dieselbe auf einem gewissen Punkte stehen blieb, und dann auch die Vergrösserung der Dose kein Weiterschreiten derselben mehr bewirkte.

Noch glaube ich hier der Versuche erwähnen zu müssen, welche von Baudelocque angestellt wurden, die Scrofelkrankheit durch Einathmen von Joddämpfen zu behandeln. Er liess in einem einfachen Apparat Wasser bis zu 40 oder selbst bis zu 50 Grad erwärmen, und goss in dasselbe eine Auflösung, welche $\frac{1}{18}$ Gran Jod enthielt. Mittelst einer Röhre liess er dann den Kranken die Luft, welche diese so erhitzte Flüssigkeit durchstrichen hatte, einathmen. Nach 20 Minuten, war der Jodgeruch verschwunden, und er liess dann von neuem $\frac{1}{18}$ Gran zusetzen. Sobald er diese Quantität vergrössern wollte, entstand dadurch Husten und Reiz in der Kehle, und nachdem er 6 Wochen lang diese Art der Behandlung fortgesetzt hatte, ohne dadurch irgend einen Vortheil zu erlangen, stand er davon ab, und meint, seiner Theorie gemäss, dass das Einathmen einer künstlich bereiteten, viel Sauerstoffgas enthaltenden Luft ein viel zweckmässigeres Mittel gegen die Scrofelkrankheit sei. Er erwähnt indessen nicht, ob er in dieser Hinsicht selbst Versuche angestellt habe.

Das Jodkali ist das gebräuchlichste der Jodsalze und Präparate. Nach der Meinung Einiger eignet sich dasselbe im Allgemeinen am besten zur Hervorbringung der Jodwirkung, welches ich indessen keineswegs bestätigt gefunden habe. Der innere Gebrauch desselben ohne Zusatz von Jod zeigte nur sehr unbedeutenden, wenn überhaupt irgend Einfluss zur Heilung der Scrofelkrankheit. Dasselbe gilt von Bädern, in welchen Jodkali aufgelöst ist. (Lugol fand Bäder mit ℥jjj Jodkali versetzt, gänzlich unwirksam, wenn denselben nicht Jod zugesetzt war).

Man verordnet das Jodkali am besten in wässriger Auflösung, 36 Gran in einer Unze destillirten Wassers, wovon man drei Mal täglich 15, 20—30 Tropfen, nach dem Alter des Kranken in Zuckerwasser nehmen lässt. Doch lässt sich dasselbe auch in Form von Pillen, Trochiscen und Chokolade zubereiten. Schönlein empfiehlt allgemeine Bäder aus ℈j—ʒß Jodkali, ℥jj—℥jjj Bittersalz und ℔jj Kochsalz in Wasser aufgelöst. Gegen verschiedene örtliche Scrofelsymptome ist die Anwendung von Jodkalihaltigen Einreibungen und Umschlägen sehr nützlich, wie weiter unten zu erwähnen ist.

Die Jod-Quecksilberverbindungen zeigen sich besonders wirksam bei Complicationen der Scrofelkrankheit mit der Syphilis, jedoch auch gegen manche andere hartnäckige Formen derselben. Wenn bei der Lugol'schen Jodbehandlung ein Stillstand in der Besserung eingetreten war, so beobachtete ich oft ein neues Fortschreiten derselben nach Anwendung dieser Präparate. Es giebt, wie bekannt, deren zwei, nämlich des Protojodetum Hydrargyri oder Hydrargyrum jodatum flavum und das Deutojodetum Hydrargyri oder Hydrargyrum jodatum rubrum. Für ganz kleine Kinder möchten indess beide Präparate zu energisch sein; grösseren Kindern und Erwachsenen giebt man sie zu $\frac{1}{16}$—$\frac{1}{4}$ Gran pro dosi, und steigt dann nach und nach, jedoch sehr allmählig, in der Dose. Tünneman, Lugol u. A. haben sehr günstige Erfolge davon gesehen. Mojsisovics wandte in einem Falle eine aus Deutojoduret. Hydrarg. bereitete Salbe, nach der Art einer Schmierkur gegen die Scrofelkrankheit an, und fordert zu weitern Versuchen damit auf. Diese Art der Anwendung scheint mir aber deshalb nicht recht passend zu sein, weil diese Salbe schon nach der ersten Einreibung Verschwärung der Haut bewirkt. Innerlich wendet man diese Präparate in Pulver (mit Magnesia), oder Pillen (mit Roob. Juniperi und Pulv. rad. Liquirit.), oder auch die Auflösung derselben in Alkohol tropfenweis an. Formeln dazu sind von Biett und Magendie angegeben worden.

Das Jodeisen wurde zuerst von Pierquin gegen die Scrofeln empfohlen (Froriep's Notizen, Bd. XXI. S. 208. und Bd. XXXVI. S. 128.); später rühmten besonders Thomson, Cager, Baudelocque, Ricord, jedoch auch viele andere Beobachter den grossen Nutzen desselben. Thomson hält dasselbe besonders indicirt bei fieberlosen Scrofelleiden schwächliche Subjecte. Dagegen soll man bei plethorischen Kranken genau auf den Zustand der Verdauungsorgane zu achten haben. Bei einem gereizten Zustande derselben, der sich durch Röthe und Glasglanz der Zunge zu erkennen giebt, dürfe es nicht angewendet werden, weil es hier nur Schaden stifte. Wenn aber der genannte Zustand durch die geeigneten ausleerenden Mittel beseitigt sei, so leiste es oft zur Vollendung der Kur gute Dienste (s. Todd, Thomson some observations on the preparation and medical employment of the Jodurete and Hydriodate of Iron. London, 1834.). Man verordnet dasselbe zu 3 — 5 Gran zwei Mal täglich in Alkohol aufgelöst und mit Zusatz von destillirtem Wasser als Mixtur, auch hat man Formeln zu Jodeisen enthaltenden Pastillen und Chokolade angegeben. Pierquin rieth auch den Gebrauch von Bädern, denen zu zwei Unzen Jodeisen zugesetzt sei.

Das Jodblei wird bis jetzt überhaupt noch sehr selten, besonders innerlich angewandt. Cottereau empfiehlt es gegen Scrofeln zu 2—3 Gran täglich. Bally dagegen gab gleich anfangs gr. xjj und stieg bis auf gr. xxjv und xxx, (S. Riecke, die neueren Arzneimittel u. s. w. 1840. S. 565.).

Es fehlt indessen wohl noch an hinlänglichen Erfahrungen, um der Meinung Pereiras beizustimmen, „dass das Jodblei unter allen Präparaten des Jod's das kräftigste sei, und die sicherste und bestimmteste Wirkung verspreche." (S. Vorlesungen über Materia medica. Herausgegeben von Behrend. Bd. 1. S. 625.). Bei scrofulöser Lungenschwindsucht möchte es allerdings am meisten versprechen. Cottereau verordnete dasselbe in Pillen zu ¼ Gran zwei Mal täglich, und in steigender Dose, bis zu gr jjj und mehr.

Das Jodbarium ist bis jetzt noch wenig gegen Scrofeln angewandt, obgleich man von der Verbindung zweier, gegen die Scrofelkrankheit so berühmter Mittel, Jod und Baryt, a priori glänzende Erfolge zur Heilung derselben erwarten sollte. Nur Rothhamel (s. medicin. Conversationsblatt 1831. S. 316.) wandte in einem verzweifelten Falle von Scrofelkrankheit bei einem 21jährigen Patienten den hydriodsauren Baryt, (3½ Monate lang), mit entschieden glücklichem Erfolge an. Er gab anfangs ⅛ Gran drei Mal täglich, und stieg allmählig bis auf gr. jjj pro dosi, täglich vier Mal gegeben. Die anfänglichen Gaben von ⅛ und ⅙ Gran schienen gar keine Wirkung hervorzubringen. Als die Gabe auf ¼ Gran gesteigert wurde, traten profuse Diarrhöeen ein, und zugleich ein Weichwerden der scrofulösen Geschwülste. Später traten unter dem Fortgebrauch dieses Mittels mit Steigerung der Dosen, wohl noch vermehrte Darmausleerungen, aber nicht mehr jene profusen Durchfälle ein. Rothhamel gab das Mittel in Pulverform, für die es sich indessen, bei seiner Neigung zum Zerfliessen, nicht besonders eignet. Vorzuziehen ist die Verordnung in ganz einfachen Auflösungen. (Riecke a. a. O. S. 111.).

Das Jodstärkemehl wurde besonders von Buchanan und zwar in ganz ausserordentlich grossen Dosen gegen verschiedene Krankheiten und auch scrofulöse Uebel angewandt. Er gab anfangs ℈j und später in immer steigenden Dosen ʒj, ʒjj — ʒjv selbst bis zu ℥j drei Mal täglich. (S. Froriep's Notizen, Bd. XXIII. S. 169.).

Das Brom, Bromum, Bromium ist ein erst im Jahre 1826 von Balard in der Asche mehrerer Seepflanzen entdeckter, einfacher Stoff, der nicht allein in seinen chemischen

Eigenschaften dem Jod sehr nahe steht, sondern demselben besonders auch hinsichtlich seiner Wirksamkeit zur Heilung der Scrofelkrankheit, nahe verwandt ist. Im reinen Zustande lässt sich dasselbe aber schon wegen der Intensität seiner Wirkungen nicht anwenden, bei der Auflösung im Wasser verflüchtigt es sich sehr bald, während die spirituösen und ätherischen Auflösungen sich bald zersetzen. Wir sind daher auf die Anwendung seiner chemischen Verbindungen beschränkt. Die wichtigste derselben für die Behandlung der Scrofeln ist:

Das Bromkali. Dasselbe kann in flüssiger und auch in Pulver und Pillenform angewendet werden. Magendie rühmt dasselbe als sehr wirksam in der Scrofelkrankheit.

Man gebraucht auch die Verbindungen des Quecksilbers und des Eisens mit Brom gegen die Scrofeln, ungefähr unter denselben Anzeigen und in denselben Dosen wie die Jodverbindungen dieser Metalle. Doch sind die über die Wirksamkeit dieser Mittel gesammelten Erfahrungen noch sehr wenig zahlreich. Magendie räth an, die Brompräparate da zu versuchen, wo sich die Jodpräparate unwirksam zeigen

Einige Mineralwässer, welche sich zur Heilung der Scrofelkrankheit ganz vorzüglich wirksam gezeigt haben, verdanken diese Wirksamkeit besonders ihrem Gehalt von Jod- und Bromsalzen. Hierher gehören namentlich die Salzsoolquellen von Creuznach, Reichenhall in Deutschland, Aigle in der Schweitz u. v. a. Für uns hier in Russland sind aber in dieser Hinsicht vorzüglich wichtig, die erst in neuerer Zeit in allgemeinere Anwendung gekommenen Mineralquellen zu Staraja Russa, deren Gehalt an den erwähnten Salzen sehr beträchtlich ist. Die Zahl der Beobachtungen, wo sich der innere und äussere Gebrauch dieser Salzwässer zur Heilung der Scrofeln ausserordentlich wirksam zeigte, ist schon jetzt sehr bedeutend, und es ist gegründete Hoffnung, dass dieselbe sich von Jahr zu Jahr vermehren werden. Schon seit einigen Jahren ist die Veranstaltung getroffen, dass die an Scrofeln leidenden Zöglinge der verschiedenen, in St. Petersburg befindlichen Militair- und anderen Lehr- und Erziehungs-Anstalten während der Sommermonate die dortigen Bäder benutzen, und die mit ihrer Behandlung beauftragten Aerzte sind angewiesen, genaue Beobachtungen über die Wirkungen derselben anzustellen, und solche ihren respektiven Behörden mitzutheilen.

Man wendet das Wasser der Salzsoolen meist in Badeform an; zuweilen indessen auch, trotz des widerlichen Geschmacks, zur Trinkkur. Sind die Salzwässer für den medicinischen Gebrauch zu stark, so thut man wohl, sie mit Süsswasser zu verdünnen. Will man die Wirkung verstärken, so kann man denselben noch Jod und andere Substanzen zusetzen.

Der gebrannte Meerschwamm hat einen so beträchtlichen Jodgehalt, dass die grosse Wirksamkeit desselben in der Scrofelkrankheit, welche schon seit sehr langer Zeit anerkannt ist, (in der 1498 erschienenen Chirurgie von Roger Roland finden wir schon den Gebrauch des Schwammes gegen Struma empfohlen), höchst wahrscheinlich allein hievon abhängig ist. Er zeigt sich indessen in manchen Fällen zur Zertheilung scrofulöser Drüsengeschwülste, besonders des Kropfes wirksamer als das Jod selbst. Die gewöhnliche Form, in welcher dies Mittel angewandt wird, ist die Pulverform zu gr x — xx zwei Mal täglich, entweder für sich, oder mit anderen Substanzen z. B. Cicuta, Digitalis. Es ist indessen ziemlich schwer verdaulich. Hufeland sah durch den Gebrauch des Pulvers einige Mal Husten, hectische Zufälle und selbst Blutspeien entstehen. Er empfiehlt daher statt dessen eine Schwammlauge anzuwenden, welche auf folgende Art bereitet wird: ℥j geschnittener, nicht gebrannter, sondern nur gerösteter Meerschwamm wird mit ℔j Wasser aufgekocht, und dann noch 12 Stunden digerirt. Der Colatur setzt man etwas aromatisches Wasser zu, lässt auch wohl, nach Beschaffenheit der Umstände bittere oder auflösende, oder narcotische Extracte darin auflösen, und giebt davon alle drei Stunden zu einem Esslöffel voll.

Die Chlorine ist gleichfalls dem Jod in mancher Hinsicht verwandt; dieser Umstand hat vielleicht zuerst darauf geführt, dasselbe auch gegen die Scrofelkrankheit anzuwenden, und Einige wollen treffliche Wirkungen davon gesehen haben. Schönlein meint, dass bei allen scrofulösen Krankheiten, namentlich Lungenscrofeln, Athmen von Luft, die mit Chlordünsten geschwängert ist, eines der kräftigsten Mittel sei: daher das Athmen der Luft an der See, in Gradir- und Salzwerken u. s. w. Der Chlorkalk und das Chlornatrum sind ebenfalls gegen die Scrofeln empfohlen worden (S. Bibliothèque universelle October 1824), und sogar für ein vorzüglicheres Heilmittel derselben erklärt, als das Jod.

Der salzsaure Baryt.

Derselbe wurde zuerst von Crawford (Duncan, med. Comment. Vol. IV., Dec. 11, p. 433, und Abhandl. für pract. Aerzte Bd. 13, S. 691) empfohlen. Den grossen Ruf seiner Wirksamkeit in der Scrofelkrankheit, welchen er eine Zeit lang behauptete, verdankt es aber besonders Hufeland, welcher eine eigene Abhandlung über die Kräfte und Anwendung dieses Mittels lieferte. Doch sagt auch er schon, dass dasselbe nicht in allen Fällen dieser Krankheit passe, und in den scrofulösen Knochenkrankheiten, bei grosser Laxität, im zweiten fauligen Stadium und bei stattfindender Complication mit dem Scorbut keinen Nutzen bringe. Es soll sich aber besonders gegen scrofulöse Verstopfungen, Geschwülste, Ausschläge, Geschwüre, Augenentzündungen, überhaupt einen inflammatorischen heftig gereizten Zustand des Lymphgefässsystems wirksam beweisen. Mehrere haben diese so hoch gerühmte Wirksamkeit wenigstens zum Theil bestätigt gefunden, z. B. Buchholz, Thilenius, Althof, Stinstra, Wallich, Drechsler, Armstrong, Vering. Baudelocque behandelte 22 Kranke, die alle Symptome der Scrofelkrankheit vereinigten, und bei denen schon Jod, Antimonialien, Liquor Köchlini u. s. w. ohne Erfolg angewendet waren, mit dem Baryt. Drei Kranke wurden vollkommen geheilt, bei drei anderen zeigte sich eine bedeutende Besserung; der Zustand von sechs anderen hatte sich etwas gebessert, und bei zehn anderen war keine deutliche Wirkung eingetreten. Vier Ophtalmieen, zwei Hautgeschwüre, zwei unter der Haut befindliche Abscesse mit Anschwellung des benachbarten Zellgewebes und eine Drüsenanschwellung waren vollkommen geheilt worden. In den meisten Fällen konnte, wie er sagt, die heilsame Wirkung des Mittels gar nicht verkannt werden. Scharlau rühmt die Wirksamkeit desselben, doch nur für das erste Stadium der torpiden Scrofelkrankheit, und unter Mitwirkung geeigneter Mittel und eines geeigneten Verfahrens. Auch Payan (Oberarzt am Hôtel-Dieu zu Aix) preis den salzsauren Baryt als ein kräftiges, gewissermaassen heroisches, antiscrofulöses Mittel (Revue medic. Janv. et Fevr. 1841). Anderen leistete es dagegen, wenn gleich anhaltend und in grossen Gaben gereicht, durchaus nichts, z. B. Ferriar, Merk, Kretschmar, Jörg, Fleisch, Henke, Mönch und Richter. Einige wollen sogar höchst nachtheilige, beinahe giftige Wirkungen davon gesehen haben (Girtanner Kinderkrankheiten, S. 370). In einem Falle brachte es einen zwei Tage lang anhaltenden, acuten Wahnsinn hervor (s. Rust's Helkologie, Th. I., S. 255).

Bei meinen eigenen, mit diesem Mittel angestellten Versuchen, habe ich zwar keine von diesen üblen Zufällen beobachtet, habe aber auch nicht bemerkt, dass die Heilung der Scrofelkrankheit durch die Anwendung desselben schneller vor sich ging, als in den Fällen, wo ich mich allein auf diätetische Behandlung derselben beschränkte; mir scheint es daher nicht zu den wirksamsten Antiscrofulosis zu gehören. Was die Dose und Form betrifft, so giebt man es gewöhnlich in einfachen Auflösungen in destillirtem Wasser, $\frac{1}{3}$ — $\frac{1}{2}$ Gran pro dosi in nach und nach steigenden Dosen. Diese Anwendung in Tropfen wird von Baudelocque sehr getadelt, und seiner Meinung nach ist sie der Grund, dass das Mittel häufig in Misscredit gekommen ist. Es ist sehr schwierig, durch tropfenweises Messen immer ein gleiches Volumen zu erhalten.

Von einer und derselben Flüssigkeit können z. B. zehn Tropfen in einem Falle zehn Gran, in einem anderen aber auch nur fünf Gran wiegen. Er lässt daher den salzsauren Baryt in einer grösseren Quantität destillirten Wassers, grβ—grj in ℥j auflösen, und diese Auflösung esslöffelweise in steigenden Dosen nehmen, steigt aber nicht höher als bis zu grjjj täglich. Auf diese Art habe auch ich ihn angewandt. Man rühmt vorzüglich auch die Verbindungen dieses Mittels, z. B. die mit Vin. stibiat. (ʒjj—ʒjjj auf ℥j der Auflösung), mit Eisen und bitteren Extracten, zumal bei vielem zähen Schleim und Würmern.

Auch die Verbindung mit Cicuta, so wie auch der gleichzeitige Gebrauch der Plummerschen Pulver werden sehr gerühmt. Baudelocque räth den gleichzeitigen Gebrauch von Bädern mit Kali carbonicum, da der Baryt, wegen leichter Zersetzbarkeit, zu dieser äusseren Anwendung nicht passe.

Der salzsaure Kalk soll dem Baryt hinsichtlich seiner Wirkung zur Heilung der Scrofelkrankheit ziemlich gleich sein. Er wird daher auch auf dieselbe Weise und unter denselben Umständen angewandt. Fourcroy rühmt ihn sehr; und in Holland wird er häufig und mit Nutzen gegen die Scrofeln angewandt. Er wurde besonders von James Wood empfohlen.

Die Goldpräparate.

Nach den Empfehlungen von Chrestien, Niel, Pourché, Legrand, besonders aber Duhamel (Considérations pratiques sur les maladies scrofuleuses et leur traitement par les préparations d'or Paris 1839) zu urtheilen, sollte man glauben, das Gold sei das vorzüglichste, ja fast das einzige Heilmittel der Scrofelkrankheit. Das ist indessen von anderen Beobachtern keineswegs bestätigt. Duhamel wandte vorzugsweise das Stanneas auri an, welches er Kindern anfangs zu $\frac{1}{6}$ Gran (in Pillen) gab, und nach und nach mit der Dosis stieg, jedoch nicht höher als bis zu zwei Gran.

Die Cicuta

ist eines der wenigen Mittel, welches seinen Ruf gegen die Scrofelkrankheit, seitdem es von Störk (Libell. prim. de Cicuta Vind. 1760. Cas. 9 — 10 -- 12 — 13. Libell. secund. 1761. Cas. 10. 19. Supplem. necess. de Cicuta 1761.) zuerst in dieser Hinsicht empfohlen wurde, fortwährend bis auf unsere Zeiten behauptet hat. Noch neulich sagte Neumann davon: „wenn je ein Mittel den Namen eines specifischen verdienen könnte, so ist es ohne Zweifel dieses.“ Von sehr vielen Schriftstellern wird die Wirksamkeit derselben bestätigt (Quarin, Tentamen de Cicuta Vind. 1761. Cas. 6. 9. Rahn in Abhandl. der Naturforscher in Zürich Bd. 11. S. 415. — De Haën, Epist. de Cicuta 1765). Von Einigen z. B. Selle, Cullen wird erwähnt, dass sie zwar zuweilen sich zur Vertheilung scrofulöser Drüsengeschwülste nützlich gezeigt habe, zuweilen aber auch ohne Nutzen gegen dieselben angewandt sei. Kortum schliesst daher, nachdem er sowohl die, die Wirksamkeit dieses Mittels anpreisenden, als auch die dieselbe weniger anerkennenden Autoren angeführt hat. „Ex quibus quidem omnibus elucet, conium in morbo scrofuloso saepe egregiam opem ferre, licet non semper juvet,“ und dies stimmt denn auch mit meinen eigenen, darüber gesammelten Erfahrungen überein. Sie passt besonders, je mehr sich bei der Krankheit eine abnorm vermehrte Reizbarkeit, besonders in der sensibeln Sphäre zeigt. Sie verträgt sich selbst sehr gut mit einem leichten fieberhaften Zustande und entzündlichen Scrofelzufällen. Sehr zweckmässig ist die Verbindung dieses Mittels mit stärkenden oder auflösenden Mitteln. Scrofulöse Anschwellungen zertheilt sie oft besser, als jedes andere Mittel (Hufeland).

Da es in zu grossen Dosen angewandt sehr üble Wirkungen, Schwindel, Flimmern vor den Augen, Kopfschmerzen, selbst Krämpfe, Lähmungen, Ohnmachten u. s. w. hervorbringt, so muss man dabei sehr vorsichtig verfahren. Ein übler Umstand ist auch der, dass die Kraft dieses Krautes, auch abgesehen von der Verschiedenheit, welche in der grösseren oder geringeren Frische desselben begründet ist, noch verschieden ist, je nach dem Standorte, wo es gewachsen ist.

Die kräftigste Wirkung zeigt der frisch ausgepresste Saft des Krautes, den man zu 10—60 Tropfen mit anderen Kräutersäften gemischt nehmen lässt. Sehr häufig wird das Extract angewandt; Neumann warnt indessen vor dem Gebrauche desselben, da es bei einerlei physischen Eigenschaften oft ganz verschiedene Wirkungen habe. Das Pulver des getrockneten Krautes giebt man zu 3 — 6 — 10 Gran pro dosi. In den Gaben muss man immer nach und nach steigen, und nur von dem anhaltenden Gebrauche ist Etwas zu erwarten. Sehr zweckmässig ist die Verbindung mit Antimonialien, Mercurialien und anderen auflösenden Sachen.

Hufeland rühmt auch sehr die Cicutabäder, er nennt dieselben ein grosses und herrliches Mittel, das ihm einige Mal die grössten Dienste geleistet, wo andere Mittel ihn schon verlassen hatten. Er liess diese Bäder auf folgende Art bereiten: 4—6 Hände voll, wo möglich frischen Schierlings (bei Erwachsenen kann man 8 — 12 Hände voll nehmen) werden mit etwas Krausemünze und Kamillen, und 6 — 8 Pfd. Waizenkleie in ein leinenes Säckchen gebunden und mit hinlänglichem Wasser und öfterem Auspressen einige Minuten lang gekocht, sodann dies zu dem Badewasser gegossen, und das Säckchen mit hineingelegt, welches dann im Bade sehr vortheilhaft auf die Localübel aufgelegt werden kann. Der Kranke bleibt Anfangs eine Viertelstunde im Bade, und um sich vor den aufsteigenden Dünsten zu schützen, wird ein Tuch darüber gebreitet, auch wohl ein Tuch mit Essig vor die Nase gehalten.

Herba Jaceae.

Obgleich dieses Mittel schon seit langer Zeit in verschiedenen Nerven- und Hautkrankheiten angewandt wurde (S. K. Strack, de crusta lactea inf. — Haase, D. de Viola tricolore. Erlangen 1782), und den älteren Aerzten auch sehr wohl die antiscrofulöse Kraft desselben bekannt war, so war doch die Anwendung desselben fast in Vergessenheit gerathen, und wurde erst durch die Empfehlungen Stracks, Haase's, Thilenius, Schneider's, Schlegel's u. A. wieder allgemeiner gemacht. Die von diesen und vielen Anderen gesammelten Erfahrungen über seine grosse Wirksamkeit in fast allen Formen der Scrofelkrankheit lassen hoffen, dass es den jetzt erlangten Ruf für immer behaupten werde. Gegenanzeigen hat es fast gar nicht. In einzelnen Fällen, wo Erbrechen und Durchfall darnach entstand, hat man nur die gegebene Dosis zu vermindern. Man lässt dasselbe als Thee in Verbindung mit anderen Kräutern u. dgl., besonders mit Stip. Dulcamar., oder als Decoct, wovon man 1 Pfd. aus ℥β — ℥j bereiten lässt, anwenden. Auch wendet man dasselbe in Pulverform zu ℈β — ℈j; pro dosi an. Für kleine Kinder ist auch der Aufguss mit Milch sehr passend, wovon man einige Theelöffel voll mehrere Mal täglich reichen lässt.

Herba Bidentis tripartitae.

Dies Mittel war früher unter dem Namen Herb. Verbesinae s. Cannabinae in den Apotheken gehalten, wurde aber mehr äusserlich auf Wunden angewendet. Doch gehörte es längst zu den in Russland gegen die Scrofeln gebräuchlichsten Volksmitteln; und nach den darüber gesammelten Erfahrungen scheint es allerdings in dieser Hinsicht Berücksichtigung zu verdienen. Es dient in denselben Fällen, und wird auch in denselben Gaben und Formen verordnet, wie die Herb. Jaceae. Die Verbindung dieser beiden Kräuter zeigte sich besonders nützlich. Die Mittel, welche ein in Petersburg lebender Empiriker, der Bürger Awerin, (der sich durch glückliche Behandlung von Ausschlägen und Scrofeln unter höheren und niederen Ständen grossen Ruf erworben hat) bei seiner Behandlung anwendet, sind eben diese beiden Kräuter, die Herb. Jaceae und Herb. Bidentis tripartitae, welche er als

Thee und Decoct trinken lässt. Ausserdem lässt er in den Ausschlag und die Drüsengeschwülste eine Salbe einreiben, welche bei der damit angestellten chemischen Untersuchung für die bekannte Werlhofsche weisse Mercurialsalbe erkannt wurde.

Folia nucis Juglandis.

Dieselben wurden in den neuesten Zeiten von Negrier als ein vorzügliches Heilmittel der Scrofelkrankheit empfohlen. Er wandte dieselben als Thee von frischen Blättern und in Form der aus dem Extracte bereiteten Pillen an, so wie auch äusserlich zum Verband und zu allgemeinen Bädern. (S. Gazette medicale 1841. No. 32). Auch Nasse fand dieselben bei seinen in der Klinik in Bonn damit angestellten Versuchen sehr wirksam.

Die Kupfersalmiakauflösung.

Obgleich die Anwendung dieses Mittels gegen die Scrofeln erst in der neueren Zeit, und zwar namentlich seitdem sie von Goelis gegen dieselbe empfohlen, allgemein besprochen wurde, so war sie doch schon in viel früheren Zeiten gebräuchlich, da die von Helvetius als Antiscrofulosum sehr gerühmte Stissersche, blaue und grüne Tinktur nach der Angabe Baudelocque's nichts als spirituöse Auflösungen des Kupfersalmiak waren. Die von Köchlin unter dem Namen Liq. antimiasmaticus empfohlene Auflösung [1]) des Cuprum ammoniatum wurde von demselben vorzüglich in der Syphilis, jedoch auch gegen Scrofeln und chronische Hautkrankheiten empfohlen.

Goelis empfahl eine andere Formel:

Cupri sulph. ammoniat. ʒß Aq. font. destill. ʒjv ad de Acid. muriat. dep. q. s. ut nost. coagulum viride liquor fiat pellucidus.

---

1) Cupri raspati ʒj Liq. Ammon. caust. ℥jß Digere per octo dies in vaso aperto saepius agitando usque ad colorem coeruleum. Tunc

Hiervon lässt er ʒjj mit ℥xx Wasser verdünnen, und davon kleinen Kindern einen Theelöffel, grösseren einen Esslöffel voll jederzeit nach der Mahlzeit nehmen, und darauf 2—3 Esslöffel voll Wein. Er sah davon nie üble Zufälle, selbst bei kleinen Kindern, wofern nur kein fieberhafter Zustand vorhanden war; sie zeigte sich ihm besonders nützlich bei scrofulösen Geschwüren und dadurch entstandener Abmagerung. In der Regel trat schon nach 4—5 Tagen Besserung ein (Froriep's Notizen, Bd. 8. No. 10). Auch Jaeger (Rust's Magazin Bd. 21), Schneider (medic. prakt. Adversarien) und Kopp (Beobachtungen aus der ärztlichen Praxis S. 304) rühmen die Wirksamkeit dieses Mittels gegen die Scrofeln. Andere sahen weniger günstige Erfolge, und selbst nachtheiligen Einfluss auf die Gesundheit von der Anwendung desselben. So fällt z. B. Baudelocque folgendes Urtheil darüber: „Je pense, qu'il ne doit jamais faire la base d'une méthode générale de traitement, et qu'on doit le reserver pour les cas, dans lesquels des moyens beaucoup moins dangereux et ordinairement plus actifs, ont echoué." — In zwei Fällen, wo das Jod sich bei Scrofelkranken nicht mehr wirksam zeigte, wandte ich dies nach der Goelis'schen Vorschrift bereitete Präparat an. Dasselbe erregte aber beide Male schon nach den ersten Gaben so beunruhigende Symptome, Uebelkeit, Erbrechen, Schmerzen in der Magengegend, Trockenheit der Zunge u. s. w., dass ich von dem Fortgebrauche abstehen musste.

Oleum jecoris Aselli.

Die Urtheile über die Wirksamkeit des Leberthrans in der Scrofelkrankheit sind noch sehr wenig übereinstimmend. Während Brefeld meint, „es gäbe kein Mittel, das der

decantetur et usui servetur. S. Tinct. Cupri ammoniati Tinct. Cupri ammoniati ℥jj Acid. muriat. q. s. pro satur. (ʒv ℈j) servetur usui. Hujus liquoris ʒj cum Aq. destillat. ℥x constituunt Liquorem depurativum Koechlini; ʒj continet cupri grjv.

Wirksamkeit dieses Mittels hierbei nur im entferntesten gleich käme (Der Stockfischleberthran in naturhistorisch-chemisch-pharmaceutischer Hinsicht u. s. w. Hamm 1835), und durch viele Erfahrungen anderer Aerzte die guten Erfolge der Behandlung mittelst desselben bestätigt werden, sind doch auch viele, welche diese Wirksamkeit entweder gänzlich ableugnen, oder sie dem geringen in dem Leberthran entdeckten Jodgehalte [1]) zuschreiben.

Brefeld sagt, am heilbringendsten beweise er sich da, wo das Knochengewebe vorwaltend ergriffen sei; weniger auffallend und schnell seien seine Wirkungen bei dem Leiden der äusseren Drüsen, zumal so lange es noch nicht zur äusseren Geschwürbildung gekommen sei; fast gar nichts leiste er in den scrofulösen Hautausschlägen, Ophtalmieen, Ohrenausflüssen u. s. w., wenn man von seiner äusseren Anwendung absehe, die sich hier wie bei den äusseren scrofulösen Drüsengeschwülsten vorzugsweise wirksam beweise. Die leichteren scrofulösen Ausschlagsformen verschwänden ohne alle nachhaltigen übeln Folgen auf das einfache öftere Bestreichen mit Leberthran, die hartnäckigeren unter gleichzeitiger Anwendung, geeigneter innerer Mittel, worunter der Aethiops antimonialis vor allen anderen Mitteln den Vorzug zu haben scheine. Auch Kopp rühmt den Nutzen des Leberthrans gegen Scrofeln und Rhachitis ausserordentlich. Nach seiner Ansicht bleibt er bei allen Modificationen dieser Uebel eines der ersten Mittel, das um so schätzenswerther sei, weil es nicht stark angreife, das Nervensystem nicht heftig afficire, und keine sehr beträchtlichen Nebenbeschwerden errege. Er sagt: „wird der Leberthran bei einem scrofulösen Kranken zum ersten Male gehörig angewendet, so äussert sich seine Wirkung gemeinhin günstig, häufig sehr augenscheinlich als alleinige Folge des gebrauchten Thranes, und nicht selten

1) Fränkel (Kinderkrankheiten S. 616) sagt „seinem Gehalte an Kreosot.“ Das ist wohl nur ein Lapsus calami.

wunderbar. Vorzüglich heilt er Scrofeln, die noch nicht gar lange gewährt haben; er bringt dann gewöhnlich eine Aenderung im ganzen Ansehn hervor, die cachectische Farbe verliert sich, das welke Fleisch wird derber, die angelaufenen Drüsen werden kleiner, und zertheilen sich, die Geschwüre, selbst Fisteln, nehmen eine bessere Beschaffenheit an und heilen, Knochengeschwülste werden kleiner und verschwinden; ja ich fand scrofulöse Caries dadurch zu einem glücklichen Ausgang gebracht. Eingewurzelte, mit der Constitution innigst verwebte, vieljährige, aus der Kindheit bis über die Mannbarkeitsentwickelung hinaus verschleppte Scrofeln sah ich zwar auf den anhaltenden Gebrauch dieses Mittels sich bedeutend bessern, aber die Besserung war nicht anhaltend, und wenn man endlich mit dem Leberthran aufhörte, so stieg das Uebel allmählig wieder auf seinen früheren Grad. Für solche Fälle passt er nicht, und er kann dann nur als Beihülfe oder als Zwischenmittel dienen. Auch ist er in Fällen von inneren Scrofeln mit Gekröstuberkeln, scrofulöser Atrophie, wenn die Verdauung es gestattet, zu berücksichtigen."

Auffallende Beispiele von der Wirksamkeit desselben erzählen auch Gumpert (Hufeland's Journal 1828), Günther (Jahrb. der med. Gesellschaft zu Würzburg), Heinecken, Knod v. Helmenstreit (Hufeland's Journal 1832) u. A. — Ruete fällt kein so günstiges Urtheil darüber (a. a. O. S. 86); Kramer meint (a. a. O.), dass dasselbe sich eher für den Magen eines Esquimaux als eines Europäers passe, und wenn man, wie z. B. Dr. Veiel in Cannstadt (s. Riecke a. a. O. S. 654) seine Kranke täglich 24 Esslöffel voll des reinen Leberthrans nehmen lässt, so ist das allerdings wohl richtig. Man findet es indessen gar nicht so schwer, den Kranken Leberthran beizubringen, wie man dies gewöhnlich, seines übeln Geruchs wegen, voraussetzt. Selbst Kinder schlucken ihn esslöffelweise oft besser wie manche andere, viel weniger widrig scheinende Arzneien, und sträuben sich dagegen weniger, wie z. B. gegen das Einnehmen der Jodsolutionen. Was aber die hochgerühmte Wirksamkeit desselben in der Scrofelkrankheit anbetrifft, so habe ich dieselbe bei meinen damit angestellten Versuchen durchaus nicht bestätigt gefunden. Gerade bei den Formen, bei welchen er von Brefeld, Kopp u. A. besonders gerühmt wird, sah ich gar keine Erfolge davon. Nützlicher fand ich die Anwendung desselben bei scrofulösen Affectionen der Schleimhäute, besonders der Respirationsorgane, wo überhaupt fette Oele sich palliativ hülfreich zu erweisen pflegen. Von der Aechtheit des von mir angewandten Präparats kann ich zwar nicht mit positiver Gewissheit überzeugt sein, habe aber auch keine Ursache, dieselbe zu bezweifeln, da es aus Apotheken bezogen war, welche immer gute und reine Präparate zu liefern pflegen. Ich gab zwei Mal täglich einen Esslöffel voll.

Die Thierkohle.

Verkohlte thierische Substanzen wurden in alten Zeiten ziemlich häufig als innere und äussere Heilmittel angewandt. In verschiedenen Zusammensetzungen zu Kropfpulvern u. dgl. machen gebrannte Schuhsohlen, gebranntes Scharlachtuch u. s. w. wichtige Bestandtheile aus. In den älteren Pharmacopoeen findet man gebrannte Maulwürfe, Igel u. dgl, aufgeführt. Doch gehörten diese Mittel zu den gänzlich obsolet gewordenen, bis Weise im Jahre 1819 die thierische Kohle wieder als ein vorzügliches Heilmittel in verschiedenen Krankheitszutänden, und besonders auch in der Scrofelkrankheit anempfahl Diese Empfehlung wurde dann auch von Gumpert, Rothhamel, Wagner, Pitschaft, Kuhn und Duplan bestätigt. Andere, z. B. Richter, sahen wenig, Baudelocque gar keine günstige Erfolge von der Anwendung dieses Mittels bei den Scrofeln. Es soll stark auf die Gebärmutter wirken. Schweisse und Ausschläge im Gesicht, und bei gesunden Personen schmerzhafte Anschwellungen der Brustdrüse und Parotiden hervorbringen. Man giebt dasselbe in Pulvern zu griij — grv zwei Mal täglich.

Zweite Abtheilung.

Von den einzelnen Scrofelsymptomen.

A. Scrofulöse Affectionen äusserer Organe.

I. Aeussere Drüsengeschwülste.

Die Erscheinung geschwollener Drüsen an der äusseren Oberfläche des Körpers, und namentlich am Halse, ist ein sehr häufiges, wenn auch keineswegs constantes und characteristisches Zeichen der Scrofelkrankheit. Dieselbe kann aber auch in hohem Grade und lange Zeit hindurch stattfinden, kann sogar einen tödtlichen Ausgang nehmen, ohne dass während des ganzen Verlaufs dieses Symptom beobachtet wäre. Dagegen erscheinen dergleichen Geschwülste öfters unabhängig von der Scrofelkrankheit aus anderen Ursachen. Hierhin gehören z. B. die zuweilen nach Erkältung entstehende Anschwellung der Halsdrüsen, die zuweilen auch nach zurückgetretenen Ausschlägen, bei Störungen der Menstruation, Hämorrhoidalstockungen u. dgl. beobachtet werden. Es ist bekannt, dass in der Pubertätsperiode bei jungen Leuten die Inguinaldrüsen zuweilen anschwellen, wie dies auch oft bei Frauen im Anfange der Schwangerschaft stattfindet.

Bei stillenden Frauen finden oft geschwollene Achseldrüsen statt. Diese und manche andere Affectionen, so wie auch syphilitische Bubonen, Geschwulst der Parotis, manche Balggeschwülste u. s. w. haben bei ihrem ersten Auftreten viel Aehnliches in ihrer äusseren Erscheinung mit scrofulösen Drüsengeschwülsten, unterscheiden sich aber von denselben wesentlich nicht allein hinsichtlich ihrer Entstehung, sondern auch durch ihren Verlauf.

Wirkliche scrofulöse Drüsengeschwülste sind allein diejenigen, welche aus einer Ablagerung der Scrofelmaterie in die Drüse selbst, oder in das sie dicht umgebende Zellgewebe entstehen. Dieselbe sind hinsichtlich ihrer ersten Erscheinung durchaus auf das kindliche und jugendliche Alter beschränkt; wo sie in reiferen Jahren beobachtet werden, sind sie aus diesen früheren Lebensperioden mit herübergeschleppt. Fast immer tragen die daran Leidenden mehr oder weniger Zeichen des scrofulösen Habitus an sich, und es finden ausser den Drüsengeschwülsten noch anderweitige Symptome der Scrofelkrankheit statt.

Sie erscheinen in der Form dicht unter der Haut liegender, etwas elastischer, wenig schmerzhafter, mehr oder weniger beweglicher, runder oder eiförmiger Anschwellungen. Die dieselbe bedeckende Haut ist Anfangs unverändert, und lässt sich darüber hin und her schieben. Hinsichtlich der Grösse variiren dieselben von der einer Erbse, Bohne bis zu der eines Hühnereies. Die einen noch grösseren Umfang habenden Anschwellungen dieser Art entstehen dadurch, dass mehrere benachbarte, afficirte Drüsen bei ihrer weiteren Anschwellung zusammentraten, und so eine einzige Geschwulst bilden, die sich mehr oder weniger höckerig anfühlen lässt.

Nachdem diese Geschwülste kürzere oder längere Zeit in diesem Zustande verharrt haben, werden sie nach und nach härter, und nehmen an Umfange zu. Die dieselbe bedeckende Haut wird an einer oder der anderen Stelle unbeweglich, lässt sich nicht mehr darüber hin und her schieben, und nimmt eine mehr oder weniger intensive und extensive Röthe an. Zugleich wird dieselbe auch etwas, jedoch nie sehr bedeutend, schmerzhaft. Es zeigt sich dann in der Mitte der gerötheten Stelle Fluctuation, dieselbe nimmt aber immer nur einen kleinen Theil der Geschwulst ein. Die fluctuirende Stelle bricht endlich auf, und es entleert sich aus derselben eine im Verhältniss zur Grösse der Geschwulst, immer nur geringe Menge der eigenthümlichen erweichten Scrofelmaterie als eine eiweissartige molkenähnliche Flüssigkeit, untermischt mit einer, geronnener

Milch ähnlichen, Substanz, flockigen Körperchen, und mehr oder weniger wirklichem Eiter.

Die Grösse der Geschwulst wird dadurch gewöhnlich nur wenig verringert, eben so auch die Härte derselben, und die Röthe der sie bedeckenden Haut. Dies geschieht erst, wenn die entstandene Oeffnung nach und nach grösser und tiefer, und das entstandene scrofulöse Geschwür mehr ausgebildet wird.

Die Veränderungen, welche in dem Innern scrofulöser Drüsen vor sich gehn, sind stufenweise, je nachdem die Masse der darin abgelagerten Scrofelmaterie mehr und mehr zunimmt.

Zuerst sind diese Drüsen angeschwollen; man bemerkt eine Ueberfüllung der Haargefässe mit Blut, rothe Färbung des Gewebes und eine grössere Festigkeit desselben; der Durchmesser der Lymphgefässe ist etwas grösser als im gesunden Zustande; unter dem Mikroskop betrachtet sieht man zerstreut in dem Parenchym mehr oder weniger zahlreiche sehr kleine sphäroidische, blassröthliche Körperchen (So fand ich es wenigstens in allen von mir untersuchten, wirklich scrofulösen Drüsen im Anfange der Ablagerung; Guersent und Ruete behaupten dagegen, dass man in diesem Stadium noch keine Spur von der, erst später erfolgten, eiweissstoffigen Exsudation finde; dann ist die Drüse aber auch noch nicht scrfoulös; sie ist nur entzündet, und diese Entzündung entstand wahrscheinlich ganz unabhängig von der Scrofelsucht; die durch irgend eine Ursache, z. B. Erkältung, in den Entzündungszustand versetzte Drüse wird aber unfehlbar scrofulös, wenn der Patient mit einem scrofulösen Habitus begabt ist).

Nach und nach wird die Organisation der Drüse, indem die Menge der in Form runder Körperchen darin abgelagerten Scromaterie mehr und mehr zunimmt, jene zusammentreten, und sich zuletzt zu einer compacten Masse vereinigen, in ein dichtes grauliches und fast faseriges Gewebe verwandelt. Doch sind noch immer Gefässe und Zellgewebe derselben zu unterscheiden (wenigstens unter dem Mikroskope). Indem aber die fremdartige Masse auf diese Gefässe und Zellgewebe einen anhaltenden Druck ausübt, wird die Resorption derselben veranlasst, und bei lang bestehender und weit vorgeschrittener Degeneration kann man auch unter dem Mikroskope keine Gefässe und überhaupt keine organische Structur mehr entdecken. Auch lassen sich solche Drüsen dann nicht mehr injiciren, was im Anfange der Affection noch sehr gut geht. Man vergleicht sehr passend das Ansehn und die Consistenz einer so afficirten Drüse mit einer gekochten Kastanie. Die darin enthaltene Scrofel- oder Tuberkelmasse geht nun entweder in Erweichung über, wobei gewöhnlich zugleich Eiterung der umliegenden Theile eintritt, welche auch, nachdem der Scrofelstoff schon ausgestossen ist, zuweilen noch fortdauert. Gewöhnlich geht aber nicht die ganze Masse der in einer Drüse abgelagerten Scrofelmaterie zugleich in Erweichung über, sondern dieser Erweichungsprozess findet zuerst nur in der mehr nach der Oberfläche des Körpers zu gelegenen Hälfte derselben statt. In anderen Fällen nimmt die Desorganisation den Ausgang in Resorption der weichen Theile, während kohlensaurer und phosphorsaurer Kalk als unschädliche Masse zurückbleiben.

Ueberall, wo Lymphdrüsen ihre Lage haben, werden auch diese Geschwülste beobachtet. An der äussern Oberfläche des Körpers daher am häufigsten an den Seiten des Halses, an den Winkeln des Unterkiefers, dicht vor und unter dem äussern Ohre, im Nacken, in den Achselhölen und in den Weichen. Gewöhnlich existiren mehrere dieser Geschwülste und an verschiedenen Orten zugleich, oft von ausserordentlicher Grösse und in grosser Anzahl. Man hat sie zugleich am Halse, an den Schläfen, der Stirn und oben an der Brust beobachtet [Amatus Lusitanus, Curat. med. cent 111 curat. 54]; in einem anderen Falle am Halse, unter beiden Kinnladen, auf der Brust und sogar um die Geschlechtstheile (M. N. C. Dec. II. ann. 4. app. p. 95). Hünerwolf erzählt einen Fall, wo viele eigrosse, weiche, unschmerzhafte Geschwülste den ganzen Arm mit Ausnahme der Gelenke von der Schulter bis zum Handgelenk einnahmen (ibidem ann. V. obs. 21.) Man hat einige Mal beobachtet, wie solche Geschwülste an den Fingern oder Zehen anfangen, und sich über die Hand oder den Fuss bis zum Arm und Schenkel hinauf erstrecken (White, über Scrofeln und Kröpfe S. 38.), eine Kette von Drüsengeschwülsten von der Achselhöle zu den Brustdrüsen oder von dort zum Rücken hin, von den Weichen über die Lenden u. s. w. bilden. Ueberhaupt zeigen dieselben in ihrer successiven Ausbildung eine gewisse Continuität, und gehen von einem Drüsenconvolut unter Vermittelung der dazwischen liegenden Lymphgefässe zum anderen über, indem die letzteren gleichfalls anschwellen und verhärten, so dass das Ganze gleichsam knotige Stränge bildet, die hie und da deutlich gefühlt werden (Scrofulae concatenatae). Am Halse findet man oft diese Drüsen so reihenweise neben einander liegen, dass man meinen möchte, man ergreife Reihen von Erbsen oder Haselnüssen, welche durch Schnüre an einander gehalten werden (Joerg, Kinderkrankheiten §. 729). Jahn erwähnt eines Judenjungen, bei welchem sich eine, vom Nacken bis zum After längst des Rückgrats hinunter erstreckende Kette nussgrosser scrofulöser Drüsengeschwülste vorfand (System der Kinderkrankheiten). In einem von mir beobachteten Falle erstreckte sich bei einem 10jährigen Knaben eine solche Reihe ganz gleich grosser Geschwülste unter dem Kinn durch, von einem Ohre zum anderen, die sich nach geschehener Einreibung mit einer Salbe von dunkler Farbe wie ein regelmässiger Backenbart ausnahm.

Bei Kortum (a. a. O. T. 1. p. 64.) finden sich mehrere Beobachtungen von Prückel, Barbette, Pechlin, de Haen, Klinkosch u. A., wo dergleichen Geschwülste sich gleichmässig über alle Theile des Körpers verbreitet, vorfanden.

Es werden durch das Vorhandensein dieser Geschwülste an der äusseren Oberfläche des Körpers bedeutende Entstellungen, ausserdem aber auch mancherlei Beschwerlichkeiten und Zufälle, durch den Druck, den sie auf Nerven und Blutgefässe ausüben, hervorgebracht. Dergleichen Geschwülste, von bedeutender Grösse den Hals umgebend, bewirken oft Respirationsbeschwerden, und können sogar Anlage zum Schlagfluss geben. Man hat einige Mal bemerkt, dass bei schon etwas erwachsenen Kindern sich auf derjenigen Seite Schielen einstellte, an der die Halsdrüsen anfingen, sich zu verhärten, und dass es sich mit der Abnahme der Drüsengeschwülste wieder verlor (C. B. Fleisch, Handbuch über die Kinderkrankheiten Bd. 3.), welches Ruete aus der Verbindung des sympathischen mit dem 5ten Nervenpaare erklärt. In einigen Fällen hatte die Erscheinung äusserer Drüsengeschwülste eine Besserung des Allgemeinzustandes zur Folge gehabt.

Bedeutende Schmerzen werden durch dieselben selbst dann nicht erregt, wenn sie in Erweichung und Eiterung übergehen. Sie widerstehen oft Iahre lang der radicalen Heilung; oft bleiben sie lange Zeit gänzlich unverändert, im Frühjahre werden sie gewöhnlich kleiner, verschwinden auch wohl ganz, erscheinen aber im Herbst von neuem wieder. Einige wollen auch eine mit dem Mondswechsel correspondirende Veränderung in dem Umfange derselben beobachtet haben (Hünerwolf — Klaunig — Russel).

Behandlung. Während in vielen Fällen äusserer scrofulöser Drüsengeschwülste, wo dieselben nicht von sehr grossem Umfange oder in grosser Zahl vorhanden sind, und nicht etwa durch ihren Sitz gefahrdrohende Symptome erregen, die pharmaceutische allgemeine und örtliche Behandlung sehr wohl entbehrt werden kann, ist dagegen die Befolgung der oben zur Verhütung und Heilung der Scrofelkrankheit überhaupt angegebenen, diätetischen Regeln, zu ihrer Entfernung unumgänglich nothwendig. Bleiben die damit Behafteten noch fortwährend den ungünstigen Einflüssen ausgesetzt, durch welche das Uebel bewirkt wurde, so werden sich diesen äusseren Geschwülsten sicher auch bald solche in inneren Theilen und andere Gefahr bringende Symptome beigesellen. Passende Nahrungsmittel, reine Luft und hinlängliche körperliche Bewegung nebst guter Hautkultur sind die wichtigsten Mittel zur Bekämpfung derselben. Unter den innerlich anzuwendenden Medicamenten sind hier hauptsächlich die frisch ausgepressten Kräutersäfte, die Antimonialien, die Herba Iaceae und Bidentis tripartitae und endlich vorzüglich die Lugol'sche Jod-Cur zu berücksichtigen. In der hartnäckigen Form der Scrofelkrankheit, wo unter dem Unterkiefer viele Geschwülste so gross und grösser wie Taubeneier bemerkt wurden, liess Mojsisovics im Wiener Krankenhause täglich 3 Mal ½ Gran Jod mit grjj Pulv. Lycopodii in die Zunge einreiben, und der Erfolg übertraf alle Erwartung. Da diese Geschwülste sehr häufig bei torpiden, trägen, verschleimten Subjekten statt finden, so wird man nach den oben angegebenen Anzeigen genöthigt sein, von Zeit zu Zeit ausleerende Mittel anzuwenden. Ein zuweilen gereichtes Brechmittel scheint die Zertheilung besonders zu begünstigen.

Bei der örtlichen Behandlung dieser Geschwülste kann man, wie schon Galen lehrte, dreierlei beabsichtigen: nämlich 1) sie zu zertheilen, 2) sie durch Vereiterung zu entfernen, oder 3) sie mittelst eines Causticum oder des Messers oder der Ligatur zu exstirpiren.

So lange man das Uebel nur für ein örtliches hielt, musste die letztere Indication für die zweckmässigste und wichtigste gelten; es finden sich daher auch in den älteren medicinischen Schriften vielfache Anweisungen, wie man diese Geschwülste weg brennen oder ätzen, ausschneiden oder abbinden soll, so wie auch viele Beobachtungen, wo dies ausgeführt ist. Nach unseren jetzigen Ansichten können wir davon keinen Nutzen erwarten. Nur in den Fällen, wo eine oder mehrere solcher Geschwülste durch den Druck, welchen sie auf die sie umgebenden Theile bewirken, lebensgefährliche Symptome hervorrufen, könnte es angezeigt sein, dieselben auf directe Weise und zwar am besten mittelst des Messers zu entfernen. Es ist zuweilen der Fall, dass. nachdem schon längst alle Symptome der Scrofelkrankheit durch ärztliche Behandlung oder durch den Fortgang der Zeit besiegt und verschwunden sind, an irgend einer Stelle an der äusseren Körperfläche die eine oder andere schmerzlose aber oft steinharte Drüsengeschwulst zurückbleibt, die hartnäckig allen erweichenden und zertheilenden Mitteln widersteht. Dies rührt davon her, dass die Scrofelmaterie das Parenchym der Drüse gänzlich verdrängt hat und dann in den oben erwähnten verhärteten Zustand übergegangen ist. Es hat sich aus dem umliegenden Zellgewebe eine Cystis gebildet und aus der Scrofeldrüse hat sich eine kalkartige, Concrement enthaltende Balggeschwulst gebildet, die man mit Recht wie jede andere Balggeschwulst behandelt i. e., wenn sie im Wege ist und die Oertlichkeit es zulässt, am besten mittelst des Messers exstirpirt. Dadurch wird gewöhnlich das Uebel radical geheilt, wenn man auch selbst den Sack zurücklässt. [1])

---

[1]) Ein hieher gehöriger Fall wurde vor einiger Zeit von mir behandelt. Derselbe betraf einen 22jährigen jungen Mann, welcher in vielen Narben am Halse, auf der Brust und in der Achselhöhle Zeichen des früher stattgefundenen bedeutenden Scrofelleidens an sich trug. Er war nun, seiner Aussage nach, schon seit mehreren Jahren völlig geheilt; an der rechten Seite des Halses, an dem oberen Rande des Schlüsselbeines, war aber eine wallnussgrosse runde bewegliche Geschwulst zurückgeblieben, welche schon seit mehreren Jahren nicht grösser und nicht kleiner wurde, durchaus nicht schmerzte, aber einige Unbequemlichkeit, besonders beim Umlegen einer Halsbinde verursachte. Sie liess sich fast steinhart anfühlen. Da es sich bei der von mir unternommenen Exstirpation fand, dass die Geschwulst sich viel weiter, als vorauszusehen war, nach innen erstreckte, und die völlige Lostrennung des Sackes nicht ohne grosse Schwierigkeit und, wegen der nahe liegenden Gefässe, auch nicht ohne Gefahr bewerkstelligt werden konnte, machte ich einen Einschnitt in den letzteren, welcher eine Dicke von mehreren Linien hatte. und entfernte mit-

Wenn es gelingt durch Anwendung der die zweite Indication erfüllenden Mittel die Geschwülste zur Eiterung zu bringen, so hat man dadurch nichts gewonnen, als dass man die Drüse nun in ein scrofulöses Geschwür verwandelt hat. Da aber die Erfahrung lehrt, dass unter übrigens gleichen Umständen die Heilung des Geschwürs schwerer gelingt, als die Zertheilung der Geschwulst, so dürfte die Anwendung solcher Mittel keineswegs zweckmässig scheinen.

Was die Anwendung der zertheilenden äusseren Mittel anbetrifft, so hat man hie und da dafür gewarnt, dieselben allein, ohne den gleichzeitigen Gebrauch innerer Mittel anzuwenden, da es sehr nachtheilig sein würde, wenn die Geschwülste verschwänden, ohne dass der Allgemeinzustand gebessert würde. Diese Besorgniss ist wohl unbegründet. Die Wirkung der zertheilenden Mittel ist keineswegs so schnell und so sicher. Hat sich der Allgemeinzustand nicht von selbst oder durch Anwendung der passenden diätetischen und pharmaceutischen Mittel gebessert, so bleiben die zertheilenden Mittel schon von selbst wirkungslos.

Bei den von verschiedenen Schriftstellern angeführten Beobachtungen, wo nach dem Verschwinden oder frühzeitigem Erweichen solcher äusseren Geschwülste edlere innere Theile ergriffen wurden, scheint dies mehr der weiteren stufenweisen Entwickelung der Scrofelkrankheit selbst, als den etwa angewandten äusseren Mitteln zuzuschreiben zu sein, da ein solches Alterniren eben sowohl beobachtet wird, wo dergleichen nicht gebraucht waren.

---

telst der Pincette und Einspritzungen das Contentum, welches sich als eine bröcklige, wenig agglomerirte, schmutzigem Sandzucker ähnliche Masse darstellte. Es wurden dann noch eine Zeit lang Einspritzungen von einer Jodsolution in die Wunde und Einreibungen einer Jodsalbe in die Umgegend derselben gemacht. Nach einigen Wochen war die Wunde geheilt, und die Geschwulst völlig verschwunden.

Es lässt sich aber nicht läugnen, dass der Gebrauch dieser äusseren zertheilenden Mittel, wenn nicht gefährlich, doch sehr oft unnütz ist, da es wenig helfen kann, die eine oder die andere Drüsengeschwulst, welche vielleicht gar keine Beschwerden verursachte, zertheilt zu haben, während der Organismus noch in voller Thätigkeit ist, neue zu bilden. Am zweckmässigsten ist es daher, solche Mittel äusserlich anzuwenden, deren Wirkung nicht allein local bleibt, sondern welche durch Resorption zugleich auch auf den ganzen Organismus wirken. Hier steht nun das Jod mit seinen Salzen und Präparaten oben an. Die mit demselben bereiteten Salben und Umschläge sind unstreitig die wirksamsten Mittel zur Zertheilung.

Das gilt vorzüglich von der von Lugol empfohlenen Salbe (aus grxjj Jod, ʒjj Jodkali und ℥jj Fett), in welcher man die Quantität des zugesetzten Jods und Jodkalis nach und nach steigert.

Wo keine Salben vertragen werden, wie dies öfter der Fall ist, wendet man am besten die gleichfalls von Lugol vorgeschlagene Auflösung von grjj-grjjj-griv und des doppelten Kali hydriod. in ℔j destillirtem Wasser (Solution jodurée pour l'usage exterieur) als Umschlag an.

Die Brompräparate sind gleichfalls mit grossem Nutzen zur Zertheilung dieser Geschwülste äusserlich angewandt.

Die Zahl der ausserdem zur Zertheilung dieser Geschwülste empfohlenen äusseren Mittel ist ausserordentlich gross, und die meisten derselben haben sich wenig, als ihrenZweck erfüllend, bewährt. Ich erwähne hier nur die wichtigsten von den noch jetzt gebräuchlichen Mitteln dieser Art. Viele der innerlich gegen die Scrofelkrankheit angewandten Mittel werden auch äusserlich als Fomente, Cataplasmen, Salben oder Pflaster in Gebrauch gezogen. Die am meisten gerühmten dieser Art sind: Umschläge einer Auflösung von Kochsalz oder Seesalz -- von Kali caustic. u. carbonic. (Gregory — van Gesscher), von Seife in Milch aufgelöst (Kortum), oder Rp. Sapon. commun. ℥jj solve in Aq. Calcis c. foliis Cicut. inf. Libr.; (Kaempf), das Meerwasser schon von Plinius, später besonders von Sauvages, und zu Umschlägen mit Fol. Absynthii, und von Russel mit Ol. Tart. per deliquium gemischt empfohlen, Einreibungen mit flüchtigen Salben, mit einem Liniment aus Seife in Lixivio Calcis vivae aufgelöst, welches heiss aufgelegt werden soll (Faure), aus verschiedenen empyreumatischen Oelen, besonders Petroleum und Ol. animal. Dippelii, mit Ochsengalle und Seifenspiritus, mit einem Liniment aus Ochsengalle Oel und Küchensalz (Dr. Streit), mit Ol. laurin. expr., mit Mercurialsalben, mit einem Zusatze von Schierlingsextract, Camphor, Ammonium carb. u. a. flüchtigen Mitteln; Bedecken der Geschwülste mit verschiedenen Pflastern, Empl. merc. — Cicut. — Belladonnae — saponat. — de Gum. Ammon. — de Galbano croc. etc. mit einem Zusatze von Extr. Cicut. — Camph. u. dgl. Die frisch zerquetschten Blätter der Cicuta — der Digitalis — Dulcamara u. s. w. als Umschlag aufgelegt, oder Umschläge aus den getrockneten Blättern dieser Pflanzen mit gewöhnlichem Wasser, mit Seewasser, mit Kalkwasser, mit einer Kochsalzauflösung mit Essig oder Bleiwasser gekocht.[1]) — Warme Dämpfe aus blossem Wasser oder aus Wasser mit Essig oder Spiritus, mittelst eines Trichters an die Geschwülste geleitet; Räucherungen aus verschiedenen Harzen, aus Bernstein etc.; — trockene Umschläge mit aromatischen Kräutern und Camphor oder auch nur mit warmem Mehl, Kleie oder Sand gefüllten Beuteln, endlich auch die Electricität und der mineralische Magnetismus. Viele der hier aufgezählten Mittel sind auch von mir mehr oder weniger häufig in Gebrauch gezogen; da ich aber fand, dass keines derselben den oben angeführten Jodzusammensetzungen an Wirksamkeit gleich

1) In England ist ein sehr beliebtes Volksmittel zur Zertheilung torpider Scrofelgeschwülste — die Lake von eingesalzenem Rindfleisch.

kam, so habe ich mich in der letzteren Zeit ausschliesslich auf die Anwendung dieser beschränkt. Die Einreibung des stinkenden Leberthrans zeigte mir bei weitem nicht die von seinen Empfehlern angegebene Wirkung; — die Anwendung von Pflastern jeder Art hatte fast immer die keineswegs gewünschte Wirkung, dass dadurch die Eiterung und Erweichung der Geschwulst befördert wurde. Selbst die so sehr gerühmte Hufelandsche Salbe that in den meisten Fällen gar nichts.

Zeigen sich bedeutende Schmerzen in der Geschwulst, so soll man einige Blutegel ansetzen, und warme beruhigende Umschläge machen. Durch beides, und zwar besonders durch das Ansetzen der Blutegel, wird aber der Uebergang in Erweichung und Eiterung vorzüglich befördert. Hier könnten auch die von Lugol empfohlenen Cataplasmes jodurés wirksam sein.

Stellt sich schon Fluctuation ein, so suche man auch dann, wo die Oertlichkeit es erlaubt, den Aufbruch der Geschwulst noch so lange als möglich zu verspäten. Hat der Erweichungsprocess in einer Drüse einmal begonnen, so pflegt derselbe nicht eher zu enden, bis dieselbe vollständig erweicht ist, die schon erweichten Partieen scheinen aber eine auflösende Kraft auf die noch zurückgebliebenen unaufgelösten auszuüben, so dass das vollständige Weichwerden der Geschwulst immer viel schneller vor sich geht, so lange sie noch als Abscess besteht; je länger dieser daher ungeöffnet bleibt, um so schneller wird die Heilung des darnach entstandenen Geschwüres gelingen. Bemerkt man indessen, dass der Eiter sich senkt oder ausbreitet, und Gänge zu bilden droht, oder muss man befürchten, dass derselbe den Knochen berühren, und Caries desselben bewirken könnte, so muss man allerdings die Geschwulst baldmöglichst mittelst eines Einschnittes oder Aetzmittels öffnen. Goelis räth besonders die hinter den Ohren sich bildenden Scrofelgeschwülste immer baldmöglichst zu öffnen, weil sonst leicht Caries der

Kopfknochen entstehen würde. Es ist rathsamer, gleich die Oeffnung nicht zu klein zu machen, vielmehr der Wunde eine längliche Gestalt zu geben.

Einige der hieher gehörigen Drüsengeschwülste werden mit besonderem Namen bezeichnet. Dies sind:

a) Der scrofulöse Kropf — struma scrofulosa.

Im Allgemeinen erhält eine jede unschmerzhafte Geschwulst, die mit einer breiten Grundfläche am vorderen und oberen Theile des Halses aufsitzt, den Namen des Kropfes. Nicht jeder Kropf ist aber scrofulöser Art.

Der wirklich scrofulöse Kropf ist gar nicht so häufig; als solcher kann nur der Zustand gelten, wo entweder in dem Gewebe der glandula thyreoidea selbst oder zwischen derselben und der sie einhüllenden Haut, oder endlich in dem sie dicht umgebenden Zellgewebe eine Ablagerung von Scrofelmaterie stattgefunden hat. In der so afficirten Schilddrüse gehen eben solche stufenweise Veränderungen vor, wie sie oben bei der Darstellung scrofulöser Drüsengeschwülste überhaupt angegeben wurden. In den meisten Fällen ist die ganze Drüse ergriffen, zuweilen aber auch nur ein Lappen derselben. Von aussen fühlt sich ein solcher Kropf gewöhnlich hart, uneben, aber nicht höckerig an. Entwickelt sich darin ein theilweiser Eiterungsprocess, so ist das entstandene Geschwür ein wirklich scrofulöses. Scrofulöse Kröpfe erreichen auch selten eine so bedeutende Grösse, als die anderen Arten. Zur Erkenntniss derselben dient der dabei stattfindende scrofulöse Habitus und das gewöhnlich gleichzeitige Vorhandensein anderer Symptome dieser Cachexie. Zuweilen entsteht er aber auch erst, wenn die Spuren der scrofulösen Dyscrasie durch die Evolutionsperioden schon längst verwischt sind, und wird dann oft verkannt. Diejenige Art desselben, wo die Ablagerung nicht in der Drüse selbst, sondern nur auf derselben statt findet, geht viel häufiger und schneller in Erweichung über, als es bei der ersten Art der Fall ist.

Das über die durch scrofulöse Drüsengeschwülste hervorgerufenen Entstellungen, Beschwerden und gefahrbringenden Zufälle oben Gesagte, gilt wegen Grösse und Lage der hier afficirten Drüse, am allermeisten für diese Affection. Gewöhnlich sind ausser der Schilddrüse auch noch mehrere der umliegenden Drüsen afficirt, wodurch dann die Deformität und auch die Beschwerden bedeutend vermehrt werden. Es entsteht dadurch häufig ein etwas keichender, pfeifender Athem und eine heisere Stimme, als Folge des Druckes auf die Luftröhre. Noch gefahrdrohender sind die Symptome, wo sich die Vergrösserung der Drüse mehr an der inneren Seite und nach der Brust zu ausbildet (Strumae internae). Durch diese entstehen oft sehr bedeutende Beschwerden durch Druck auf die Speiseröhre, Gefässe und Nerven des Halses, namentlich erschwertes Schlingen, grosse Angst, heftiges Klopfen der Carotiden, und selbst tödtlich werdende Apoplexieen (Kreysig Herzkrankheiten, Th. I. S. 306). Die Veranlassung, dass ein solcher Kropf sich mehr nach innen als nach aussen ausbildete, schien zuweilen ein äusserer Druck zu sein.

Die Behandlung des scrofulösen Kropfes ist dies anderer scrofulöser Drüsengeschwülste. Ausser dem Jod, dem vorzüglichsten Heilmittel desselben, ist hauptsächlich auch die Thierkohle als solche zu berücksichtigen. Diese beiden Substanzen machen die wichtigsten Bestandtheile der meisten und bewährtesten Kropfmittel aus. Den inneren Gebrauch des gebrannten Meerschwamms fand ich hier wirksamer als den des Jods selbst. In Verbindung mit Einreibungen aus Jodsalbe wird derselbe fast nie seine Wirkung verfehlen.

Die zur Heilung des Kropfes vorgeschlagenen und hie und da ausgeführten, chirurgischen Operationen, Einziehung eines Eiterbandes, Application eines Aetzmittels, Unterbindung der Arteria thyreoidea, oder gar die Exstirpation sind daher bei dieser Art desselben niemals angezeigt. Selbst unter solchen Umständen, welche, wie oben erwähnt wurde, die Entfernung anderer scrofulöser Drüsengeschwülste nothwendig und passend machen, nämlich, wenn die in denselben enthaltene Scrofelmaterie in einen verhärteten Zustand übergegangen ist, und dadurch hartnäckig allen zertheilenden Mitteln widersteht, darf man doch die Excision der verhärteten Schilddrüse nicht unternehmen, da die mit dieser Operation verbundene Gefahr und Schwierigkeit der Ausführung bei weitem mehr zu fürchten ist, als die durch das Vorhandensein eines solchen Kropfes entstandene Unbequemlichkeit.

b) Die scrofulöse Brustdrüse unterscheidet sich von den aus anderen Ursachen entstandenen Affectionen dieser Drüse (Entzündliche, Milchknoten, Balggeschwülste, Medullarsarkom, Scirrhus, Krebs, Blutgeschwulst) durch das Alter der Kranken, durch die allgemeinen Zeichen der Scrofelkrankheit, und besonders den Umstand, dass in der Regel mehrere, oft eine sehr grosse Anzahl kleinerer Anschwellungen in der Brustdrüse zu fühlen sind.

c) Der scrofulöse Bubo könnte mit einem syphilitischen verwechselt werden, besonders wenn er, wie es sehr oft der Fall ist, sich einem einfachen Tripper zugesellt. Die eben angegebenen Umstände, die geringere Schmerzhaftigkeit, das Nichtvorhandensein von Geschwüren werden aber die Diagnose sichern.

II. Scrofulöse Abscesse im Zellgewebe unter der Haut.

Die äusseren Erscheinungen bei der Entstehung dieser Abscesse sind folgende: Bei Subjecten mit scrofulösem Habitus, bei welchen gewöhnlich schon anderweitige örtliche Symptome der Scrofelkrankheit noch jetzt stattfinden, oder früher stattgefunden haben, zeigt sich in irgend einem Körpertheile, sehr häufig an den Seiten des Brustkastens, auf dem Brustbeine, dem Rücken, dem Halse, am Oberschenkel u. s. w., aber auch fast an jedem anderen Theile des Körpers, eine diffuse, mit der übrigen Haut gleichfarbige, schmerzlose, härtliche Geschwulst, die sich von einer scrofulösen Drüsengeschwulst durch ihre viel breitere Basis und geringere Erhabenheit, und dadurch unterscheidet, dass die sie bedeckende Haut sich nicht, wie bei jenen, darüber hin und her schieben lässt. Dieselbe hat oft schon einige Zeit bestanden, ehe der Kranke selbst sie bemerkt, wenn sie nicht an einem Ort gelegen ist, wo sie durch ihr Volumen beschwert, oder die freie Beweglichkeit des von ihr occupirten Theiles hindert.

Nachdem die Geschwulst kürzere oder längere Zeit in diesem Zustande verharrt hat, und die Zertheilung nicht gelingt, gehen in derselben Veränderungen vor, welche nicht in jedem Falle dieselben sind.

1) Auf der sie bedeckenden Haut zeigen sich hie und da rothbraune livide Flecke, welche an den Rändern verwischt sind, und sich nach und nach ausbreiten. Doch findet keine vollständige Vereinigung derselben statt; es bleiben immer noch ungeröthete Hautstellen zurück. Zugleich stellt sich auch ein mehr schmerzhaftes Gefühl in der Geschwulst ein, die Härte derselben bleibt fast unverändert. Nur an den gerötheten Stellen finden kleine unbedeutende Fluctuationen statt, die Haut wird nach und nach dunkler, dünner, und bricht zuletzt auf. Auf diese Art bilden sich, je nach der Grösse der Geschwulst, eines oder mehrere, oft sehr viele, wenig vertiefte scrofulöse Geschwüre auf derselben. Der Umfang und die Härte in der Geschwulst ist dadurch nur wenig verringert, und es entstehen nach und nach neue Geschwüre, während die früher entstandenen vielleicht schon geheilt sind.

2) In anderen Fällen wird die Geschwulst ohne Schmerzen, und ohne dass die sie bedeckende Haut dabei verändert wird, unvermerkt gleichmässig weich und fluctuirend, und nimmt zugleich bedeutend an Umfang zu; sie erscheint dann als ein sogenannter Lymph- oder kalter Abscess. Die Meinungen über das Wesen und die Entstehungsart dieser Lymphabscesse sind noch sehr verschieden. Wahrscheinlich entstehen dieselben aber nicht immer auf ein und dieselbe Weise. Sie

können z. B. in manchen Fällen einfach aus der Zerreissung oder Ausdehnung und Erschlaffung der Lymphgefässe hervorgehen. Sehr häufig ist aber auch diese scrofulöse Ablagerung die Ursache derselben, und das Contentum eines solchen Abscesses ist dann erweichte Scrofelmaterie, gemischt mit wirklicher Lymphe. Die Lymphgefässe, welche in eine solche, von flüssiger Scrofelmaterie ausgefüllte Höhle einmünden, werden nach dem Gesetze der Anziehung ähnlicher Theile determinirt, ihren Inhalt gleichfalls in diese Höhle zu ergiessen (dass dies nicht auch bei den in scrofulösen Drüsen gebildeten Abcessen der Fall ist, erklärt sich daraus, dass dieselben durch die die Drüse einschliessende Haut mehr oder weniger von den Lymphgefässen isolirt sind); — zugleich führen die Haargefässe immer mehr Scrofelstoff zu, der sogleich wieder in den flüssigen Zustand übergeht. Durch alle diese Umstände wird es bewirkt, dass Abscesse dieser Art oft einen so grossen Umfang erreichen.

Diese Abscesse gehören zu den allerübelsten Symptomen der Scrofelkrankheit, da sie durch den grossen Säfteverlust gewöhnlich bald einen hectischen Zustand veranlassen, und überdies, indem sie sich tief nach innen erstrecken, und in der Nähe von Knochen gelegen sind, die bösartigsten Knochenkrankheiten und andere Zufälle erregen können.

Sie kommen häufiger bei mehr erwachsenen als bei kleinen Kindern, und öfter bei scrofulösen Kranken der niederen als der höhern Klassen vor. Je mehr sie sich nach innen erstrecken, desto gefährlicher sind sie, um so schwerer gelingt die Zertheilung, und um so leichter gehen sie in Erweichung über. Solche im Zellgewebe unter der Haut ursprünglich entstandene Abscesse drängen sich oft bei ihrer Vergrösserung in verschiedene Höhlen des Körpers, z. B. in die Brusthöhle, die Beckenhöhle ein, und erregen, auch ehe sie aufgebrochen sind, durch den Druck, welchen sie auf die in diesen Höhlen liegenden Organe ausüben, mannichfache Störungen in den Functionen der letzteren. Im Verhältniss zu der

Grösse dieser Geschwülste ist auch das damit verbundene Allgemeinleiden und Sinken der Kräfte mehr oder minder bedeutend. Es ist nicht selten, dass der Kranke durch hectisches Fieber oder Wassersucht aufgerieben wird, noch ehe die Geschwulst zum Aufbruch kommt. Häufiger geschieht es aber, dass die Geschwulst nach kürzerer oder längerer Zeit anfängt, schmerzhaft zu werden, die sie bedeckende Haut geröthet, gespannt und verdünnt wird, und zuletzt aufbricht, wonach sich dann eine oft ungeheure Menge dünner, eiterähnlicher, oft ganz verdorbener und stinkender Flüssigkeit ergiesst, welche um so übler und jauchigter ist, wenn die nahgelegenen Knochen schon zerstört sind. Nach diesem Aufbruch dauert die copiöse Ausleerung fort, die Kräfte sinken mehr und mehr, es treten colliquative Schweisse und Diarrhöen ein und über kurz oder lang erfolgt der Tod.

Bei der Behandlung dieser Geschwülste ist zu berücksichtigen, dass dieselben immer schon ein sehr tiefes scrofulöses Leiden andeuten. Man darf sich hier nie auf die allein örtliche Behandlung beschränken und mit derselben immer eine, nicht nur diätetische, sondern auch pharmaceutische allgemeine verbinden.

Die kräftigsten der oben angezeigten antiscrofulösen Mittel, namentlich das Jod, müssen angewandt, zugleich aber auch Mittel in Gebrauch gezogen werden, durch welche wir dem Sinken der Kräfte Einhalt zu thun, und dieselben aufzurichten hoffen. Die Lugolsche Jodsolution verbunden mit einer nährenden restaurirenden Diät, stärkenden Bädern, China und anderen Stärkungsmitteln sind für die allgemeine Behandlung die passendsten Mittel.

Bei der örtlichen Behandlung dieser Geschwülste suche man so viel als möglich zu verhüten, dass die völlige Erweichung derselben nicht früher erfolge, bis sich Entzündung der sie bedeckenden Haut von selbst einstellt. Hiezu dienen am besten die oben angegebenen äusseren zertheilenden Mittel, besonders der verschiedenen Jodsalben und Auflösungen, mit deren Gebrauch man auch fortfährt, wenn sich auf der Oberfläche kleine flache Geschwüre gebildet haben, in deren Umkreise sich noch Härte vorfindet.

Stellt sich aber der Abscess schon als eine weiche überall fluctuirende, nicht schmerzhafte Geschwulst, als ein Lymphabscess dar, so hat die Erfahrung gelehrt, dass man durch Anwendung zertheilender Mittel wenig oder nichts ausrichtet. Auf gewöhnliche Art den Abscess öffnen, darf man gar nicht. Dadurch entsteht, wegen der geringen Lebensthätigkeit der Wandungen des Abscesses und der gesunkenen Vitalität überhaupt, ein fortdauernder Ausfluss der Lymphe, oder wenigstens eines sehr schlechten dünnen Eiters, der von Tage zu Tage copiöser wird, bald die Kräfte des Kranken aufreiben, und einen hectischen Zustand hervorrufen wird, wenn derselbe nicht schon vorhanden ist.

Es kommt hier darauf an, vor der Entleerung des Abscesses eine höhere Thätigkeit in den Wandungen desselben hervorzurufen, eine Entzündung zu erregen, durch welche die Oeffnungen der Lymphgefässe verschlossen, und das Haargefässsystem determinirt wird, statt dem Zuführen der Scrofelmaterie das Geschäft wirklicher Eiterbildung zu übernehmen. Um dies zu bewirken, hat man verschiedene Mittel vorgeschlagen und angewandt.

Die wichtigsten der dahin zielenden Behandlungsmethoden sind: die Entleerung der Geschwulst mit einem Lancettenstiche, oder mit dem Troicart, ohne dass Luft eindringt, worauf die Oeffnung genau mit Heftpflaster verschlossen, ein zweckmässiger Compressivverband angelegt, und die Eröffnung so oft auf dieselbe Weise wiederholt wird, bis die Verwachsung der Wände des Abscesses zu Stande kommt (Abernethy); die Eröffnung mit der Lancette nach vorläufig aufgelegtem Aetzmittel (Beinl); die Einziehung eines Eiterbandes oder einer Schnur von Seidenfaden, welche man am dritten oder vierten Tage auszieht, und dann durch Compression die Heilung vermittelt (Walther); das Anstechen mit dem Troicart und Einspritzung von rothem Wein, Sublimat- oder Aetzsteinauflösung (Schaak); von siedend heissem Wasser (Rust). oder von einer Auflösung völlig neutralen salpetersauren Quecksilbers (Nasse); die Spaltung der Geschwulst der Länge nach bis zur Hälfte, und Einlegen von Charpie, welche mit ätzenden Auflösungen befeuchtet ist (Zang); Anwendung der Moxa und des Glüheisens auf die Geschwulst (Lerche); Wegschneiden der Haut in ihrem ganzen Umfange (Callisen).

Fast alle die hier aufgezählten Methoden habe ich theils selbst in den sehr zahlreichen von mir behandelten Fällen dieser Abscesse angewandt, theils habe ich sie von Anderen ausüben sehen, und habe mich dabei überzeugt, dass keine derselben immer und ganz den davon gehegten Erwartungen entspreche. Die Moxa, das Glüheisen, das Auflegen von Aetzstein, erregten wohl eine sehr intensive Entzündung der die Geschwulst bedeckenden Haut. wirkten aber doch nicht extensiv genug auf die seitlichen und hinteren Wandungen derselben. Aus der nach Anwendung dieser Mittel gemachten Oeffnung zeigte sich die ausgeflossene Flüssigkeit immer noch als das eigenthümliche, dünnflüssige, wässrige, pathologische Product. und nicht als Eiter von guter Beschaffenheit. — Die Compression nach vorläufiger Entleerung des Abscesses that fast gar nichts, eben so als die weniger energischen Einspritzungen von rothem Wein, adstringirenden Decocten, einer schwachen Sublimatauflösung u. dgl. Nach Einspritzungen von kochendem Wasser, von einer starken Aetzstein- oder Sublimatauflösung, von einer Auflösung von Höllenstein stellten sich wohl heftige Schmerzen ein, die Secretion hörte ganz auf, es floss einen, auch wohl zwei Tage, gar nichts aus; dann aber fing der Ausfluss der dünnflüssigen schlechten Materie wieder an, und zwar noch copiöser und von noch jauchigerer Beschaffenheit als vorher. Auch war durch diese Encheirese der Allgemeinzustand des Kranken sehr verschlechtert worden.

Ich wende daher jetzt immer nur ein und dasselbe Verfahren an, welches ich zuerst in der chirurgischen Klinik in Göttingen von Herrn Hofrath Langenbeck ausüben sah, und welches der Waltherschen Methode am nächsten (jedoch nicht ganz gleich) kommt. Dasselbe kann fast unter allen Umständen angewandt werden, und wird fast immer den gewünschten Erfolg haben. Es besteht in dem Einziehen einer oder mehrerer Ligaturen durch die Geschwulst und dem allmähligen Zusammenziehen derselben bis zu der dadurch bewirkten, gänzlichen Spaltung der die Geschwulst bedeckenden Haut.

Man muss zu diesem Behufe Nadeln von verschiedener Länge haben, je nach der verschiedenen Circumferenz der Basis der Geschwulst, sie dürfen aber auch für die grössten Abscesse nicht dicker sein, als eine gewöhnliche Sonde; die trockartige Spitze muss gut gearbeitet sein. In das am anderen Ende befindliche Oehr fädelt man eine aus höchstens 3—4 starken Zwirnsfäden (Seide ist weniger zweckmässig, da sie als mehr animalische Substanz weniger die beabsichtigte Wirkung der Reizung des Abscesses hervorbringt, und auch nicht so gut die durch die Nadel gemachte Oeffnung, aus welcher die ersten Tage nichts ausfliessen soll, verschliesst) bestehende und durch Wachs verbundene Schnur ein. Dieselbe muss gerade so dick sein, dass sie die durch die Nadel gemachte Oeffnung genau ausfüllt. Man sticht dann die Nadel an einer Stelle im äussersten Umkreise der Basis der Geschwulst in dieselbe ein, und schiebt sie wie eine Sonde bis an die dieser gegenüberliegende Stelle, wo man sie, gleichfalls so nahe als möglich der Basis der Geschwulst, aussticht und herauszieht. Die Enden der so eingeführten Schnur bindet man dann, zuerst mässig fest, zusammen. Man suche dabei fürs erste das Ausfliessen der Flüssigkeit so viel als möglich zu verhüten, verstopfe deshalb die bei dem Zusammenschnüren entstehende Vergrösserung der Stichöffnungen mit etwas Charpie, und klebe

Heftpflaster darüber. Eine Ligatur ist aber auch selbst bei kleinen Abscessen kaum hinreichend. Man legt eine zweite kreuzweis mit der ersteren auf dieselbe Weise an, bei grösseren bedarf es 3—4 und mehrerer Ligaturen.

Schon den folgenden Tag nach dieser Operation empfindet der Kranke ziemlich heftige Schmerzen in der Geschwulst, und es zeigt sich Röthe der sie bedeckenden Haut; man zieht dann die Enden der verschiedenen Schnüre fester zusammen, sucht aber immer noch die Ausleerung des Abscessinhaltes durch Verstopfung der durch das Zusammenschnüren immer grösser werdenden Stichöffnung so viel als möglich, aufzuhalten. Nach einigen Tagen wird sich schon eine Aenderung des ausfliessenden Secrets zeigen, dasselbe wird dicker, gelblicher und mehr gutem Eiter ähnlich. Jetzt würde man schon ohne Gefahr den ganzen Abscess spalten können, besser thut man aber, die Ligaturen auch nach der Entleerung desselben liegen zu lassen und sie alle Tage fester zusammenzuziehen. Das pathologische Secret nimmt dabei von Tage zu Tage eine bessere Beschaffenheit an, und wird in geringerer Quantität abgesondert. Zugleich bessert sich auch der Allgemeinzustand. In der Tiefe des Abscesses zeigen sich gutartige Granulationen, dieselben heben sich immer mehr, und wenn endlich durch das täglich fortgesetzte Zusammenschnüren die den Abscess bedeckende Haut gänzlich gespalten ist, so hat man ein gar nicht tiefes, reines und gut aussehendes scrofulöses Geschwür vor sich. Etwas anderes ist es, wo schon Caries der Knochen mit diesen Abscessen verbunden ist, oder gar die Ursache des Abscesses war; hier wird der Erfolg dieses Verfahrens nicht ganz so günstig sein, bleibt aber dennoch das beste, das man einschlagen kann. Dasselbe gilt von denjenigen dieser Abscesse, welche sich so tief nach innen erstrecken, dass die durch die Ligatur hervorgerufene plastische Entzündung sich nicht bis auf die hintere Wand derselben erstrecken kann.

Von sehr grossem Nutzen ist es, mit diesem Verfahren

Einspritzungen einer Jodsolution und Einreibungen von Jodsalbe zu verbinden.

III. Scrofulöse Hautausschläge.

Dieselben gehören zu den am häufigsten vorkommenden Symptomen der Scrofelkrankheit; sie machen zuweilen das zuerst wahrnehmbare Zeichen derselben aus, häufiger jedoch gesellen sie sich zu solchen schon früher stattfindenden hinzu; besonders oft erscheinen sie bei zugleich vorhandenen Scrofelleiden innerer Theile. Die bei diesen Ausschlägen vorkommenden Erscheinungen haben, auch abgesehen von ihrer Formverschiedenheit und Entstehungsweise manches Eigenthümliche. Sie verursachen weniger Schmerz und Jucken, als andere Ausschläge; Fieber findet bei ihnen nur in einzelnen Fällen statt (nämlich bei sehr ausgebreiteter Vereiterung der Haut als febris hectica); es finden seltener Metastasen der scrofulösen Ausschläge statt, als der von anderen Dyscrasieen abhängigen; doch hat man zuweilen beobachtet, dass, wo dieselben plötzlich abtrockneten, die Lungen oder die Gekrösdrüsen afficirt wurden; in anderen Fällen entstand darnach Hydrocephalus acutus auch Meningitis tuberculosa. Alle aus scrofulöser Ablagerung hervorgehenden Hautausschläge entstehen ursprünglich aus Pusteln oder Tuberkeln. Die ersteren schliessen eine dickflüssige, gewöhnlich strohgelb gefärbte Masse in sich, die nicht selten einen katzenharnartigen Geruch hat. Der scrofulöse Hauttuberkel giebt sich dem Gefühle als eine weiche, wenig über die Haut erhabene, rundliche Geschwulst zu erkennen, und hat gewöhnlich eine blassrosenrothe Farbe. Indem die Pusteln vertrocknen, und die Tuberkeln vereitern, bilden sie dicke Krusten, unter welchen die Secretion und Vereiterung fortwährend von statten geht, so dass, wenn sie zerstört werden, oder abgefallen sind, sie sich sehr bald wieder erzeugen, und diese Ausschläge fast immer bedeutende Veränderungen in der Haut und Entstellung derselben bewirken. Diese Krusten von hellgelber oder bräunlicher Farbe bilden oft schichtenweise Lagen von bedeutender Dicke und Umfange, und unter ihnen bilden sich häufig tief eindringende scrofulöse Geschwüre. Diese Eigenschaft der reichlichen pathischen Secretion und Krustenbildung bemerkt man auch bei den aus anderen Ursachen, als eigentlicher scrofulöser Kachexie, entstandenen Ausschlägen, wenn sie bei scrofulösen Subjecten vorkommen; jede bei diesen vorkommende Hautveränderung, jede Trennung des Zusammenhanges der Haut wird zur Ablagerung der Scrofelmaterie benutzt. Es entstehen daher zahlreiche Mittelformen. Ausschläge, welche in den Systemen über Hautkrankheiten nicht unter den scrofulösen ihren Platz einnehmen, aber doch mehr oder weniger die Charactere der letzteren an sich tragen, und eine grosse Menge der in diesen Systemen aufgestellten Gattungen, Arten, Unterarten und Varietäten müssten zu den Scrofulösen der Haut gerechnet werden, von denen Piutti indessen nur die Gattungen: Porrigo, Alphus, Lepra, Lupus, Molluscum, Keloïd und Ulcus scrofulosum annimmt.

Schon vielfach ist der praktische Nutzen eines so genauen Specificirens und des Aufstellens der unzähligen Unterabtheilungen und Varietäten der Exantheme, so lange nur die äussere Gestalt der exanthematischen Früchte, von welcher fast in jedem individuellen Falle geringe Abweichungen stattfinden, als oberstes Eintheilungsprincip gilt, bezweifelt worden, und die Annahme einer Menge verschiedener Arten der scrofulösen Hautausschläge scheint mir um so weniger nothwendig zu sein, als dadurch im Grunde für die Erkenntniss der Dyscrasie, welcher sie ihren Ursprung verdanken, und deshalb auch für die rationelle Behandlung wenig gewonnen würde. Es scheint mir daher in dieser Hinsicht durchaus hinlänglich zu sein, von den aus Pusteln entstandenen scrofulösen Ausschlägen nur den, den behaarten Theil des Kopfes einnehmenden, und besondere Erscheinungen darbietenden, als Kopfgrind, Tinea capitis, zu unterscheiden, die übrigen aber, an verschiedenen Hautstellen insgesammt vorkommend, als scrofulösen Grind oder

Scrofelflechte zu begreifen. Der aus Tuberkeln entstehende scrofulöse Ausschlag, bei welchem zugleich Entartung der Lederhaut, und auch des Unterhautzellgewebes stattfindet, muss allerdings als besondere Art (Lupus, Impetigo rodens) gelten.

Scrofulöse Flechten kommen am häufigsten im Gesichte, am Halse und den unteren Extremitäten vor. Sie unterscheiden sich von anderen, ihnen ähnlichen Ausschlägen theils durch die oben angegebenen Unterscheidungszeichen scrofulöser Ausschläge überhaupt, theils dadurch, dass sie bei Subjecten mit scrofulösem Habitus, und gewöhnlich auch an anderen örtlichen Scrofelsymptomen leidenden, vorkommen. Bei solchen bilden sich an einer der erwähnten Stellen, mitunter jedoch auch an jedem anderen Körpertheile, ohne Jucken und ohne Schmerz, gewöhnlich kreisrunde Flecken, die, wie sich bei näherer Untersuchung ergiebt, aus den oben beschriebenen Pusteln mit den sie umgebenden Halonen bestehn. Diese Flecke breiten sich mehr und mehr aus, nehmen aber doch selten sehr grosse Körperflächen ein.

Die Pusteln vertrocknen dann (ohne zu zerplatzen), und bilden, wie oben erwähnt, dicke Krusten oder Borken, in deren Umfange sich immer wieder neue Pusteln bilden, wie man dergleichen Eruptionen auch unter den Krusten selbst, wenn sie zu früh entfernt werden, wahrnimmt. Wenn solche Ausschläge, wie es zuweilen geschieht, empfindlich werden, Jukken und Schmerz verursachen, so rührt das gewöhnlich von besonderen Umständen, und vorzüglich häufig von der Anwendung unpassender äusserer Mittel, reizender Salben, Umschläge u. s. w. her, zu deren Anwendung sich die Patienten bei der ausserordentlichen Langwierigkeit und Hartnäckigkeit des Uebels sehr leicht bewogen finden. Die örtliche Behandlung allein, ohne gleichzeitige allgemeine und innere Mittel, ist überhaupt zur Heilung dieser Ausschläge nicht zureichend, wozu ausserdem Bäder und überhaupt gute Kultur der Haut, und unter den oben erwähnten pharmaceutischen Heilmitteln der Scrofelkrankheit vorzüglich die Antimonialien, die Kräutersäfte, die Viola tricolor, und endlich wieder die Jodpräparate erfordert werden. Oertlich muss man vor allen Dingen die Krusten loszuweichen suchen, wozu man sich am besten eines schleimigen Decocts oder des Seifenwassers bedient. Findet man die Haut darunter entzündet und sehr schmerzhaft, so ist die Anwendung narcotischer Waschungen von Nutzen. Ist dies nicht der Fall, so kann man mehr reizende Dinge, Schwefel- und Jodwaschungen, auch wohl mehr abtrocknende Salben in Gebrauch ziehen. Von Einigen werden gegen diese scrofulösen Ausschläge Einreibungen von Salben mit Jodquecksilber anempfohlen. Ich habe dieselben einige Mal in Gebrauch gezogen, fand aber immer, dass die Eruption neuer Pusteln darnach vermehrt wurde, obgleich die Quantität des zugesetzten Protojodureti Hydrargyri sehr gering war (gr. xv zu ℥β Salbe). Dagegen zeigte sich mir nichts so wirksam, um das Abtrocknen dieser Ausschläge zu befördern, als Einreibungen mit einer Salbe aus Mercur. praecip. alb. und Flor. Zinci, jedes zu ʒβ auf ℥j Fett, und niemals habe ich üble Nachwirkungen davon gesehen, da ich diese Einreibungen nie früher anwende, bis die Krusten entweder schon abgefallen sind, oder wenigstens schon längere Zeit mit der Haut in Berührung gestanden hatten, und immer zugleich ein allgemeines Heilverfahren gegen die Scrofelkrankheit damit verband.

Der Kopfgrind (Tinca). Unter diesem Namen versteht man gewöhnlich überhaupt Ausschläge, welche den Kopf, und besonders den behaarten Theil desselben einnehmen. Nicht jeder solcher Ausschlag ist scrofulöser Art. Umgekehrt kann man aber jeden bei scrofulösen Individuen auf dem behaarten Theile des Kopfes vorkommenden, aus Pusteln entstandenen, mit starker Krustenbildung von specifischem Geruch, Zerstörung des Haars, Erzeugung von Läusen u. s. w. verbundenen Ausschlag unbedingt Tinea scrofulosa nennen, und die Unterscheidungen in Porrigo und Favus, Eczema, Teigne u. s. w., so wie in die Unterarten larvalis, furfurans, lupinosa, scutulata, decalvans, favosa, granulata, suberina, achatina u. a. um so eher entbehren, als bei den berühmtesten Schriftstellern über Hautkrankheiten (als Willan, Alibert, Biett, Cazenave und Schedel, Rayer u. A.) nichts weniger als völlige Uebereinstimmung hinsichtlich dieser Bezeichnungen stattfindet, im Gegentheile das, was in dem einen Systeme mit diesem Namen bezeichnet ist, in dem von jedem der Anderen aufgestellten gewiss wieder anders angegeben ist. Ein grosser Theil der unter den obigen Benennungen beschriebenen Krankheitszustände steht überdies nicht mit der Scrofelkrankheit im Zusammenhange. Selbst die Unterscheidung in Favus und Achores scheint mir eine unwesentliche; wichtiger dürfte noch die von Scharlau gemachte Eintheilung in Impetigo capitis benigna, d. h. scrofulöser Kopfgrind ohne Entartung der Haarbälge, und Impetigo capillaris sein; denn wenn auch bei längerem Bestehen fast jedes Kopfgrindes zuletzt auch die Haarbälge afficirt werden, so beobachtet man doch auch nicht seltene Fälle, wo die Haarwurzeln offenbar gleich im Anfange der Krankheit afficirt sind. Die Haare an den afficirten Stellen sind dann trocken, wollig, und ihr Zusammenhang mit der Haut ist sehr gering.

Dem Ausbruche des Kopfgrindes gehen zuweilen, jedoch nicht immer Zeichen von Blutandrang zum Kopfe vorher. Gewöhnlich nimmt derselbe gleichmässig den grössten Theil des Kopfes ein, zuweilen stehen aber die Pusteln gruppenweis vereinigt und so angeordnet, dass sie Ringe bilden. Der Inhalt der Pusteln ist bald mehr bald weniger dünnflüssig oder eiterförmig, und die aus deren Vertrocknen gebildeten, sind Krustenflächen gewöhnlich hellgelb, zuweilen dem gröblich zermalmten Mörtel ähnlich, oder auch von bräunlicher Farbe. Gewöhnlich erregt dieser Ausschlag starkes Jucken, welches noch vermehrt wird, wenn, wie es sehr oft der Fall ist (indessen doch wohl immer nur da, wo Mangel an Reinlichkeit stattfindet), sich unter den Krusten viele Läuse ansammeln. Man hat in diesen Krusten auch eine Art Pilze (Fadenpilze, Botritis) entdeckt, und Einige (Schönlein, Remack u. A.)

halten dieselben für die Ursache des Ausschlags. Wahrscheinlicher ist aber wohl die Ansicht, dass, so wie bei der Krätze die Krätzmilbe, bei dem Kopfgrind Läuse und Pilze Krankheitsproducte sind. Langenbeck jun. stellt die Vermuthung auf, dass diese Formation ein characteristisches Moment mehrerer, vielleicht aller, scrofulösen Ausschläge sei. (S. Bericht über die Vorgänge der Poliklinik zu Göttingen v. J. 1838 und 1839 von Dr. C. H. Fuchs in Hannöverschen Annalen Bd. V., H. 1).

Durch das Kratzen der Kranken wird die gewöhnlich schon ohnedies stattfindende Entzündung in der Umgebung der Pusteln und Borken noch stärker, und oft schwellen auch die benachbarten lymphatischen Drüsen an. Kinder, welche an einem hohen Grade des Uebels leiden, pflegen in der körperlichen und geistigen Entwickelung zurückzubleiben. — Indessen ist der scrofulöse Kopfgrind für das Leben des daran Leidenden im Ganzen wenig gefährlich, und während seiner Dauer pflegen andere Scrofelsymptome, wenn solche allerdings auch sehr oft zugleich stattfinden, doch langsamer in ihrer Entwickelung fortzuschreiten. Hinsichtlich seiner Langwierigkeit und Schwierigkeit der Heilung giebt derselbe aber eine sehr üble Prognose.

Die Behandlung des Kopfgrindes kann von der anderer scrofulöser Ausschläge wenig abweichen; auch hier ist die Hauptsache, durch Anwendung der oben angegebenen diätetischen und pharmaceutischen Heilmittel die scrofulöse Dyscrasie im Körper zu vertilgen, örtlich durch Waschungen und Umschläge mit schleimigen Decocten oder Seifenwasser, sowohl für die hier so nothwendige Reinlichkeit, als auch für das Losweichen der Krusten zu sorgen. Dabei sorgt man für Ableitungen durch Abführmittel, Fontanellen u. s. w., und kann dann auch wohl zur äusseren Anwendung austrocknender und Secretion beschränkender Mittel schreiten, und hier sind Auflösungen von Kali oder Natron carbonic. von Bleizucker im Infus. Belladonnae. von Alaun. von Schwefelleber.

von Sublimat, Tabacksaufguss, Theerwasser, von Jodkali und Jod, Salben mit Kohle, Blei- und Zinkoxyd, mit Schwefel, mit den Jodpräparaten besonders mit Jodschwefel (Rp. Jodi sulphurati p. 8., Axung. lotae p. 144, Biett), und Jodzink (Rp. Jodureti Zinci ʒj, Axung. lotae ℥j) Galläpfelpulver und unzählige andere ausserordentlich gerühmt worden. Das geht nun freilich nicht so schnell, als wenn, wie früher allgemein und, wenigstens in den französischen Hospitälern, auch noch jetzt, man sich bei der Behandlung des Kopfgrindes nur die Aufgabe stellt, die Haare und Krusten um jeden Preis zu entfernen, und die Secretion der Haut so schnell als möglich zu unterdrücken, zu welchem Zwecke man sich dann der famösen Pechkappe oder verschiedener, aus scharfen ätzenden Dingen: Calx viva, Silex, Merc. sublim. corros., Terebinthina, Kali caustic., Alaun u. a. bestehender, sogenannter depilatorischer Salben und Pulver bedient.

Wenn eine solche Behandlung aber auch in einigen, ja vielleicht selbst in vielen Fällen ohne Nachtheil und mit Erfolg angewandt ist, so müssen uns doch die von vielen Schriftstellern mitgetheilten, unbezweifelten Beispiele, wo nach der übereilten Vertreibung des Kopfgrindes, Affectionen innerer Organe erfolgten, von derselben abhalten. Dieselbe könnte beim scrofulösen Kopfgrind allenfalls nur dann angewandt werden, wenn der scrofulöse Krankheitsprocess im Innern des Organismus augenscheinlich schon getilgt, das Krankheitsproduct aber hartnäckig noch im festen Zusammenhange mit der Haut bleibt. Ist der Ausschlag plötzlich zurückgetreten, und kommen Symptome von irgend einer Metastase, so kann man sich der Brechweinsteinsalbe zur Wiederherstellung der Hautaffection bedienen.

Der scrofulöse Lupus. Es ist dies ein, durch tuberculöse Entartung der Haut, und zwar vorzüglich der Lederhaut zugleich mit dem Unterhautzellgewebe entstandener, Ausschlag, welcher sich durch seine Tendenz, in bösartige, tief eindringende und sich weiter und weiter verbreitende

Exulceration überzugehn, charakterisirt. Diese Eigenschaften hat er aber auch mit dem aus anderen als der scrofulösen Dyscrasie entstandenen Lupus, Herpes exedens, rodens, Dartre rongeante, Impetigo rodens u. s. w. gemein; indessen kann man den durch die Scrofelkrankheit begründeten, von dem idiopathischen, syphilitischen, leprösen, urodialytischen, u. s. w. schon aus den fast immer zugleich und schon früher dabei stattfindenden, anderweitigen Scrofelsymptomen, und auch daran erkennen, dass dieser scrofulöse Ausschlag vorzüglich bei Kindern und im Jünglingsalter vorkommt, während die anderen Arten mehr bei Erwachsenen oder selbst in der Decrepiditätsperiode beobachtet werden.

Derselbe hat seinen Sitz meistens im Gesicht, vorzüglich an der Nase, zuweilen auch an den Lippen, den Wangen, dem Kinne, seltener am Vorderarme, am Rumpfe oder den unteren Extremitäten. Hier wird eine Stelle der Haut blassroth, livid, und schwillt etwas an. Auf dieser Stelle bilden sich dunkelrothe, oft mehr bläuliche, weich anzufühlende, wenig, zuweilen gar nicht (Lupus laevis) über die Haut erhabene, unschmerzhafte Tuberkeln. Die afficirten Stellen schwellen oft bedeutend an, sind auch zuweilen mit vielen rothen Punkten bestreut, und bewirken fast immer eine starke Entstellung der Gesichtszüge. Nachdem die Tuberkeln kürzere oder längere Zeit, oft sogar Monate lang, in einem fast unveränderten Zustande verharrt, und weder Jucken noch Schmerz verursacht haben, wird die davon afficirte Stelle empfindlich und schmerzhaft, und es beginnt dann die wirkliche Zerstörung der Haut, indem entweder die Spitzen der einzelnen Tuberkeln in Exulceration übergehen, wodurch denn bald ein mehr oder weniger grosses, scrofulöses Geschwür der übelsten Art entsteht, oder indem sowohl die Tuberkeln als die zwischen ihnen liegende Haut durch Exulceration verzehrt werden. In beiden Fällen bildet sich eine Geschwürsfläche, die sich in kurzer Zeit mit einer bald mehr weissgelblichen, bald braunen Kruste bedeckt, worunter die Ulceration weiter schreitet, und bald in der Fläche, bald in der Tiefe ihre Verwüstung anrichtet. Dieser Zerstörungsprocess beginnt sehr häufig zuerst an der Grenze der Nasenschleimhaut und der äusseren Haut, und bleibt, wenn derselbe mehr in die Tiefe dringt, oft auf eine kleine Stelle beschränkt, und man bemerkt zuweilen erst nach längerer Zeit den unter der Kruste immer mehr zunehmenden Substanzverlust; es können Haut, Knorpel und Knochen, kurz die ganze Nase zu Grunde gegangen sein, ohne dass wegen der bestehenden Anschwellung und Incrustation eine bedeutende Veränderung der äusseren Form derselben zu bemerken wäre. Hat die Affection die Tendenz, sich mehr nach der Fläche zu verbreiten, so bilden sich vor ihr her immer neue Tuberkeln, und während diese, nachdem sie zu einer rauhen erhabenen Wulst angeschwollen sind, zerfliessen, bilden sich an den früher befallenen Stellen weissliche, ungleiche, gerippte, unregelmässige Narben, denen nach grossen Verbrennungen zurückbleibenden ähnlich; auf diesen Narben erscheinen oft wieder neue Tuberkeln, von denen aus die Zerstörung nochmals beginnt.

Der Lupus ist eine der schlimmsten Formen, unter welchen die Scrofelkrankheit auftreten kann. Die davon Befallenen sterben zwar nicht leicht an diesem Uebel, dasselbe widersteht aber fast immer sehr lange Zeit aufs hartnäckigste der Heilung. Selbst der Eintritt der Pubertät, der so vielen anderen Scrofelsymptomen eine Grenze setzt, hemmt nicht immer das Fortschreiten dieser Krankheit. Sehr oft finden Recidive statt, in manchen Fällen nach einem Zwischenraume sehr vieler Jahre, z. B. wenn das Uebel in der Kindheit stattgefunden hat, kommt es oft im Alter, besonders bei Frauen in den climacterischen Jahren, wieder zurück. Ueberhaupt ist man vor solchen Recidiven niemals sicher. Selbst wo man die festesten Narben vor sich zu haben glaubt, brechen dieselben doch oft wieder auf. Biett giebt als Criterien, dass man einer solchen Narbe nicht zu trauen habe, an, dass dieselbe weich, mehr bläulich gefärbt bleibt, dass wenn sie sich gleichsam fluctuirend anfühlen lässt, und in der Nähe noch Tuberkeln ihren Verlauf machen. Aber auch, wenn die wirkliche Heilung endlich gelungen ist, bleiben doch in den meisten Fällen für das ganze Leben die hässlichsten Entstellungen zurück. In den glücklichsten Fällen beschränken sich dieselben auf mehr oberflächliche, weit verbreitete, weisse, zusammengezogene Narben. Bei der Vernarbung zeigt sich eine eigenthümliche Zusammenschrumpfung der Haut, wodurch jedenfalls ein Entstellen und Verziehen der Gesichtszüge, manchmal Verengerung oder Verschliessung natürlicher Oeffnungen, z. B. des Mundes und der Nasenlöcher, und durch Verkürzung der Haut Ectropien mit ihren Folgeübeln entstehen. In anderen Fällen bleibt eine gleichförmige Anschwellung mit Neigung zu Erysipelas faciei zurück. Sehr häufig sind aber leider auch die wichtigeren Entstellungen durch partiellen Verlust der Lippen, der Wangen und der Nase.

Was die allgemeine Behandlung dieses so hartnäckigen Uebels anbetrifft, so hat sich die Anwendung der kräftigsten Antiscrofulosa sehr oft gänzlich unwirksam dagegen erwiesen; am meisten thaten noch die Jodquecksilberverbindungen. Der von Einigen gerühmte innere Gebrauch des salzsauren Kalks (ʒj in ℔j Wasser aufgelöst, esslöffelweise), eben so wie das von Key empfohlene kohlensaure Eisen leisteten, wenigstens in den Fällen, in welchen ich dasselbegegen dieses Uebel in Gebrauch zog, gar nichts. Dagegen bewährte sich mir auch hier wieder die herrliche Wirkung des Zittmann'schen Decocts, wo es darauf ankommt, baldmöglichst eine gänzliche Umstimmung der Vegetation zu bewirken, und ich glaube, dass dadurch die innere Anwendung des Arseniks, über dessen Wirksamkeit in dieser Krankheit ich übrigens keine eigenen Erfahrungen beizubringen habe, unnöthig gemacht wird. Man soll indessen den Arsenik, wenn man ihn bei diesem Uebel in Gebrauch ziehen will, zu $\frac{1}{16}$ Gran täglich, oder die Tinct. arsenicalis Fowleri zu 10—12 Tropfen geben. Der innere Gebrauch des Oleum animale Dippelii (zu 6—25 Tropfen täglich), wird ebenfalls gegen den Lupus gerühmt.

Die örtliche Behandlung muss verschieden sein nach dem Stadium, in welchem das Uebel sich befindet. Hat keine Exulceration statt, so kommt es darauf an, ob die Haut in einem gereizten Zustande sich befindet, angeschwollen, gespannt, schmerzhaft, intensiv geröthet ist. Hier müssen die oben angegebenen erweichenden und reizmindernden Umschläge, Waschungen u. s. w. angewendet werden. Ist dagegen, wie gewöhnlich, ein reizloser torpider Zustand vorhanden, so kann man sogleich Mittel anwenden, um die Zertheilung der Tuberkeln zu bewirken, von denen die wichtigsten die mit Jodpräparaten bereiteten Salben und Umschläge sind.

Chelius empfiehlt Waschungen mit einem Decoct solan. nigr., entweder für sich oder mit Sublimat; Key rühmt neben der inneren Anwendung des Ferri carbon. ein Liniment aus Ungt. mercur. mit Camphor, Spir. Therebenthin. und Schweinefett. Bei Verdickung des Zellgewebes, dem hypertrophischen Lupus wird auch die Compression mit Heftpflasterstreifen empfohlen (Piutti). Ist Exulceration eingetreten, so reicht man mit der gewöhnlichen Behandlung scrofulöser Geschwüre nicht aus, dabei würden Nase und Lippen verloren gehen; man muss hier viel eingreifender verfahren; man muss, um dem Zerstörungsprocess Grenzen zu setzen, baldmöglichst Aetzmittel anwenden, unter denen hier der Höllenstein, das Aetzkali, das Butyr. Antimonii oder auch das von Lugol angegebenen Aetzjod die passendsten sind. Zeigen sich auch diese Mittel noch nicht unserer Absicht entsprechend, so zieht man den Arsenik in Gebrauch, indem man ihn entweder als Cosmé'sches Pulver, oder als Helmundsche Salbe, oder nach Dupuytren auf die Art anwendet, dass man ein Pulver, welches aus 1—2 Theilen Arsenik auf 199 Theile Calomel besteht, mittelst eines Charpiepinsels trocken auf die afficirte Stelle aufstreut. Ein passendes Aetzmittel ist hier auch der Liq. Hydrarg. nitric. oxydul., womit man die afficirte Stelle mittelst eines Charpiepinsels bestreicht, und auch noch damit befeuchtete Charpie auflegt. Man ätzt nicht zu grosse Stellen auf einmal; den entstandenen Schorf weicht man nach einiger Zeit los, und wiederholt dann das Manöver, was oft 20 und mehre Male nöthig ist.

IV. Scrofulöse Geschwüre.

Bei der Abhandlung der scrofulösen Drüsengeschwülste, der Abscesse im Zellgewebe und der scrofulösen Hautausschläge wurde beschrieben, auf welche Art scrofulöse Geschwüre aus denselben hervorgehen. Wir werden weiter unten erwähnen, wie aus primären Knochenkrankheiten sich später auch äussere Scrofelgeschwüre bilden können. Ausserdem entstehen solche aber auch zuweilen aus primären traumatischen Verletzungen, einfachen Schnittwunden, Contusionen u. s. w., wenn die letzteren bei scrofulösen Subjecten vorkommen.

In einigen Fällen entstehen scrofulöse Geschwüre aus der Ablagerung von Scrofelmaterie, dicht unter der Haut, zwischen ihr und dem Zellgewebe. Hier sind die Erscheinungen folgende: es bildet sich, neben anderen, gewöhnlich schon stattfindenden, scrofulösen Geschwüren, an irgend einer Stelle des Körpers, sehr häufig am Halse, am hinteren Rande des Sternocleidomastoideus, auf dem Brustbeine oder auch an den Seiten des Rumpfes ein rosenrother, gewöhnlich mehr oder weniger kreisrunder, wenig schmerzhafter, und fast gar nicht geschwollener, nur etwas gespannter Fleck. Derselbe wird mehr und mehr dunkel; nach einiger Zeit bemerkt man zwar keine Fluctuation, wohl aber, dass sich die Haut an einer oder der anderen Stelle des afficirten Fleckes hin und herschieben lässt, und ausserordentlich dünn ist. Dieselbe bricht dann zuletzt auf, es zeigt sich ein kreisrundes Geschwürchen, welches aber gewöhnlich anfangs bei weitem nicht die ganze Stelle umfasst, an der sich die Haut lose anliegend zeigte. In der Nähe der zuerst entstandenen kreisrunden Oeffnung, welche sich, allmählig nach der Fläche etwas mehr ausbreitet, nie aber in die Tiefe geht, zeigen sich gewöhnlich bald eine oder mehrere andere, auf dieselbe Art entstandene Oeffnungen, die sich aber nur sehr langsam und sehr spät zu einer einzigen vereinigen, indem die sie trennenden Hautbrücken resorbirt werden.

Scrofulöse Geschwüre haben im Allgemeinen folgende characteristische Eigenschaften: sie sind überhaupt gewöhnlich flach, nicht tief eindringend, der Grund derselben ist meistentheils blass, missfarbig, hart, unrein, uneben; die Ränder sind blass- oder violettroth, livide, ungleich, zuweilen gezackt, schlaff, in manchen Fällen aber auch hart callös; sie sind immer vom Grunde abgetrennt, unterminirt und nach einwärts gebogen. Das Secret besteht aus einer Anfangs consistenten käsigen, später dünnflüssigen, mit vielen weissen Flocken und zuweilen mit Blut gemischten jauchigen Flüssigkeit. Im Allgemeinen bemerkt man sehr wenig Leben und organische Thätigkeit in scrofulösen Geschwüren. Sie dehnen sich langsam aus, sind aber noch langsamer zur Heilung zu bringen. Heilt ein solches Geschwür endlich zu, so ist man bei weitem noch nicht sicher, damit fertig zu sein, es bricht oft 10—20 Mal und öfter von Neuem wieder auf. In der Regel werden sie im Herbste besser, und verschlimmern sich im Frühjahr. Die nach Heilung dieser Geschwüre zurückbleibenden Narben sind sehr characteristisch. Sie sind Anfangs roth, später werden sie weiss, sind missgestaltet, unregelmässig, faltig, gerippt, brückenförmig, oft sehr tief zusammengezogen, und fast in jedem Falle sehr verunstaltend. Zuweilen entstehen dadurch auch Hindernisse in der Function mancher Muskeln, wodurch dann Ektropien, caput obstipum, Contracturen der Gelenke u. s. w. verursacht werden können.

Bei stattfindender Complication der Scrofelkrankheit mit der Syphilis und dem Scorbut behaupten die durch die letzt genannten Dyscrasien entstandenen Geschwüre, trotz der zugleich existirenden Scrofelkrankheit, ihren selbstständigen Character, der nur wenig dadurch modificirt wird.

Behandlung scrofulöser Geschwüre.

Hinsichtlich der dabei immer nothwendigen, allgemeinen, inneren Behandlung ist dem bereits dafür Angegebenen nichts Besonderes hinzuzufügen. Die örtliche Behandlung ist zwar zur Heilung dieser Geschwüre allein nicht hinreichend, darf aber deshalb doch auch nicht versäumt werden. Man hat einen grossen Theil der Mittel, welche innerlich gegen die Scrofeln angewandt werden, in anderer Form auch zum Verbande dieser Geschwüre empfohlen. Bei der Auswahl unter diesen Mitteln hat man besonders zu berücksichtigen: 1) das Ansehn der Geschwürfläche, 2) die nächste Umgebung derselben, 3) die Entstehungsweise des Geschwürs.

In ersterer Hinsicht ist schon oben bemerkt, dass in diesen Geschwüren gewöhnlich wenig Energie, wenig organische Thätigkeit zu bemerken ist; es sind mehr torpide Geschwüre, zu deren Verbande also vorzugsweise Mittel angezeigt sind, welche die Thätigkeit derselben zu erhöhen vermögen, und dadurch gute Eiterung und Granulationen bewirken. Die Jodpräparate haben den Vorzug, dass sie, indem sie diese Bedingungen erfüllen, zugleich auf specifische Art den Scrofelstoff zerstören oder zersetzen, und überdies nicht allein örtlich, sondern wegen der ihnen zukommenden Eigenschaft, sehr leicht resorbirt zu werden, auch allgemein auf den Organismus wirken. Man wendet dieselben hier am besten in den von Lugol empfohlenen Formen, als Salben, Fomentationen oder Cataplasmen an. Zum Verbinden bedient man sich der oben bei den Drüsengeschwülsten angegebenen Salben.

Die Cataplasmen mit einem Zusatze von Jod (Cataplasmes jodurés) werden von Lugol besonders zur Vertheilung scrofulöser Drüsengeschwülste und kalter Abscesse empfohlen, bei denen sie aber weit weniger passend scheinen, als bei schmerzhaften scrofulösen Geschwüren.

Ausser den Jodmitteln werden noch ausserordentlich viele andere Mittel zum Verbande dieser Geschwüre angewandt, unter denen die wichtigsten sind: die Cicuta und Belladonna in Bädern, Fomentationen, Pflastern und Salben; besonders rühmt man die Auflösung des Extr. Cicut. in Aqua calcis, die indess doch für die gewöhnlichen Fälle wohl zu energisch wirkt, Umschläge aus adstringirenden Decocten, aus Auflösungen von Aetzkali, von Sublimat, von schwefelsaurem Zink, aus Creosot; verschiedene Salben: Ungt. digestiv., de Styrace, mit einem geringen Zusatze von Merc. praec. rubr.; Bestreuen der Geschwürsfläche mit Pulvern aus rothem Präcipitat, China, Chamillenblumen; Verband mit Aq. antimiasm. Köchlini — mit frisch ausgepressten Kräutersäften, mit Extr. Lactucae vir. — Rust widerräth durchaus die Anwendung mit Fett bereiteter Salben bei diesen Geschwüren, und empfiehlt zum Verbande derselben Auflösungen aus Sublimat und Extr. Chamomill., Belladonn., Cicutae, Calendulae mit einem Zusatze von Opiumtinctur, oder auch die Auflösung des salpetersauren Silbers mit Schierlingsextract.

Vering empfiehlt in sehr atonische scrofulöse Geschwüre mit einem schwieligen Rande ein kleines Stück Phosphor einzulegen.

Wird, was übrigens selten der Fall ist, durch wuchernde Granulationen die Anwendung von Aetzmitteln nöthig gemacht, so bedient man sich als solcher hier der concentrirten Mineralsäuren, des Sublimats, des Aetzkalis, des Liq. Hydrarg. nitric. oxydul. Lugol empfiehlt hiezu besonders sein Jode caustique, d. h. Jod in der geringst möglichsten Quantität Wasser aufgelöst, welches mir indessen ein ziemlich unnützes Präparat zu sein scheint, denn den Zweck, einen Brandschorf zu bilden, erreicht man durch alle anderen Aetzmittel viel leichter und sicherer; eine Resorption des Jods aber kann man bei dieser Art der Anwendung nicht erwarten, da eben der Brandschorf dieselbe verhindert. Für den Zweck, wuchernde Granulationen zu beseitigen, ist gewiss das einfachste und sicherste Mittel das Betupfen derselben mit Höllenstein.

Es scheint die Heilung des Geschwürs zu befördern, wenn man die gewöhnlich ganz dünnen abgetrennten, losen eingebogenen Ränder desselben mit der Scheere ringsum wegschneidet. Haben sich Fistelgänge ausgebildet, so kann man dieselben mit Jodsolution ausspritzen, wo die Oertlichkeit es aber zulässt, thut man immer besser sie zu spalten, oder eine Ligatur durchzuziehen. Die verunstaltenden Narben kann man etwas verhüten, wenn man um die Zeit, wo das Geschwür sich zur Heilung neigt, nochmals ein Aetzmittel, am besten das Aetzkali, darauf anwendet, und so das scrofulöse Geschwür in ein künstliches verwandelt. Dasselbe Verfahren räth man auch zu versuchen, wenn das Geschwür schon zugeheilt, und die entstellende Narbe schon gebildet ist. Hier muss man aber sicher sein, dass die scrofulöse Dyscrasie im Körper schon vernichtet ist; ist das nicht der Fall, und man wendet auf ein schon zugeheiltes Geschwür wieder Aetzmittel an, so bekommt man dadurch kein künstliches, sondern wieder ein sehr hartnäckiges scrofulöses Geschwür. Wo die Oertlichkeit es zulässt, kann man oft eine solche Narbe extirpiren; doch muss man auch dies verschieben, bis alle Zeichen der Scrofelkrankheit verschwunden sind. Zuweilen befinden sich auf solchen Narben kleine Hautbalken und lose Bänderchen, die man nach Lugol's Rathe abschneiden und die Wunde mit Aetzjod betupfen soll.

B. Scrofulöse Affectionen innerer Organe.

I. Scrofeln des Gehirns.

Hinsichtlich der durch eine scrofulöse Ablagerung im Gehirn hervorgebrachten Symptome bemerkt man vorzüglich eine doppelte Verschiedenheit, welche davon abhängig ist, ob diese Ablagerung gleich bei ihrem ersten Auftreten Entzündung des Gehirns und seiner Häute veranlasst, oder ob sich die abgelagerte Scrofelmaterie nach und nach im Volumen vermehrt, und Afterproducte von oft bedeutender Grösse bildet, ohne dass dadurch im Anfange Entzündung, sondern nur Symptome vom Druck eines fremden Körpers auf die Gehirnmasse entstehen. Die Ursache dieser Verschiedenheit in den Folgen dieses Uebels scheint theils in dem Alter der davon Befallenen, theils in der grösseren oder geringeren Reizbarkeit des befallenen Gehirntheiles begründet zu sein.

Bei kleinen Kindern, und besonders, wenn eine solche Ablagerung auf die Gehirnhäute, in die Gehirnhöhlen, oder namentlich auf den diese Höhlen auskleidenden Häuten, stattfindet, ist die unmittelbare Folge scrofulöser Affection des Gehirns, Gehirnentzündung, die sich hier meistens als Arachnoiditis und Meningitis tuberculosa, oder als Hydrocephalus acutus kundgiebt. Man könnte diese Art „acute Gehirnscrofeln" nennen. Bei grösseren Kindern und im Jünglingsalter pflegt die Scrofelmaterie mehr in der Substanz des grossen oder kleinen Gehirns selbst zu mehr oder weniger runden Geschwülsten (Tuberkeln) zu agglomeriren, und nicht sowohl Entzündung, als vielmehr ein chronisches Leiden zu verursachen, dessen Symptome ganz mit denen durch andere im Gehirne befindliche Afterproducte als Hydatiden, Scirrhus u. s. w. hervorgebrachten, übereinstimmen. Das erste und beständigste derselben ist K o p f s c h m e r z; derselbe ist periodisch, d. h. er nimmt von Zeit zu Zeit an Heftigkeit zu, hört aber fast nie ganz auf; es ist zuerst das Gefühl eines dumpfen Druckes, das sich nach und nach zu sehr heftigen brennendem Schmerzgefühl, oft mit einem Gefühl von localer Hitze und Klopfen mit Umnebelung, Ohnmachten und einer Menge von peinlichen Empfindungen, steigert; gewöhnlich entspricht derselbe der afficirten Stelle des Gehirns, oft erscheint er aber auch weit davon entfernt.

Schwindel ist ein weniger constantes Symptom dieses Leidens, und stellt sich nur von Zeit zu Zeit ein. Bei einigen Kranken findet auch ein periodisches Erbrechen statt. Nachdem diese Zufälle kürzere oder längere Zeit, Wochen, Monate und zuweilen selbst Jahre lang, gedauert haben, während welcher Zeit die Intelligenz und das Empfindungsvermögen noch wenig gestört, der Kranke aber fast immer sehr traurig gestimmt ist, treten plötzlich Convulsionen, eine Art epileptischer Anfall ein. Diese Convulsionen sind meistens nur halbseitig, und wiederholen sich von Zeit zu Zeit wieder. Es treten darnach auch bald Störungen des Empfindungsvermögens ein; besonders ist das Sehvermögen oft sehr geschwächt, es findet Schielen, Doppelsehn und Erweiterung der Pupille statt (In einigen seltenen Fällen hat man dagegen Verengerung der letzteren beobachtet). Hiezu gesellt sich über kurz oder lang, gewöhnlich unmittelbar nach einem heftigen epileptischen Anfall, Lähmung der einen Körperhälfte. Dazu treten dann auch Störungen in der psychischen Seite des Gehirns, die Geisteskräfte sinken, die Kranken nähern sich dem Zustande des Idiotismus. Gewöhnlich tritt nun endlich auch Fieber hinzu, Febris hectica, zuweilen auch Wassersucht.

Jede einigermaassen bedeutende Ablagerung von Scrofelmaterie im Gehirn, wie wohl überhaupt jeder organische Leiden der Centraltheile des Gehirns, endet immer mit dem Tode des Kranken, wenn dieser Ausgang auch oft ziemlich lange verzögert wird, und oft bedeutende Zwischenräume in der Entwickelung des Uebels stattfinden. Die acute Form lässt noch eher einen günstigen Ausgang hoffen, als die chronische.

Die Behandlung der ersteren erfordert die bekannten antiphlogistischen Mittel gegen die Hirnentzündung: — örtliche und, bei grösseren Kindern, selbst allgemeine Blutentziehungen, kalte Umschläge, Einreibungen von Quecksilbersalbe, grosse Gaben Calomel, Vesicatorien u. s. w. Bei chronischen Gehirnscrofeln liesse sich allein von einer rationellen diätetischen und pharmaceutischen Behandlung der Scrofelkrankheit überhaupt radicale Hülfe erwarten. Ableitungen durch Fussbäder, Abführungsmittel, Mercurialeinreibungen auf den abgeschornen Kopf, Blasenpflaster im Nacken, Moxen u. s. w. sind die zweckmässigsten Mittel, um die Schmerzen wenigstens zu lindern und den verderblichen Ausgang möglichst lange hinauszuschieben [1]).

II. Scrofulöse Affection der Respirationsorgane.

Da die tuberculöse Lungenschwindsucht, meiner Ueberzeugung nach, ganz eigentlich in einer Ablagerung der Scrofelmaterie, theils in das Gewebe der Lungen selbst, theils in die Bronchialdrüsen, begründet ist, so würde eine kurze Darstellung dieser Krankheit hier ihre Stelle finden müssen. Doch glaube ich eine solche um so eher übergehen zu dürfen, als ausserdem, dass viele Aerzte Scrofelsucht und Tuberkeln für zwei verschiedene, oft von einander unabhängige Krankheiten halten, die eine oder die andere der vielen vortrefflichen Monographieen über dieses wichtige Leiden in den Händen fast jedes Arztes ist. — Es giebt aber noch einige Abnormitäten der Respirationsorgane, deren Ursprung aus scrofulöser Ablagerung allgemein anerkannt wird. Hierhin gehört:

1) Die scrofulöse Affection der Schleimhaut des Kehlkopfes, der Luftröhre und der Bronchien.

Dieselbe ist besonders häufig bei ganz kleinen scrofulösen Kindern. Sie giebt sich bei diesen durch grosse Schleimanhäufung, beständiges Röcheln und Rasseln in der Brust zu erkennen. Husten und Fieber ist anfangs gar nicht vorhanden, und schon dadurch unterscheidet sich das Uebel von einem Catarrh. Bei der Auscultation hört man ein eigenthümliches prasselndes Geräusch (respiration crépitant — rasselne — râle). Mit der Zeit entsteht durch die Ablagerung der Scrofelmasse

1) M. s. meinen Aufsatz „Ueber chronisches Gehirnleiden scrofulöser Knaben" in der Zeitung vom Vereine für Heilkunde in Preussen 1841 Nr. 49.

auf diese Schleimhäute auch eine Entzündung und in deren Folge Verdickung derselben. Zuweilen entsteht aber auch Verschwärung dieser Schleimhäute, und der Ausgang der Entzündung ist dann Phthisis laryngea, trachealis u. s. w. Aber auch ohne diesen Ausgang kann das Uebel zuweilen den Tod der daran leidenden Kinder bewirken, wenn der Schleim sich in solcher Menge in den Luftwegen anhäuft, dass, zumal bei ganz kleinen und schwachen Kindern, welche nicht Kraft genug besitzen, denselben durch Husten auszustossen, dadurch wirkliche Erstickung bewirkt wird. Man findet dann bei der Section die Luftwege mit einem glasartigen, eiweissartigen, gelblichen, zuweilen in's Graue hinüberspielenden, mehr oder weniger dicken Schleime angefüllt; — die Schleimhaut selbst zeigt sich mehr oder weniger in einem entzündlichen Zustande; es finden auch wohl Excoriationen auf derselben statt, und immer findet man von Ablagerung der Scrofelmaterie herrührende Excrescenzen, welche hie und da auf der Schleimhaut zerstreut, und an einigen Stellen auch wohl schon in Verschwärung übergegangen sind.

Man kann gegen dies Uebel nichts weiter thun, als eine allgemeine Behandlung der Scrofelkrankheit einleiten, und besonders Ableitungsmittel, lange in Eiterung erhaltene Pflaster längst den afficirten Theilen u. s. w., damit verbinden. Werden deutliche Symptome von Entzündung beobachtet, so verfährt man gegen dieselben nach den bekannten Regeln. Vering empfiehlt bei scrofulösen Lungenentzündungen blutige Schröpfköpfe in der Gegend der Rückenwirbel anzusetzen, und die geschröpften Stellen mit einer aus Tart. stib. — Pulv. Cantharid. und Pulv. Mezeräi bereiteten Salbe öfters des Tags zu bestreichen, um sie so in Geschwüre zu verwandeln.

2) Ausser den Bronchialdrüsen, deren scrofulöse Affection mit der Tuberkelschwindsucht zusammenfällt, und deshalb hier nicht abgehandelt wird, leiden die Respirationsorgane zuweilen durch scrofulöse Anschwellung einzelner in der Brusthöhle, aber ausserhalb der Pleura, liegender Lymphdrüsen.

indem dieselben bei ihrer Vergrösserung auf den ihnen gegenüberliegenden Lungentheil drücken, wirken sie auf denselben wie ein fremder Körper. Sie erregen zuerst einen dumpfen Schmerz oder Gefühl von Druck an dieser Stelle, das besonders beim tiefen Einathmen bemerkt wird; es entsteht daselbst auch wohl eine partielle Entzündung; geht die Drüse in Eiterung über, so kann der dadurch entstandene Abscess sich nach den Lungen hin öffnen, und dadurch lebensgefährliche Symptome bewirken.

3) Es bilden sich zuweilen grosse Ablagerungen von Scrofelmasse im Zellgewebe zwischen den Rippen und der Pleura. Die daraus hervorgehenden Abscesse erreichen oft eine ungeheure Grösse, dehnen sich um die ganze Brust herum aus, bewirken Knochenfrass der Rippen, eröffnen zuweilen den Sack der Pleura selbst, und bewirken, indem sie ihr Contentum in die Lungen ergiessen, den Tod des Kranken durch Erstickung, wenn derselbe nicht schon früher in Folge des durch die copiöse Eiterung bewirkten hectischen Zustandes eingetreten ist.

III. Scrofulöse Affectionen der Verdauungsorgane.

1) Scrofulöse Affection der Schleimhaut des Darmkanals.

Dieselbe ist meistens die Ursache der oben erwähnten Störungen in der Verdauung, mit welchen die Scrofelkrankheit sehr oft beginnt, und von denen sie gewöhnlich auch während ihres ganzen Verlaufes begleitet wird. Sie besteht in Ablagerungen, entweder auf der Oberfläche der inneren Haut des Tractus intestinalis, oder in den daselbst verbreiteten Peyerschen und Brunnerschen Drüsen, oder auch zwischen den verschiedenen Schichten der Darmhäute. Zuweilen wird auch die den Schlund und die Speiseröhre auskleidende Schleimhaut davon befallen, wodurch dann Deglutitionsbeschwerden entstehen, deren Ursachen man sich oft gar nicht erklären kann, da durchaus kein Schmerz dabei stattfindet, und die man daher, wenn das Alter des Kranken dieser Annahme nicht widerspricht, gewöhnlich für ein hypochondrisches oder hysterisches nervöses Uebel hält. — Ist die Schleimhaut des Magens afficirt, so findet häufiges Erbrechen, Magendrücken, saures Aufstossen, Sodbrennen u. s. w. statt. In den Gedärmen selbst hindern diese Ablagerungen die freie peristaltische Bewegung derselben, und verursachen dadurch zunächst Unordnungen in den Stuhlausleerungen, Durchfall mit Verstopfung abwechselnd.

Sehr oft wird durch diese Ablagerung Reizung und Entzündung der davon afficirten Häute hervorgebracht, deren Symptome mit denen der unten zu erörternden acuten Mesenterialscrofeln übereinkommen; es geschieht aber auch, dass die abgesetzte Scrofelmaterie ohne Entzündung sich erweicht, und zu Bildung von Darmgeschwüren (enterobelcosis) Veranlassung giebt, die zuweilen alle Darmhäute durchdringen, und einen abzehrenden Zustand des Kranken hervorrufen können (enterophthisis).

Zuweilen entstehen auch in der Mundhöhle aus einer solchen scrofulösen Affection der dieselbe auskleidenden Schleimhaut scrofulöse Geschwüre, die dann wohl mit syphilitischen verwechselt werden können. Eben so werden auch die Tonsillen scrofulös ergriffen, und gehen in scrofulöse Geschwüre über.

2) Scrofulöse Affection der Mesenterialdrüsen.

Dies ist unstreitig eine der häufigsten und fast immer die erste, der die wirkliche Scrofelkrankheit bezeichnenden Erscheinungen. Manche Schriftsteller behaupten, dass ohne diese Affection niemals Scrofelkrankheit existire; auch leidet es wohl keinen Zweifel, dass, wenn man in vielen Leichen, an Scrofeln Gestorbener, diese Drüsen nicht afficirt findet, dadurch noch keineswegs bewiesen ist, dass dieselben nicht früher scrofulös gewesen sein können, und die in ihnen stattgefundene Ablagerung wieder resorbirt wurde [1]), als der Krankheitsprocess seine Richtung nach einem andern Organe, den Lungen oder dgl. nahm. Hinsichtlich der durch diese Affection erregten Krankheitssymptome lässt sich ein zwiefacher Unterschied bemerken, welcher davon abhängt, ob sich gleich im Anfange derselben und noch ehe bedeutende Störungen in der Ernährung des Kranken eingetreten sind, Entzündung in den afficirten Drüsen und deren Umgebung, und ein davon abhängendes Fieber einstellt, oder ob dieselbe ohne Entzündung ihren nachtheiligen Einfluss für die Ernährung und das Leben des Kranken allein durch Verstopfung der leidenden Drüsen ausübt. Es scheint daher nicht unpassend zu sein, diese Krankheit nach dem Vorgange von Autenrieth und Schönlein zu unterscheiden in acute und chronische Mesenterialscrofeln.

α) Acute Mesenterialscrofeln.

Zu den Symptomen dieser Krankheit gehören manche Zustände, welche bei den verschiedenen Schriftstellern mit dem Namen Intestinalfieber, remittirendes Kinderfieber, Mesenterialfieber, und selbst nicht selten auch Wurmfieber bezeichnet wurden. Sie ergreift besonders Kinder mit scrofulösem Habitus, namentlich dem sogenannten irritabeln, zwischen dem 7ten und 11ten Lebensjahre, und kommt am häufigsten im Frühjahr (nach Schönlein sogar zuweilen epidemisch) vor. Ein mehr oder minder heftiges Fieber nach vorausgegangenem Frost eintretend, welcher sich durch veränderlichen, jedoch fast immer sehr beschleunigten und härtlichen Puls, Hitze und Trockenheit der Haut, matten Gesichtsausdruck, Blässe des Gesichts, traurige Gemüthsstimmung u. s. w. auszeichnet, Gespanntheit des Unterleibes und Schmerzhaftigkeit beim Druck

---

1) Scharlau behauptet, dass eine Drüse, wenn sie einmal scrofulös afficirt gewesen, ihren Integritätszustand niemals wieder erlangen könne; dem widerspricht aber zum Glück die tägliche Erfahrung.

auf denselben, zuweilen auch flüchtige kneipende Schmerzen im Leibe, weiss belegte Zunge, fader Geschmack, Mangel an Esslust, Druck in den Präcordien, Brechneigung oder auch wirkliches Erbrechen schleimiger, zäher Stoffe, Anfangs Verstopfung, später Durchfälle, die gehackten Eiern ähnlich sind; dies sind die wichtigsten Symptome dieser Krankheit, zu denen sich fast immer auch Erscheinungen auf der Brust hinzugesellen. Die Kinder fangen an, meistens gegen Abend, trocken und kurz zu hüsteln, und klagen über Druck und stechende Schmerzen in der Brust, gewöhnlich nach vorn unter dem Brustbeine. Das Fieber macht zuerst Remissionen, die gewöhnlich gegen Morgen eintreten, späterhin wird dasselbe anhaltend, und geht nicht selten in ein Nervenfieber über. Ueberhaupt wird die Krankheit selten vor dem 21sten bis 28sten Tage entschieden. Sie endet dann entweder in Genesung unter kritischen Schweissen und Harnabsonderung, und gewöhnlich gleichzeitigem Erscheinen äusserer Drüsengeschwülste, welche meistens bald vereitern. Nach einem solchen Verlaufe scheint oft die Scrofelkrankheit durch dieses Fieber gänzlich getilgt zu sein, und ich habe einige Mal beobachtet, dass sich selbst die früher stattfindenden Zeichen des scrofulösen Habitus darnach zu verlieren anfingen. Einen so günstigen Ausgang hat dasselbe aber bei weitem nicht in allen Fällen. Im Gegentheil giebt dieses Fieber, welches vielleicht ursprünglich nur ein einfaches Schleimfieber oder, ein in Folge eines Diätfehlers entstandenes, gastrisches Fieber war, (wodurch aber wegen vermehrter Blutcongestion zu den Mesenterialdrüsen der Absonderungsprocess der Scrofelmaterie aus dem Blute in diese Theile zuerst angeregt wurde), sehr oft Veranlassung zur völligen Entwickelung der Scrofelkrankheit, welche ohne dasselbe noch lange nicht, vielleicht auch gar nicht, erfolgt wäre; und zu den Nachkrankheiten, in welche dieses Leiden übergehen kann, gehören fast alle die verschiedenen von der Scrofelsucht abhängigen Krankheitszustände, ganz vorzüglich häufig geht dasselbe in die Atrophia und Phthisis meseraica über. Ein anderer gar nicht seltener Ausgang desselben ist auch der in Wassersucht, und zwar gewöhnlich zugleich Anasarca, Ascites und Hydrothorax, wodurch der Kranke zu Grunde geht. Bei der Section findet sich dann ausser dem trüben, mit flockigen Lymphfilamenten vermischten Exsudat in der Bauchhöhle, auch die scrofulöse Degeneration der Gekrösdrüsen.

Bei der Behandlung dieses Uebels kann man, wenigstens Anfangs, nur nach allgemeinen Anzeigen verfahren, also ein Brechmittel reichen, wenn die belegte Zunge, die Brechneigung und dgl. Umstände dasselbe erfordern, Blutegel auf den Unterleib oder unter das Brustbein setzen, wenn hier bestimmter Schmerz vorhanden ist, Einreibungen von Quecksilbersalbe mit Bilsenkrautöl, warme Umschläge von narcotischen Kräutern u. s. w. auf den Unterleib anwenden. Ist Stuhlverstopfung zugegen, so sucht man dieselbe durch Klystire oder ein mildes Abführungsmittel zu heben, hütet sich aber einen anhaltenden Durchfall zu erregen, der überdies nur zu leicht eintritt. Gegen das Fieber verordnet man Saturationen, oder wenn Säurebildung und Durchfall stattfindet, schleimige Abkochungen mit kohlensaurem Natron oder Kali. Haben sich Brustaffectionen hinzugesellt, so setzt man denselben Extr. Hyosc. oder Cicutae zu.

Das wichtigste für die allgemeine Behandlung ist hier die Thätigkeit der Haut hervorzurufen, den Krankheitsprocess nach der Haut zu lenken, und hiezu wirkt, nach Schönlein, kein Mittel kräftiger, als Begiessung des Kranken mit warmem Wasser. Man setzt denselben in eine trockene Wanne, und übergiesst ihn 5 — 10 — 15 Minuten lang über den Kopf und ganzen Körper mit mässig gewärmtem Wasser, trocknet ihn dann schnell sorgfältig ab, und legt ihn in ein warmes Bett. Solche Begiessungen werden täglich wiederholt. Sie wirken kräftiger als warme Bäder, die indessen auch mit grossem Nutzen hier angewendet werden, und mit Kleienabsud, oder einer Abkochung erweichender Kräuter bereitet werden können. Innerlich giebt man, um die Hautausdünstung zu befördern, Essigammonium, Vin. stibiat. in kleinen Gaben auch wohl sehr kleine Dosen Pulv. Doveri. Zugleich sucht man die Absonderung der Nieren zu verstärken, und verordnet zu diesem Zwecke ein schwaches Inf. Digitalis mit Kali oder Ammon. acetic.

Nach der Krise, und wenn die topischen Erscheinungen abgenommen haben, kann man zu dem Gebrauche restaurirender und stärkender Mittel schreiten, muss dabei aber sehr vorsichtig verfahren. In dieser Periode würde auch der innere Gebrauch des Jods in der wässrigen Solution von Nutzen sein.

b) Chronische Mesenterialscrofeln.

Es leiden an diesem Uebel Kinder von 2 — 3 Monaten bis zum 10 — 11 Jahre; später ist die Krankheit selten, und nach eingetretener Pubertät entsteht sie wohl niemals. Sie haben einen dicken aufgeschwollenen Leib [1]), und in demselben Verhältniss, wie der Bauch anschwillt, magern die übrigen Theile, namentlich die Extremitäten ab, während gleichzeitig die Haut verschrumpft, auffallend blass wird, eintrocknet, und sich oft in glimmerähnlichen Schuppen abschilfert. Nicht selten zeigen sich auf der Haut mannigfaltige Ausschläge, namentlich die sogenannten Mitesser (comedones). Die Kinder haben ein eigenthümliches, veraltetes, Greisen gleichendes, altkluges Ansehen, die Gesichtsfarbe ist erdfahl, die Nase wird immer spitzer, die Augen sind matt, und liegen tief im Kopfe. Die Kranken sind dabei meistens gefrässig, und haben insbesondere Verlangen nach Mehlspeisen, Brod, Käse und sauren Dingen, dagegen Abscheu vor Fleischspeisen und Suppen; sie werden, besonders in der Nacht und früh Morgens vom Durst geplagt. Es findet oft übelriechender, knoblauchartig stinkender Athem, und fast immer ausserordentliche Muskelschwäche statt, weshalb auch die Kranken sehr träge sind, und immer

---

1) Nach Guersent soll der dicke Leib indessen keineswegs zu den characteristischen Zeichen dieser Krankheit gehören.

getragen sein wollen, wodurch sie zuweilen sogar das Laufen wieder verlernen; diese Schwäche kann sogar in völlige Lähmung der Extremitäten übergehen (Richter). Anfangs sind die Kranken verstopft, später aber kommen Diarrhöen, die von weisslicher, grauer Farbe sind, und gleichfalls einen sehr übeln sauren Geruch haben. Die Ausleerungen sind oft mit weisslichen Flocken, oder einer weisslichen Chylus ähnlichen Flüssigkeit gemischt. Nach kürzerer oder längerer Zeit stellt sich hectisches Fieber ein. Dasselbe kündigt sich an durch heisse Hände und Füsse, fliegende Röthe, Durst und verdriessliche Gemüthsstimmung am Abend und schmelzende Schweisse am Morgen. Es reibt noch vollends nach und nach die Kräfte des Kranken auf, bringt mannigfaltige colliquative Ausleerungen, äusserst stinkende Durchfälle, Schwämmchen im Munde und Darmkanal, mit einer dicken Fetthaut überzogenen Urin, starke klebrige Schweisse hervor, und führt endlich, meistens unter sehr grosser Abmagerung, so dass an den Extremitäten fast alle Muskelsubstanz schwindet, und sie nur noch mit einer schmutzigen grauen Haut bedeckt erscheinen, einen langsamen Tod herbei, dem in einigen Fällen auch erst noch Wassersucht vorhergeht.

Alles dies sind Symptome, welche nur die Abzehrung (Atrophie, Paedatrophia, Marasmus infantum, Tabes infantum u. s. w.) bezeichnen, und auch durch andere ursächliche Momente, ausser der Scrofelkrankheit, hervorgebracht werden (So entsteht eine Atrophie neugeborner Kinder oft dadurch, dass sie mit einer zu wenig nahrhaften Milch ernährt werden, oder mit schlecht ernährenden und den Magen nur anfüllenden Speisen überfüttert werden). Dass die Krankheit aber aus einem scrofulösen Leiden der Mesenterialdrüsen entstanden, dass es eine wirkliche Tabes meseraica scrofulosa sei, lässt sich besonders durch die Untersuchung des Unterleibes erkennen. Während die Kranken von Zeit zu Zeit über flüchtig stechenden colikartigen Schmerz in der Tiefe des Unterleibes klagen, fühlt man deutliche Anschwellungen von verschiedener Grösse und Form. Dies sind die vergrösserten mit scrofulöser Masse angefüllten Drüsen des Mesenterium. Bei der Untersuchung nach dem Tode findet man in diesen Drüsen dieselben Veränderungen, wie sie in Drüsengeschwülsten an der äusseren Oberfläche des Körpers vor sich gehen, sehr häufig auch Verschwärung einzelner, oder auch aller so afficirter Drüsen (Phthisis meseraica). Zugleich findet man auch fast immer mehr oder weniger Darmgeschwüre.

Nicht immer nimmt diese Krankheit einen tödtlichen Ausgang. Bei zweckmässiger Behandlung und Lebensart schwinden oft die hectischen Zufälle und anderen Erscheinungen es zeigen sich mehr Geschwülste an den äusseren Theilen, dem Halse, in der Achselhöhle u. s. w., während die Geschwülste im Unterleibe nach und nach, aber immer sehr langsam, wieder verschwinden.

Im Ganzen ist die Prognose bei dieser Krankheit immer sehr schlimm, das Leben ist in seiner innersten Wurzel angegriffen, sie ist um so schlimmer, je jünger die Kranken sind, je rascher die Abmagerung vorwärts schreitet, je aufgetriebener der Bauch ist, je mehr und grösser man die Anschwellungen der Drüsen durch die Bauchbedeckungen fühlt.

Bei der Behandlung dieser Krankheit hat man besonders folgende Anzeigen vor Augen zu haben:

1) Die Bildung und fernere Ablagerung der Scrofelmaterie in diese Theile zu verhüten. Dies geschieht durch Erfüllung der oben zur Verhütung und diätetischen Behandlung der Scrofelkrankheit im Allgemeinen angegebenen Regeln. 2) Hat man gegen die in den einzelnen Drüsen auftretende, und von da auf die Umgebung, den Peritonäalüberzug der Gedärme sich verbreitende, entzündliche Affection zu wirken. In dieser Hinsicht werden oft örtliche Blutentleerungen durch Blutegel, Ueberschläge von erweichenden und narcotischen Kräutern, Einreibungen von Ungt. merc. mit Ol. Hyosc. u. s. w. nöthig gemacht. 3) Die im Körper vorhandene Scrofelmaterie durch pharmaceutische Mittel zu entfernen. Hier thut die

Lugol'sche Jodsolution oft grosse Dienste; ist zugleich entzündliche Reizung vorhanden, so sind besonders die sogenannten auflösenden Mittel, die Laugensalze, die Terra fol. Tartari, die Seife, die Antimonialien, die Baryta muriatica u. s. w. an ihrem Platze. Leidet das Kind an Verstopfung, so gibt man neben diesen Mitteln Rhabarber, Jalappe mit Calomel, Magnesia, oder Natrum sulphuricum. Ist aber die Reizbarkeit, und sind die entzündlichen Symptome verschwunden, oder hatten solche gar nicht stattgefunden, sind die Unreinigkeiten des Darmkanals entfernt, so wählt man aus der Klasse der antiscrofulösen Mittel mehr die tonisch-roborirenden, besonders Eichelkaffee, Pomeranzenschalen, selbst China in Infusum, das Eisen. Besonders hat sich das Jodeisen hier nützlich gezeigt. Auch Einreibungen in den Unterleib mit der früher angegebenen Jodsalbe sind hier sehr nützlich. 4) Man suche das Haargefässystem zu bestimmen, einen anderen für die Ernährung des Körpers weniger wichtigen Theil zur Ablagerung der Scrofelmaterie zu wählen. Kein Theil ist dazu so zweckmässig, als die Haut, und namentlich die Kopfhaut. Es ist ein gewiss viel zu wenig beachtetes sehr wichtiges Heilmittel in dieser Krankheit, durch Einreiben von Brechweinsteinsalbe auf den abgeschornen Kopf einen Ausschlag hervorzurufen. In mehreren Fällen habe ich fast Wunder von diesem Mittel gesehen, bei dessen Anwendung indessen die gehörige diätetische Behandlung, welche wohl immer die Hauptsache bleibt, keineswegs zu versäumen ist.

Die Convalescenz erfordert keine besondere Behandlung, als dass man sehr lange mit den angegebenen tonischen Mitteln aus der Klasse der Antiscrofulosa fortzufahren hat; geht ein Mal die Ernährung des Körpers wieder regelmässig von statten, so wird der Kranke sich auch bald erholen.

3) Scrofulöse Affection der Leber, Milz und der Bauchspeicheldrüse.

Dieselbe ist selten, doch hat man sie von Zeit zu Zeit beobachtet. Namentlich sind viele Beispiele von Scrofeln der Leber aufgezeichnet (S. Portal, Obs. sur la nature et le traitement des maladies du foie Paris 1813). Sie geben sich durch Symptome zu erkennen, welche einer chronischen Leberentzündung fast ganz analog sind, und nur nach dem Alter des Kranken, dem scrofulösen Habitus, und gewöhnlich noch anderen zugleich stattfindenden Scrofelsymptomen kann man auf die Natur dieses Uebels schliessen. Man hat beobachtet, dass Leberscrofeln nicht so leicht in Verschwärung übergehen, als in anderen Theilen; dagegen scheinen sich aus Ablagerungen in der Bauchspeicheldrüse gewöhnlich bald Abscesse zu bilden, denn bei Sectionen findet man oft dergleichen Abscesse, sehr selten aber eigentliche Pancreasscrofeln. Bei der Behandlung aller dieser Uebel hat man wieder zweierlei zu berücksichtigen: 1) die Scrofelkrankheit, als die allgemeine Ursache des örtlichen Leidens zu überwinden, und 2) gegen die Entzündung in dem ergriffenen Theile und dessen Umgebung mehr oder weniger antiphlogistisch zu verfahren.

IV. Scrofulöse Affection der Harn- und Geschlechtsorgane.

Scrofulöse Affection der Vorsteherdrüse. Eine sehr seltene Krankheit. Baillie fand einige Mal beim Durchschneiden dieser Drüse, dieselbe mit scrofulöser Masse angefüllt, und Cloyd kamen mehrere Fälle von sarcomatöser Entartung derselben vor, welche kleine mit Scrofelmaterie gefüllte Abscesse enthielten. Es ist wohl unmöglich, diese Art der Affectionen bei Lebzeiten zu erkennen, da die dadurch hervorgebrachten Symptome ganz mit denen durch andere Affectionen derselben, z. B. Verhärtung nach Entzündung u. s. w., hervorgebrachten, übereinstimmen müssen. Nur das zugleich stattfindende Scrofelleiden anderer Drüsen und Körpertheile kann uns zur Erkenntniss und rationellen Behandlung des Uebels führen.

Testikelscrofeln. Dieselben entstehen entweder durch Absetzung der Scrofelmaterie in die Interstitien, oder durch einfache Ausdehnung der Glandularsubstanz, und der Testikel erscheint dann wie eine in einem Sack enthaltene parenchymatöse Masse, oder (und wahrscheinlich ist dies nur der höhere Grad der ersteren Affection) die Structur der Drüse ist gänzlich zerstört, und es bildet sich eine käsige, gelblichweisse, oder grünlich gelbliche Materie, ähnlich derjenigen, welche man in den Knochenzellen scrofulöser Knochen abgelagert findet. Der Ueberzug der Testikel bleibt oft dabei lange Zeit unverändert, und so lange dies der Fall ist, sind auch die Schmerzen nicht sehr bedeutend. Es unterscheidet sich dies Uebel von der syphilitischen Hodengeschwulst, so wie auch von dem Scirrhus des Testikels, theils dadurch, dass es nur bei scrofulösen Subjecten vorkommt, theils durch die langsame Entwickelung und den Gang der Krankheit, durch die Verschiedenheit des Sitzes, und den weit geringeren Schmerz. Es verursacht überhaupt weniger Schmerz, als vielmehr ein Gefühl von Schwere und Taubheit; die Geschwulst ist ungleich, knotig, aber weder heiss noch roth. Das unter der Haut gelegene Zellgewebe ist gesund, frei und beweglich. Die Härte ist geringer als beim Scirrhus. Es bilden sich Erweichungen, undeutliche Fluctuationen. Aus den aufgebrochenen Stellen ergiesst sich scrofulöser Eiter. Diese Oeffnungen bleiben fistulös, sie öffnen und schliessen sich wechselweise.

Bei der Behandlung dieses Uebels thut man wohl, anfangs einige Blutegel anzusetzen, ferner Brodumschläge, kalte Waschungen, Einreibungen von Jodsalbe u. s. w. anzuwenden. Die Hauptsache dabei ist aber die allgemeine antiscrofulöse Behandlung.

C. Meissner beobachtete einige Mal eine gleichfalls in dieser Krankheit begründete leichte Entzündung der Eichel (S. Kinderkrankheiten, 2ter Th., S. 225).

In manchen Fällen entsteht bei Knaben durch die scrofulöse Affection der Schleimhaut der Harnröhre ein ganz dem Tripper ähnliches Leiden, wie ich dies selbst bei einem 9jährigen Knaben zu beobachten Gelegenheit hatte.

Scrofeln der Ovarien. Die Ovarien gehören zu denjenigen Organen, in welche scrofulöse Ablagerungen nicht ganz selten vorkommen. Die Symptome dieses Leidens sind aber so dunkel, dass dasselbe gewöhnlich erst dann erkannt wird, wenn es schon in eine der Folgekrankheiten, als Entzündung, Vereiterung oder Wassersucht der Eierstöcke, übergegangen ist. Der Grund der weiblichen Sterilität liegt unstreitig öfters in den im Parenchym der Ovarien gebildeten Ablagerungen, wodurch die Graafschen Eier in denselben verdrängt und zerstört wurden.

Es findet diese Affection wohl niemals allein als einziger Ausdruck der scrofulösen Kachexie statt, sondern immer im Verein mit mehreren anderen Symptomen derselben. Durch die allgemeine diätetische und pharmaceutische Behandlung dieser letzteren bekämpft man auch am sichersten dieses Uebel, gegen welches, wenn man es auch wirklich erkannt hat, in der That Anderes fruchtlos bliebe.

Scrofulöse Affection der Gebärmutter. Wenn dieselbe auch gerade keine sehr häufig vorkommende Krankheit ist, so dürfte es doch nöthig sein, diese Krankheitsform, mehr als es bisher geschehen ist, zu berücksichtigen. Dieselbe besteht entweder in Ablagerungen des Scrofelstoffes in dem Parenchym der Gebärmutter, oder auf der, die Höhle derselben auskleidenden, Schleimhaut. Die erstere ist in so fern von grosser Wichtigkeit, als dadurch die Functionen dieses Organs mehr oder weniger unregelmässig gemacht, oder auch ganz verhindert werden. Unregelmässigkeiten, besonders zu spätes Eintreten, der Menstruation, Unfruchtbarkeit, Abortus, Regelwidrigkeit des Geburtsgeschäfts, besonders Wehenmangel und Nachgeburtszögerungen, hängen unstreitig in vielen Fällen von dieser Ursache ab. — Kleine scrofulöse Mädchen klagen zuweilen über einen dumpfen, drückenden Schmerz, oder ein Gefühl von Schwere in der Tiefe des Unterleibes, ohne dass dabei Digestionsfehler zu bemerken sind. Diese Symptome rühren dann wahrscheinlich nicht von einer Affection der Gekrösdrüsen oder Darmhäute, sondern vielmehr der Ovarien oder des Uterus her.

In den gewöhnlichen Fällen verschwindet das Uebel, wenn nicht eher, doch zur Zeit der Geschlechtsreife; — durch das frühere Stattfinden derselben ist aber oft die dynamische Thätigkeit dieses Organs so weit verändert, dass in Folge davon die oben erwähnten Abnormitäten eintreten können, wenn auch schon alle Zeichen der Scrofelkrankheit verwischt sind.

Die scrofulöse Affection der die innere Höhle des Uterus auskleidenden Schleimhaut hat zuweilen eine Verdickung derselben zur Folge, durch welche ebenfalls mehr oder weniger die erwähnten Störungen in den Functionen der Gebärmutter bewirkt werden; in anderen Fällen ist sie der Grund des, wie oben erwähnt wurde, bei kleinen scrofulösen Mädchen zuweilen beobachteten, weissen Flusses, und kann sogar Veranlassung zur Entstehung von Mutterpolypen geben.

Scrofulöse Affection der Scheide. Die dieselbe auskleidende Schleimhaut wird ebenfalls zuweilen von der Scrofelkrankheit afficirt, wovon dann die gewöhnliche Folge der eben erwähnte weisse Fluss ist. Ausser der allgemeinen Behandlung der Scrofelkrankheit, kann man gegen dieses Uebel auch mit Nutzen die gegen die scrofulöse Affection anderer Schleimhäute empfohlenen Einspritzungen anwenden.

Scrofeln der Nieren. Die wichtigsten der dadurch erregten Symptome sind: eine eigenthümliche fast wachsgelbe Hautfarbe; die Haut selbst ist lax, bald sehr heiss, bald auffallend kühl, häufig mit einem klebrigen, aber nicht profusen Schweiss bedeckt, — ferner eine eigenthümliche traurige Physiognomie, oft Husten, Heisshunger, Stuhlverstopfung oder Durchfall, sodann eine besondere Haltung des Körpers, die bei einiger Vergrösserung der Nieren derjenigen eines mit Lordosis Behafteten nicht unähnlich ist. Die örtlichen Symptome äussern sich, wenigstens beim Beginnen des Leidens, nicht in dem Organe selbst, sondern in der Blase und der Harnröhre. Die ersten im uropöetischen Systeme sich zeigenden Symptome waren ein Jucken am Orificio urethrae, und Urindrang abwechselnd mit Urinverhaltung. Der Urin war strohgelb, molkig, und setzte, wenn er einige Stunden stand, ein mehliges helles, tuberkulöses Sediment in grosser Menge ab. Die in der Nierengegend gewöhnlich vorhandene Geschwulst ist sehr schwer zu diagnosticiren, und kann zu unzähligen Verwechselungen Anlass geben.

Fast immer kommen mit diesem Uebel Tuberkeln in anderen Organen, vorzüglich in den Lungen vor, die dann den Kranken tödten. Bei der Section findet sich, je nachdem das Uebel längere oder kürzere Zeit gedauert hat, die Scrofelmaterie in ihrer eigenthümlichen käseartigen Form die Zwischenräume in der Nierensubstanz ausfüllend, oder es finden sich in der letzteren Abscesse vor, die durch das Erweichen dieser Materie entstanden sind. Man hat zuweilen die Nieren nach solchen Abscessen als leere Säcke angetroffen.

C. Scrofulöse Affection der Sinneswerkzeuge.

I. Scrofulöse Ophthalmie (nach Jüngken und Ruete.)

Ursprünglich werden nur die Meibomschen Drüsen oder die Bindehaut des Auges von der Scrofelkrankheit ergriffen; später können alle übrigen zum Sehorgan gehörigen Theile an dem Leiden Theil nehmen. Der Reiz, welcher durch die Ablagerung der Scrofelmaterie in einem so zarten Organe, wie das Auge, hervorgebracht wird, hat immer unmittelbar Entzündung desselben zur Folge, weshalb denn auch scrofulöse Affection des Auges mit scrofulöser Augenentzündung identisch ist. Dieselbe erfolgt sehr häufig in Folge einer aus anderen Ursachen entstandenen Ophthalmie, namentlich der catarrhalischen. Durch den bei einer solchen Entzündung stattfindenden Andrang des Blutes zu den Gefässen des Auges werden die feinsten Endigungen derselben determinirt, den im Blute enthaltenen Scrofelstoff hier auszuscheiden, der dann zum Theil mit den Secreten des Auges wieder entfernt wird. Deshalb nimmt jede Augenentzündung, wenn sie bei Subjecten vorkommt, welche schon an anderweitigen Scrofelsymptomen litten, oder wenigstens einen scrofulösen Habitus besitzen, bald den Character der scrofulösen Ophthalmie an.

Dieser Character ist aber sehr ausgezeichnet und äussert sich: 1) durch die dunkle meist blauröthliche Entzündungsröthe sowohl an den Augenliedrändern als in der Conjunctiva, wobei die Gefässe der letzteren über den Rand der Hornhaut hinweggehen, und einige derselben sich bis zur Mitte erstrecken. 2) Durch die heftige, zu allen übrigen Erscheinungen in gar keinem Verhältniss stehende Lichtscheu; die Kranken sind nicht im Stande, selbst in einem gemässigten Lichte, die Augen zu öffnen, und der geringste Lichtstrahl verursacht ihnen die heftigsten Schmerzen. Will man bei Kindern mit Gewalt die Augenlieder eröffnen, so wälzen diese sich krampfhaft nach aussen. Dabei ist die Röthe und Geschwulst oft ganz unbedeutend. 3) Durch die Zeit der Exacerbation, welche des Morgens eintritt, während die Symptome mit Eintritt der Dunkelheit remittiren. 4) Durch die scharfe und ätzende Beschaffenheit der Secrete, welche aus dem Auge fliessen. Dieselben bestehen entweder aus einem weissen, dünnen, sehr gerinnbaren Schleim, welcher schnell zu feinen harten Krusten verhärtet, und da, wo er längere Zeit liegen bleibt, das Oberhäutchen zerstört, und tief eingreifende Geschwüre bildet, oder in klarer Thränenfeuchtigkeit, welche periodisch und unter stechenden Schmerzen aus dem Auge fliesst, und ebenfalls so scharf ist, dass sie die äusseren Augenlieder und Wangenhaut röthet. 5) Durch den langsamen Verlauf, da die scrofulöse Augenentzündung, mit geringen Unterbrechungen, oft Jahre lang dauert. Augen, welche einmal davon befallen werden, behalten grosse Neigung zu Recidiven, und diese erhält sich oft bis in spätere Jahre hinauf. 6) Durch die Bildung von Phlyctänen und Geschwürchen, welche vorzüglich auf der Hornhaut, gewöhnlich in der Mitte derselben erscheinen. Je nachdem nur die Meibomschen Drüsen, oder nur die Conjunctiva von der Krankheit ergriffen ist, bezeichnet man die scrofulöse Augenentzündung als Blepharitis oder Conjunctivitis scrofulosa; kommen deren Symptome vereint vor, so ist dies die Ophthalmia scrofulosa mixta.

Die Blepharitis scrofulosa erscheint an den Tarsalrändern der Augenlieder, welche anfangs mässig geröthet und geschwollen erscheinen; man fühlt hier, besonders am unteren Augenliede, die strangartig indurirten Drüsen, und bemerkt an der inneren Kante der Tarsalränder die etwas hervorstehenden stark geöffneten Ausführungsgänge derselben. Diese Drüsen sondern in grösserer als der normalen Quantität Schleim ab, der sich zwischen den Augenwimpern zu Krusten verhärtet, so dass die Augenlieder dadurch gereizt und entzündet werden, ein rohfleischiges Ansehn bekommen, und während der Nacht verkleben. Die Cilien sind anfangs gesund, zwischen ihnen sitzt aber eine Menge ganz feiner harter, weissgelber, kleiner Schilferchen. Später werden auch die Wurzeln der Cilien mit angegriffen, diese verkrüppeln, bekommen eine fehlerhafte Richtung, und stellen sich büschelförmig zusammen (Trichiasis), oder fallen ganz aus (Ptilosis). Zieht man sie aus, so findet man ihre Wurzeln krank, und in einen grauen Knoten umgewandelt. Auf dem Tarsalrande sitzen stellenweise feste weissgraue Schörfe, welche sich besonders um die Wurzeln der einzelnen Cilien in Gruppen bilden, und schwer vom Tarsalrande hinweg zu nehmen sind. Entfernt man sie mit der Pincette, so findet man unter denselben kleine tief eingreifende Geschwüre von trichterförmiger Gestalt, welche neben den Cilien in den Tarsalrand eindringen, die Wurzeln der Wimpern entblössen, und dadurch das Erkranken und Ausfallen derselben veranlassen. Die Conjunctiva palpebrarum wird durch die ununterbrochene sympathische Reizung gleichfalls bald entzündet, juckt, brennt, wird dunkelroth und schwillt an. Nach einiger Zeit entsteht eine Auflockerung derselben, und sie bildet dann einen fleischigen oder schwammigen Auswuchs, wodurch die Augenlieder mehr oder weniger verunstaltet und Ectropien verursacht werden. Diese Reizung setzt sich dann auch gewöhnlich bald auf die Conjunctiva bulbi fort, so wie auch oft die Thränenorgane davon ergriffen werden. Die Augen sind bei dieser Entzündung sehr empfindlich gegen Veränderungen in der Atmosphäre; sie röthen sich und thränen leicht, wenn sie dieser oder einem kalten Winde ausgesetzt werden. Wo die Entzündung sich auf den Thränensack erstreckt hat, stellt sich ein starker Thränenfluss nnd ein scharfer seröser Ausfluss aus der Nase ein, bei welchem die Nasenflügel und die Oberlippe des Mundes anschwellen, hart und excoriirt werden. Wo das Leiden durch andauernde Schädlichkeiten ununterbrochen in progressiver Entwickelung erhalten wird, da wandelt sich dasselbe in Ophthalmoblennorrhoe um. Bei langer Dauer und hohem Grade des Uebels fangen die Tarsalkanten an, ihre Schärfe zu verlieren; sie erscheinen stellenweise abgerundet, mit kleinen rothen Flecken, den Narben geheilter Geschwüre bedeckt, und theilweise von Cilien entblösst, besonders an den Stellen, wo die rothen Narben sitzen. Die noch vorhandenen Cilien sind entweder borstig und in Gruppen zusammenstehend, zwischen deren Wurzeln feste harte Schörfe sitzen, oder es haben sich sehr feine, helle, kaum sichtbare Härchen (Pseudocilien) gebildet, welche eine fehlerhafte Richtung haben, und meist gegen den Augapfel gekehrt sind. Bisweilen ist die Form des Tarsalrandes so verändert, dass das ganze Augenlied eine andere Richtung anzunehmen beginnt. Das Auge ist höchst empfindlich, und die Conjunctiva scleroticae, so wie auch das Bindehautblättchen der Cornea durch die nach innen gekehrten Cilien fast fortwährend gereizt und geröthet. Das Sehvermögen ist daher dem Grade nach, in welchem das Bindehautblättchen der Cornea leidet, getrübt. Es bleiben nach dieser

Entzündung öfters Verhärtungen der Meibomschen Drüsen zurück, besonders wenn man die Entzündung zu früh mit adstringirenden Mitteln behandelt hat. In anderen Fällen hat sich der ganze Augenliedrand in eine runde wulstige, mit rothen Flecken besetzte, bisweilen sogar knorplige Geschwulst verwandelt, oder es bilden sich auf ihm isolirte, weissliche, sehr harte, gleichförmige, glatte Knoten (Tylosis, Pachyblepharosis). Durch die Geschwüre der Conjunctiva palpebrarum und die darnach zurückbleibenden Narben, so wie besonders auch in Folge der langwierigen Lichtscheu, bilden sich auch nicht selten bleibende Entropien.

Das unter dem Namen Hordeolum bekannte Uebel ist auch in manchen Fällen scrofulöser Art. Während das gewöhnliche Gerstenkorn seinen Sitz im Zellgewebe hat, und eigentlich nichts als ein kleiner Furunkel ist, nimmt dieses seinen Ursprung aus einer scrofulösen Meibomschen Drüse. Auch die Thränendrüse kann der ursprüngliche Sitz der scrofulösen Augenentzündung sein, und Adam Schmidt behauptet, die Dacryoadenitis scrofulosa häufig behandelt zu haben (Ueber die Krankheiten des Thränenorgans S. 134.).

Conjunctivitis scrofulosa. Die Entzündung nimmt ihren Ursprung von der Conjunctiva, sowohl der Augenlieder, als der Sclerotica und selbst der Cornea. Sie fängt mit grosser Lichtscheu und stechenden, brennenden, heftigen Schmerzen an, welche bisweilen von heissen, scharfen Thränen, die aus dem Auge dringen, unterbrochen werden. Es zeigen sich zuerst in der Conjunctiva einige geröthete Gefässe, die sich zu drei, vier und mehreren Bündeln vereinigen, deren Basis sich nach der Peripherie, und deren Spitze sich theils nach dem Rande der Hornhaut, theils nach deren Mittelpunkte erstreckt. An den Stellen, wo die Gefässe in der Hornhaut erscheinen, ist das Bindehautblättchen derselben getrübt und entzündet. Die Sclerotica schimmert stellenweise weiss und gesund durch den freien Theil der Conjunctiva hindurch. Die Röthe in der Conjunctiva pflegt nie sehr bedeutend zu sein. Die Augenliedränder sind nicht geschwollen, und nur am Tarsalrande mässig geröthet, die Augenlieder sind krampfhaft geschlossen. Der Kranke klagt über grosse Hitze in den Augen, bisweilen hat er auch das Gefühl, als hätte er ein Korn im Auge, was durch einzelne stark angeschwollene varicöse Gefässe erzeugt wird. Das Brennen wird zuweilen durch eine reichliche Absonderung von Thränen gemildert. Ist die Entzündung heftig, so erträgt der Kranke auch nicht den geringsten Lichtreiz; bei sehr grosser Heftigkeit derselben nimmt sogar der ganze Organismus daran Theil, und der Kranke bekommt Fieber. Bald nach dem Entstehen der Entzündung bilden sich Phlyctänen auf der Hornhaut. Am Ende eines oder mehrerer Gefässbündel erscheinen entweder auf der Fläche, oder seltener am Rande der Cornea ein oder mehrere kleine, runde, zugespitzte Bläschen oder Pusteln. Die Zahl derselben ist verschieden, zwei, drei, oder auch selbst 7 — 11 (Walther). Die grösseren sitzen an der Grenze der Cornea und Sclerotica. Allmählig erreicht ein solches Bläschen die Grösse eines Nadelknopfes, und wird mit weisser undurchsichtiger Lymphe angefüllt. In einzelnen, aber seltenen Fällen wird der Inhalt eines solchen Bläschens wieder resorbirt, und das nicht durchbohrte Oberhäutchen verwächst wieder mit dem Grunde, ohne eine Narbe zurückzulassen. Häufiger aber brechen diese Pusteln und Bläschen auf, und es entsteht daraus entweder ein mehr ausgebreitetes aber oberflächliches, oder auch ein kleines, rundes, trichterförmiges, tief eingreifendes Geschwür, dessen Grund mit weissem abgestorbenem Zellgewebe, oder selbst mit Fleischwucherungen gefüllt ist, und einen wulstig aufgeworfenen Rand hat, wodurch es einem scrofulösen Geschwür der äusseren Haut ähnlich wird. Diese Geschwüre penetriren sehr oft die Hornhaut, seltener die Sclerotica, wodurch dann ein Prolapsus iridis entsteht.

Die Hornhaut verdunkelt sich im Umfange eines solchen Geschwürs. In manchen Fällen chronischer Art hört aber das Umsichgreifen des Geschwürs von selbst wieder auf, die Verdunkelung im Umfange wird resorbirt, und es erscheint beinahe oder ganz durchsichtig (Façetten der Hornhaut). Nach Heilung dieser Geschwüre bleiben immer mehr oder weniger bedeutende Trübungen der Hornhaut zurück.

Die Entzündung der Conjunctiva erstreckt sich, wenn sie sehr heftig ist, auch auf die Sclerotica und noch häufiger auf die Hornhaut selbst. Ob die Cornea auch primär aus scrofulöser Ursache entzündet wird, darüber sind die Meinungen nicht ganz übereinstimmend. Bei den von mir beobachteten Entzündungen der Hornhaut war immer der Ursprung aus Conjunctivitis nicht zu verkennen.

Bei Subjecten, die öfters an chronischen Augenentzündungen dieser Art leiden, bleiben die Gefässe der Conjunctiva nach der Entfernung der Entzündung oftmals in einem Zustande der passiven Congestion und der unnatürlichen Erweiterung (Varicosität und Pannus).

Ophthalmia scrofulosa mixta. Man findet gleichzeitig die Symptome beider Entzündungen, die sehr leicht in eine Ophthalmoblennorrhoe übergehen, wobei die Conjunctiva sowohl der Augenlieder, als des Bulbus bedeutend anschwillt, und die überhaupt eine der hartnäckigsten und langwierigsten Formen der scrofulösen Ophthalmie ist. Auch ist sie eine der gefahrvollsten Krankheiten, denen das Auge unterliegen kann, weil sie sehr leicht zur Bildung durchbohrender Geschwüre, dunkler, das Sehvermögen zerstörender Narben, Pannus u. s. w. Veranlassung giebt.

Die scrofulöse Augenentzündung gehört zu den hartnäckigsten Formen der Scrofelkrankheit; schwindet sie mit dem Eintritte der Pubertätsjahre nicht von selbst, dann wird sie niemals gründlich geheilt, und der Kranke behält das Uebel bis ins höhere Alter. Manche der Ausgänge dieser Entzündung bedingen die grösste Gefahr für das Sehvermögen des Kranken. Ein sehr übler Umstand ist auch noch der, dass es wegen der heftigen Lichtscheu oft durchaus unmöglich ist, die Augenlieder zu öffnen, um sich zu überzeugen, welche der inneren Theile des Auges ergriffen sind. Man muss sich in diesen Fällen, hinsichtlich der Prognose an die Regel halten: „je mehr die Augenlieder leiden, desto besser pflegt der Zustand des Auges zu sein, je weniger aber die Augenlieder, bei sonst heftiger Lichtscheu, krankhaft verändert sind, desto mehr ist der Augapfel ergriffen, und desto gefährlicher ist der Zustand."

Für die Behandlung scrofulöser Augenentzündungen, in welchem Theile des Auges dieselben auch ihren Sitz haben mögen, sind besonders folgende allgemeine Regeln zu berücksichtigen:

1) Die tägliche genaue Untersuchung des kranken Auges ist wegen der so schnell eintretenden Exsudation und Verschwärung durchaus nothwendig, und darf nicht versäumt werden, so viele Mühe das Oeffnen des Auges bei der stattfindenden grossen Lichtscheu auch macht. Man darf deshalb aber keineswegs gewaltsam verfahren, dadurch würde man auch seinen Zweck nicht erreichen. Man thut am besten, wenn man den Kranken mit dem Rücken gegen das Fenster stellt, mit der Hand das Auge noch etwas verschattet, und nun den Kranken zu überreden sucht, das Auge zu öffnen, welches nach einigen Sekunden gewöhnlich gelingt. Kleine Kinder sucht man zu diesem Oeffnen durch Vorhalten ihnen interessanter Gegenstände zu bewegen, wartet aber immer lieber mehrere Minuten in der angegebenen Stellung ab, als dass man mit den Fingern das Auge gewaltsam zu öffnen sucht.

2) Mehr als alle übrigen diätetischen und pharmaceutischen Mittel zur Heilung dieses Uebels, ist der Aufenthalt der Kranken zu berücksichtigen. In einem dunkeln, feuch-

ten, kalten Zimmer gelingt die Heilung nicht. Frische, reine Luft ist dazu ganz unerlässlich. Wenn es die Witterung und die Umstände erlauben, lasse man den Kranken fast den ganzen Tag im Freien zubringen. Eine andere eben so wichtige Bedingung der Heilung ist aber ein mässiger Lichtreiz. Das Zimmer darf durchaus nicht sehr verdunkelt sein; vor den Fenstern hat man höchstens einfache Vorhänge nöthig. Auch verbinde man die Augen nicht mit Compressen, sondern lasse nur einen einfachen Augenschirm tragen, und sehe darauf, dass die Kinder nicht, wie sie es wegen der heftigen Lichtscheu sehr gern thun, das Gesicht in die Kopfkissen bohren, oder durch festes Bedecken mit der Hand das Eindringen jedes Lichtstrahls in das Auge vermeiden. Jüngken empfiehlt sogar auch des Nachts immer ein Nachtlicht brennend zu haben, damit das Auge nie einen schroffen Wechsel zwischen hell und dunkel erleide.

3) Man reinige täglich die Augen vorsichtig mit lauer Milch von Schleim und Krusten, und trockne nachher dieselben sorgfältig mit einem weichen leinenen Tuche ab, damit keine Erkältung entstehe. Auch thut man gut, den Kranken noch häufig lauwarme Milch oder Eibischabkochung in die Nase einschlürfen zu lassen, um die Nasenschleimhaut und die Oberlippe vor der Einwirkung der reizenden Flüssigkeit, welche, vom Auge aus, sich auf dieselben verbreitet, zu schützen.

4) Es ist fast immer nöthig, mit der örtlichen Behandlung des Augenübels auch allgemein gegen die Scrofelkrankheit zu verfahren. Bei Berücksichtigung der oben angegebenen allgemeinen Regeln kann eine weitere örtliche Behandlung in vielen Fällen ganz entbehrt werden. Im ersten Stadium dieser Entzündung sind Abführungsmittel sehr nützlich, nicht allein, um den Darmkanal von Unreinigkeiten zu befreien, sondern auch als Ableitungsmittel, so wie denn überhaupt

für die allgemeine Behandlung die in der ersten Abtheilung angegebenen Regeln und Mittel gelten.

5) Bei der Auswahl der örtlich anzuwendenden Mittel darf man nicht vergessen, dass es bei diesem Symptome der Scrofelkrankheit nicht sowohl auf Entfernung des materiellen Substrats derselben, der Scrofelmaterie, als vielmehr auf Bekämpfung der durch dasselbe erregten Entzündung ankomme. Die örtliche Anwendung besonderer antiscrofulöser Mittel kann hier keinen Nutzen bringen. Man verfährt im Gegentheil bei der scrofulösen Augenentzündung nach allgemeinen Regeln, setzt je nach der Intensität der Entzündung Blutegel hinter die Ohren, macht Ableitungen durch Hautreize mittelst Einreibungen von Brechweinsteinsalbe, Crotonöl, durch Auflage von Seidelbast oder Empl. vesicat. perp. u. s. w. im Nacken, hinter die Ohren oder auf die Seitentheile des Halses.

6) Die Anwendung der verschiedenen Fomente und Augenwässer ist bei der scrofulösen Augenentzündung grösstentheils sehr wohl zu entbehren. Die meisten derselben haben zum Zweck, die Lichtscheu zu mildern; nun lehrt aber die Erfahrung, dass keines derselben diesen Zweck erfüllt, so lange das Auge vor jedem Lichtreiz geschützt wird, und der Kranke keine frische reine Luft geniesst, dass aber im Gegentheil die Lichtscheu sehr bald nachlässt, wenn die oben angegebenen diätetischen Regeln befolgt werden. Wenigstens passen hier wohl auf keinen Fall weder erschlaffende, erweichende, schwächende Umschläge und Collyrien, noch auch, wenigstens im Anfange, styptische, Secretion unterdrückende. Wenn bei ihrer Anwendung eine Exacerbation der Entzündung eintritt, muss man sie wenigstens sogleich aussetzen.

Was die Behandlung der Blepharophthalmia scrofulosa anbetrifft, so ist hier noch besonders zu erwähnen, dass für die Anwendung der örtlichen Mittel bei derselben die Salbenform die passendste ist. Vorzüglich nützlich haben sich hier der rothe und der weisse Präcipitat gezeigt.

Ist die Entzündung schmerzlos, die Absonderung mässig, die Röthe an den Augenliedrändern gering, so ist der rothe Präcipitat anzuwenden. Bei grosser Empfindlichkeit der Augenliedränder, wenn die Röthe stark und die Absonderung profus ist, verdient dagegen der weisse Präcipitat den Vorzug. Anfangs wende man beide Mittel in kleinen Dosen an, und steige damit allmählig. Bevor aber die Salbe eingerieben wird, muss man die Augenlieder sorgfältig von den daran befindlichen Krusten reinigen lassen. Man bedient sich zu dem Einreiben am besten eines weichen Miniaturpinsels, mit welchem man die Salbe Abends vor dem Schlafengehen auf die Augenlieder, oder wenn die Augen sehr reizlos sind, auf die Augenspalte selbst, eine Linse gross, aufstreichen, und am anderen Morgen mit lauer Milch wieder abwaschen lässt.

Zur Heilung der Geschwüre in den Augenliedern, welche nach dieser Entzündung entstehen, dient vorzüglich das Auftragen von Tinct. Opii vinos., und wenn sie hiedurch einen reinen gutartigen Charakter bekommen haben, kann man dann auch austrocknende Sachen anwenden, um die Vernarbung zu befördern, z. B. Zinksalben, Lapis divinus in Auflösung u. s. w. Gegen die oft zurückbleibende schwielige Verhärtung der Augenliedränder (Tylosis) wendet man erweichende Umschläge aus Chamillen und Cicuta, Salben aus Hydrarg. oxydul. nigr. (℈j auf ℥jj Fett) aus Proto- und Deuto-joduretum Hydrarg. u. s. w. an. Hilft das nicht, so wendet man erst Scarificationen an, und reibt dann die Salbe ein; — wird auch dadurch die Verhärtung nicht erweicht, so ätze man nach Jüngken die afficirte Stelle mit Lapis infernalis, und bestreiche sie dann mit Oel.

Die zurückgebliebenen verhärteten Meibom'schen Drüsen, sucht man durch Einreibungen der oben erwähnten Salben zu zertheilen; doch kann man dieselben auch, wenn sie sich als kleine Balggeschwülste darstellen, als solche zugleich mit dem Sacke exstirpiren.

Bei der Cur der Conjunctivitis scrofulosa beabsichtigt man *a*) die Zertheilung der Entzündung zu bewirken. Dazu ist es nöthig, nach den oben angegebenen Regeln allgemein gegen die Scrofelkrankheit zu handeln. Dies ist in manchen Fällen, wo diese Entzündung rein scrofulöser Art und nicht heftig ist, neben Befolgung der für Behandlung der scrofulösen Augenentzündung überhaupt geltenden Regeln, völlig hinreichend, und man braucht örtlich weiter gar nichts zu thun. Sind aber die Entzündungssymptome sehr heftig, erstreckt sie sich vielleicht auf die Cornea, die Sclerotica, die Membrana humoris aquei, die Iris, so wirkt eine allgemeine Behandlung nicht schnell genug zur Zertheilung. Wollte man sich hier auf diese allein verlassen, so würde das Auge dabei zu Grunde gehen. Man muss dann auch örtlich verfahren. — hier ist es, wo man die Anwendung der Blutegel nicht wohl entbehren kann; man setzt dieselben je nach dem Alter des Kindes zu 2 — 4 — 6 — 8 und mehr hinter das dem leidenden Auge entsprechende Ohr. Zugleich wendet man eiskalte Umschläge an, zu denen man sich des blossen Eiswassers, oder einer Sublimat- (gr jj auf ℥vi destill. Wasser), oder Borax- (ʒß—℈jj auf ℥vi Wasser) Auflösung bedient. Die letzteren lässt man auf die Art anwenden, dass man damit befeuchtete Compressen, ehe man sie auf das Auge legt, erst einige Minuten lang auf einem Stücke Eis erkalten lässt. Solche Umschläge wendet man so lange an, bis die brennende Hitze in den Augen nachlässt, und diese anfangen, kühler zu werden; sie müssen dann sorgfältig mit einem feinen Tuche abgetrocknet werden. Ausserdem dienen zur Zertheilung dieser Entzündung auch Einreibungen von grauer Quecksilbersalbe, oder einer Salbe aus Hydrarg. oxydul. nigr. ℈ß — ℈j — Morphii gr jj—jv. Axungiae ʒjj, welche man Abends wie eine Bohne gross in die Umgegend des Auges einreibt, und die Nacht über darauf lässt. Bei der Ophthalm. catarrh. und rheumatico scrofulosa darf man keine nassen Umschläge anwenden; man lässt dann besser aromatische Kräuterkissen auf die Augen legen, welche auch überhaupt bei torpiden Subjecten, wo die Reizbarkeit und Schmerzhaftigkeit des Auges nicht sehr gross sind, sich sehr nützlich zeigen.

b) Die Nachkrankheiten zu heilen. Der häufigste Ausgang dieser Entzündung ist, wie oben erwähnt, der in Geschwürsbildung, und namentlich Geschwüre der Hornhaut. Solche Geschwüre finden sehr oft schon statt, wo die Entzündung noch in grosser Heftigkeit fortdauert, und es nicht einmal möglich ist, das Auge so lange zu öffnen, um das Innere desselben zu übersehen, und das Geschwür zu entdecken, viel weniger örtlich unmittelbar etwas darauf anzuwenden. Hier kann man weiter nichts thun, als mit der angegebenen Behandlung fortzufahren, um die Zertheilung der Entzündung zu bewirken. Sobald es aber möglich ist, das Auge so lange offen zu halten, um örtliche Mittel auf ein entdecktes Hornhautgeschwür anzuwenden, so warte man damit nicht so lange, bis alle Reizbarkeit und Empfindlichkeit des Auges verschwunden ist; es möchte dann vielleicht schon zu spät, schon ein Prolapsus Iridis, und in dessen Folge vielleicht eine Synechia anterior und bedeutende Störung des Sehvermögens, wenn nicht völliger Verlust desselben entstanden sein. Man muss so schnell als möglich das Geschwür zur Heilung zu bringen, zu schliessen suchen. Man empfiehlt zu diesem Behuf verschiedene Auflösungen von Lapis divinus, — von Sublimat, — von Höllenstein, die Salzsäure u. v. a., die sich aber alle nicht wohl anwenden lassen, so lange noch die Entzündung in einigermaassen heftigem Grade fortdauert, da sie dieselbe noch bedeutend vermehren und, den Zweck, das Geschwür bald möglichst zu heilen, doch nur sehr selten erfüllen. Besser ist schon die Anwendung der Tinct. Opii, die man mit einem Miniaturpinsel auf das Geschwür aufträgt; am allerzweckmässigsten aber das von Scarpa empfohlene Betupfen der Geschwürfläche mit einem zugespitzten Stückchen Höllenstein.

Hat das Geschwür penetrirt, und ist die Iris vorgefallen, so sucht man dieselbe durch Schliessung beider Augen, Verdunkelung des Zimmers, horizontale Rückenlage des Kranken, und äussere Anwendung der Belladonna zum Zurückziehn zu bringen. Haben sich Abscesse der Hornhaut gebildet, so lässt man sich dadurch in der Behandlung gegen die Entzündung selbst nicht irre machen; dabei werden diese Abscesse entweder resorbirt, oder bilden sich zu Geschwüren aus. Zur Vertheilung oder Entfernung der nach Heilung dieser Geschwüre zurückbleibenden, das Sehvermögen mehr oder weniger störenden Hornhautflecken sind eine grosse Menge der verschiedenartigsten Mittel empfohlen, deren Anwendung indessen hier nicht nur uunütz, sondern zum Theil selbst schädlich ist, indem die meisten derselben das kaum geheilte Auge wieder in einen Reizzustand versetzen, und sehr leicht Recidive der Entzündung bewirken. Man kann diese Flecken dreist der Natur überlassen, sie verschwinden mit der Zeit von selbst, und, so viel ich gesehen habe, um nichts schneller, wenn man auch Cadmium und Opium, Zink und Quecksilber, Leberthran und Aalquappenfett dagegen anwendet.

II. Scrofulöse Affection der Gehörwerkzeuge.

Die das Innere des Ohrs auskleidende Membran ist nicht selten der Sitz einer scrofulösen Ablagerung, als deren Symptome Schmerzen, Störungen des Gehörs und Eiterausfluss aus dem Ohre erscheinen. Die Reihenfolge, sowie die Heftigkeit dieser Symptome, ist verschieden nach dem afficirten Theile. Am häufigsten ist dies der äussere Gehörgang. Ist der Kranke erwachsen genug, um seine Gefühle erkennen geben zu können, so klagt er gewöhnlich zuerst, dass er mit dem einen oder dem anderen Ohre nicht mehr so gut höre, als früher, es komme ihm vor, als ob dasselbe mit Baumwolle zugestopft sei, die Schmerzen sind unbedeutend. Untersucht man nun bei passender Beleuchtung das Innere des Ohrs mit einer Loupe, so bemerkt man auf der dasselbe auskleidenden Membran, und besonders auch auf dem Paukenfell, kleine Erhabenheiten und Ungleichheiten; auch erscheint diese Membran mehr oder weniger geröthet. Nachdem dieser Zustand kürzere oder längere Zeit gedauert hat, oft auch ohne dass überhaupt ein solcher vorhergegangen ist, stellt sich ein Ausfluss aus dem Ohre ein, welcher die eigenthümliche Beschaffenheit des scrofulösen Eiters besitzt. Reinigt man jetzt das Ohr, und untersucht es genau und mit bewaffnetem Auge, so sieht man, dass sich aus mehreren, oder auch aus allen den früher bemerkten Erhabenheiten kleine Geschwüre gebildet haben, welche das ausfliessende Secret absondern. Diese Geschwürchen heilen entweder, und der Ohrausfluss hört dann auf (was indessen gewöhnlich erst nach längerer Zeit des Bestehens geschieht), oder sie dehnen sich weiter in die Tiefe aus, zerstören das Paukenfell, ergreifen die Gehörknöchelchen, und bringen unheilbare Taubheit hervor. Der Eiterausfluss hört von Zeit zu Zeit auf, und kommt wieder, ohne dass eine Ursache zu diesem Wechsel stattzufinden scheint. Wird ein solcher Ausfluss durch örtliche Mittel, oder auf andere Weise plötzlich unterdrückt, so sind zuweilen sehr üble Folgen darnach entstanden, der Krankheitsprocess hat sich darnach auf die inneren Theile des Ohrs, auf das Gehirn, die Augen, die Lungen u. s. w. geworfen. In einigen Fällen beginnt die scrofulöse Affection in dem inneren Gehörgange, und der Paukenhöhle Der Kranke pflegt dann, schon ehe der Eiterausfluss beginnt, über Donnern und Brausen im Ohre, über Knallen u. s. w. zu klagen. Er hört mit dem afficirten Ohre fast gar nicht, die Schmerzen sind aber nicht sehr heftig. Bei der genauesten Untersuchung des äusseren Gehörganges ist in demselben gar nichts Krankhaftes zu bemerken, bis sich auf einmal Eiterausfluss aus dem Ohre zeigt, und zugleich einige Erleichterung der erwähnten Symptome stattfindet. Untersucht man jetzt, so findet man das Trommelfell durchlöchert, die Secretion dauert ununterbrochen fort, das Secret bekommt mehr und mehr eine übele jauchige, stinkende Beschaffenheit an, es fliessen wohl sogar Theile cariöser Gehörknöchelchen mit aus.

Der im Innern des Ohrs angesammelte Eiter bahnt sich auch in manchen Fällen einen Weg in die Gehirnhöhlen, bewirkt Hirnentzündung, und den Tod des Kranken. Wird das Secret von mehr dicker eiterartiger Beschaffenheit, so steht baldige Heilung zu erwarten, das Gehör ist aber für immer verloren. Einen ähnlichen Ausgang hat dieser scrofulöse Ohrenfluss, wenn er dadurch entsteht, dass die scrofulös aufgetriebene Parotis in Eiterung übergegangen, und der Eiter sich durch das Felsenbein einen Weg nach dem äusseren Ohre gebahnt hat.

Alle diese verschiedenen Krankheiten des Gehörorgans characterisiren sich als scrofulöse, von denen aus anderen Ursachen entstandenen, theils dadurch, dass sie bei scrofulösen Subjecten stattfinden, theils durch die verhältnissmässig geringe Schmerzhaftigkeit, und endlich durch die Beschaffenheit des ausfliessenden Eiters. Nicht immer sind indessen schon andere Scrofelsymptome vorhergegangen; sehr oft ist die Otorrhoea scrofulosa das zuerst erscheinende Krankheitssymptom der scrofulösen Dyscrasie; nie fehlt dabei der scrofulöse Habitus.

Die Prognose dieses Uebels ergiebt sich aus der obigen Beschreibung desselben; hinsichtlich seiner Langwierigkeit und der Hartnäckigkeit, mit welcher es oft viele Jahre lang der vollständigen Heilung widersteht, und von Zeit zu Zeit immer wiederkehrt, gehört dasselbe zu den übelsten Scrofelformen; lebensgefährlich ist es nur insofern, als der Eiter, wie oben erwähnt, sich zuweilen einen Weg ins Gehirn bahnt; eine sehr häufige Folge ist aber Verlust des Gehörs auf dem afficirten Ohre; glücklicherweise wird aber gewöhnlich nur ein Ohr von der Krankheit ergriffen, und das andere bleibt gesund.

Die Heilung dieser Uebel kann nur durch die Tilgung der scrofulösen Dyscrasie überhaupt erlangt werden; dieselbe erfordert daher die pharmaceutische, und ganz besonders die diätetische Behandlung der Scrofelkrankheit überhaupt, nach den oben angegebenen Regeln. Hinsichtlich der localen Behandlung ist die Hauptsache die öftere Reinigung des Ohrs und Sorge für freien Abfluss des Secrets. Das erste bewirkt man durch Einspritzungen, welche täglich mehrere Mal wiederholt werden müssen, und zu denen man sich des warmen Wassers, oder warmer Milch, eines Chamillenaufgusses mit Myrrhentinctur, oder bei heftigen Schmerzen auch Aufgüsse narcotischer Kräuter bedienen kann. Vielleicht dürften auch Einspritzungen von Jodsolutionen die Heilung befördern. Ist der Ausfluss sehr copiös und übelriechend, so soll man dazu Holzessig, Creosotwasser, eine schwache Auflösung des Höllensteins in Inf. Herb. Jaceae (Vering), des Alauns, des schwefelsauren Kupfers, essigsauren Bleies u. s. w. anwenden. Man muss darauf sehen, dass der Kranke den Kopf nach der leidenden Seite hinhalte, und nur auf dieser, nie auf der entgegengesetzten liege. Von grossem Nutzen gegen dieses Uebel sind Ableitungen durch Blasenpflaster, Seidelbast, Fontanellen, und Einreibungen von Brechweinsteinsalbe. Auch ist es rathsam, wenn ein schon lange dauernder Ohrenfluss aufhört, ein Fontanell in die Nähe des Ohrs zu legen. Ist der Ausfluss zufällig unterdrückt, so soll man, nach Vering, warmes Brod über das äussere Ohr legen, um ihn wieder herzustellen.

III. Scrofulöse Affection des Riechorgans.

Ausser den schon früher bei den Zeichen des scrofulösen Habitus, so wie der scrofulösen Hautausschläge erwähnten Krankheitszuständen der äusseren Nase, wird bei Scrofulösen auch nicht selten die das Innere derselben auskleidende Schleimhaut zum Sitz des Uebels. Es wird dadurch der Schleimausfluss ausserordentlich vermehrt, und es findet Auflockerung dieser Membran statt, die selbst bis zur Polypenbildung gehen kann.

Die an diesem Uebel leidenden Kinder reden durch die Nase, welche immer voll Schleim ist, der oft in ungeheurer Menge, und von stinkender Beschaffenheit abgesondert wird, gewöhnlich auch scharf und ätzend ist, so dass er die Nase dick, roth und wund macht. Eine solche Verdickung der Schleimhaut erstreckt sich gewöhnlich nicht allein auf die

Nasenhöhlen, sondern auch auf die Maxillar- und selbst auf die Stirnhöhlen. In einigen Fällen nimmt sie auch in diesen Höhlen ihren Ursprung. Nicht selten entsteht auch Verschwärung dieser Schleimhaut, und in Folge derselben kann sogar Caries der Muschelbeine, und dadurch für die ganze Lebenszeit Entstellung der Nase entstehen. Siegfried (D. de morbo infantili frequentissimo et casibus nonnullis ozaenae scrofulosae. Halae 1836) erzählt drei Fälle, wo die Scrofeln den Mund und die Rachenhöhle furchtbar zerstörten.

Man sieht daraus, dass dieses Uebel nicht nur ein, wegen des Ausflusses, Gestanks, und der immer dicken und rothen Nase, sehr ekelhafte und beschwerliche, sondern auch gar nicht gefahrlose Krankheitsform ist.

Die örtliche Behandlung wirkt nicht viel dagegen; in der Hauptsache ist sie die allgemeine, gegen die Scrofelkrankheit gerichtete. Auch hat sich die Anwendung der Holztränke, des Pollin'schen und besonders Zittmann'schen Decocts hier sehr nützlich gezeigt. Oertlich ist die grösstmöglichste Reinlichkeit von grosser Wichtigkeit für die Heilung. Man empfiehlt auch verschiedene Schnupfpulver aus Flor. Convall., Majoran., Rad. Senegae, Valerian., Iridis flor., Calomel, Zucker u. dgl.

Ist Verschwärung eingetreten, so kann man eine Jod- oder Chlorkalkauflösung, einen Aufguss von Sabina mit Creosot, oder das Aetzen mit Höllenstein an den Stellen, wo man ankommen kann, mit Nutzen anwenden (Scharlau).

D. Scrofulöse Affection der Knochen, Knorpel und Gelenke.

Die scrofulöse Affection der Knochen kann primär von den letzteren ausgehen, d. h. es wird zuerst die Knochenmasse, oder die mit derselben integrirenden Theile, Knochenhaut und Knorpel scrofulös afficirt, und von da aus erstreckt sich das Leiden auf die umliegenden weichen Theile, oder der Knochen wird secundär ergriffen, indem scrofulöse Abscesse und Geschwüre der weichen Theile bei ihrer Ausbreitung sich bis auf den Knochen erstrecken.

I. Von den primären scrofulösen Knochenkrankheiten.

a) Die von dem Inneren der Röhrenknochen ausgehende scrofulöse Affection.

Dieselbe begründet die unter dem Namen Paedarthrocace, Spina ventosa, bei Einigen auch wohl unter Osteasteotoma und Osteosarcoma beschriebenen Knochenkrankheiten. Wenn dieselben auch wohl aus andern inneren oder äusseren Ursachen bewirkt werden können, so ist ihre häufigste Entstehungsart doch unstreitig diejenige, wo eine Ablagerung von Scrofelmaterie entweder in die Knochenzellen selbst, oder zwischen der Markhaut und der von denselben überzogenen Knochenfläche statt findet. Eine solche Ablagerung hat zunächst Umfangsvermehrung des Knochens zur Folge; es entsteht dann Entzündung der die Knochenzellen auskleidenden Haut und der Markhaut. Diese geht in Eiterung, Knochenfraass über, das Secret derselben vermischt sich mit der in dieser Zeit gleichfalls in das Stadium der Erweichung übergegangenen Scrofelmaterie, mit den unzerstört gebliebenen Knochentheilen, mit Blut und in manchem Falle mit dem Knochenmarke. Die anatomischen Veränderungen, welche man bei der Untersuchung der so afficirten Knochen findet, sind daher nicht immer gleich. Zuweilen bildet eine regelmässige feste Knochenschicht, welche an verschiedenen Stellen durchlöchert ist, die äussere Oberfläche der Knochengeschwulst, in deren Höhle sich eine cartilaginöse Masse mit unregelmässigen, isolirten oder anhängenden Knochenbildungen befindet; zuweilen ist die äussere Wandung dieser Geschwulst allein von dem sehr ausgedehnten Periosteum gebildet, und die innere Masse wie im vorigen Falle; — manchmal enthält die Geschwulst in ihrem Innern Höhlen, welche mit einer verschiedengefärbten ichorösen Feuchtigkeit, einer röthlichen gelatinösen Masse oder mit zersetztem und geronnenem Blute angefüllt sind. In den Wandungen dieser Höhlen findet man bald eine cartilaginöse, bald eine speckartige Masse, bald necrosirte oder cariöse Knochenstücke, welche theils als Reste des zerstörten alten Knochens, theils als neue Erzeugnisse betrachtet werden müssen.

Die Tarsalknochen werden durch diesen pathologischen Process oft so erweicht, dass ich in mehreren Fällen die ganze Fusswurzel an der Leiche ohne grosse Anstrengung von oben bis unten mit dem Messer durschneiden konnte. Während ein solcher pathologischer Process in einem Knochen vor sich geht, werden die denselben umgebenden weichen Theile gleichfalls über kurz oder lang krankhaft afficirt: durch den Reiz, den entweder der Druck des vergrösserten Knochens auf seine Umgebung hervorbringt, oder die Schärfe des pathologischen Secrets, wenn dasselbe die äusseren Wandungen schon durchdrungen hat; sie werden entzündet, und gehen gleichfalls in Verschwärung über.

Die Erscheinungen, welche dieses Uebel begleiten, und von demselben abhängen, sind folgende: — Dasselbe zeigt sich gewöhnlich bei Kindern und jungen Leuten, welche nicht allein einen scrofulösen Habitus besitzen, sondern auch an mehreren anderen Scrofelsymptomen noch jetzt leiden, oder früher gelitten haben.

In einigen Fällen tritt es übrigens als das erste wahrnehmbare Symptom dieser Krankheit auf. Sehr häufig findet dieses Leiden statt in den spongiösen Knochen der Hand- und Fusswurzel, an welchen sich eine, zuerst mit der übrigen Haut gleichfarbige und schmerzlose Geschwulst bildet, auf welcher sich nach und nach die Haut röthet, zuletzt resorbirt wird, und sich ein Geschwür bildet. In anderen Fällen werden zuerst die Phalangen der Finger afficirt, und zwar am häufigsten die mittlere Phalanx. Es zeigt sich eine dieselbe rings umgebende, anfangs geringe, nach und nach zunehmende Geschwulst, die in der Mitte dicker, an beiden Enden zugespitzt ist, und so, nach Severinus, ungefähr die Gestalt einer Olive darstellt. Dieselbe drängt die benachbarten Finger von sich ab. Anfangs ist die die Geschwulst bedeckende Haut unverändert, mit der Zunahme der Geschwulst wird sie aber geröthet, entzündet, mit vielen kleinen Blutgefässen überall durchzogen. Der Schmerz ist anfangs unbedeutend, nimmt aber nach und nach an Heftigkeit zu; die Kranken fühlen deutlich, dass derselbe von dem Innern des Knochens ausgehe. Durch Druck wird derselbe nicht vermehrt, wohl aber durch die Wärme. Das afficirte Glied, der kranke Finger, kann nicht bewegt werden; zugleich bemerkt man, dass die letzte Phalanx desselben abmagert, vertrocknet, und kälter anzufühlen, ist, welches von der, durch die Geschwulst bewirkten Zusammenpressung der Nerven und Blutgefässe herrührt. Der Nagel wächst aber trotzdem fort. So kann das Uebel lange Zeit, oft sogar mehrere Jahre fortdauern, wobei die Geschwulst nach und nach an Umfang zunimmt, und am Finger oft die Grösse eines Taubeneies und mehr erreicht. Zu derselben Zeit bilden sich dann gewöhnlich an anderen Knochen, oft an den Fingern der entgegengesetzten Hand, den Zehen der Füsse, zuweilen auch grösseren Röhrenknochen, eben solche Geschwülste. Diese örtlichen Zufälle werden auch von Störungen des allgemeinen Gesundheitszustandes begleitet, der Körper magert ab, die Digestion liegt darnieder, ja es tritt oft schon in diesem Stadium hectisches Fieber und der Tod ein, ohne dass man nach dem Tode in den Eingeweiden oder anderen Körpertheilen, ausser den Knochen, organische Veränderungen vorfindet. — In einigen Fällen verschwinden diese Geschwülste, nachdem sie kürzere oder längere Zeit in dem erwähnten Zustande verharrt haben, nach und nach, entweder von selbst wieder, oder lassen sich durch die Anwendung zweckmässiger innerer und äusserer Mittel zertheilen. Häufiger ist es aber der Fall, dass, während die Schmerzen mehr und mehr zunehmen, die äussere, die Geschwulst bedeckende Haut, gleichfalls schmerzhaft, bläulichroth, dunkelbraun, unbeweglich wird, sich verdünnt, und auf der erhabensten Stelle der Geschwulst zuletzt aufbricht. Aus der so gebildeten Oeffnung entleert sich eine ichoröse Flüssigkeit, und es hat sich nun ein Knochengeschwür (ulcus osteopathicum nach Rust, s. dessen Handwörterb. der Chir. Bd. 17. S. 49.) gebildet. Die Ränder der Geschwüröffnungen verdünnen sich, senken sich nach innen, während die übrige Geschwulst ihr Volumen und ihre Consistenz behält. Eine, durch diese Oeffnung, (in deren Tiefe sich wucherndes schwammiges Fleisch zeigt,) geführte Sonde kann leicht nach allen Richtungen in die Tiefe fortgeschoben werden, indem sie die cartilaginöse Masse durchdringt, und nur wenig durch die fragilen Knochenstücke aufgehalten wird. Aus der äusseren Oeffnung drängen sich fungöse Excrescenzen hervor, die leicht bluten, und sehr schmerzhaft sind. Die Geschwulst nimmt nach dem Ausflusse des Eiters fast gar nicht ab. Die Krankheit geht nun gewöhnlich weiter, ergreift die dem zuerst afficirt gewesenen zunächst gelegenen Knochen, geht z. B. von den Phalangen auf die Mittelhandknochen, und von da selbst auf den Vorderarm über. War der Allgemeinzustand bis jetzt noch gut gewesen, so tritt nun doch gewiss bald Abmagerung des Körpers und ein hectischer Zustand ein.

So wie scrofulöse Knochenkrankheiten überhaupt, so gehört besonders diese Art derselben zu den gefährlichsten und übelsten Formen, unter welchen die Scrofelkrankheit auftritt. Die Prognose ist übler bei Erwachsenen, als bei Kindern, übler wenn, wie es gewöhnlich der Fall ist, mehrere Knochen afficirt sind, als wenn nur einer leidet. Hinsichtlich des Sitzes ist natürlich mehr Hoffnung zur Heilung, wenn ein kleiner Knochen z. B. die Phalanx eines Fingers, als wenn ein grösserer Knochen afficirt ist; auch verschlimmert es sehr die Prognose, wenn der erkrankte Knochen zwischen anderen so eingeklemmt ist, dass die letzteren schon wegen der Contiguität von demselben Leiden ergriffen werden, und wenn er so gelegen ist, dass er nicht wohl entblösst werden kann, um örtliche Mittel auf denselben anzuwenden. Kortum sagt in dieser Hinsicht: „Nulla vero spes est, tabidusque aeger perit, si caries scrofulosa astragalum, calcaneum, genu, articulationem femoris in acetabulo invaserit" (a. a. O. B. III, p. 307). Der oben erwähnte Ausgang, dass das Uebel, nachdem es oft mehrere Jahre lang hartnäckig allen angewandten Mitteln widerstanden hat, zuweilen von selbst, gewöhnlich in der Pubertätsperiode, gänzlich verschwindet, ist der seltenste. Oefterer erfolgt eine unvollständige Genesung, d. h. sie erfolgt erst, nachdem durch das organische Leiden, Theile des Knochens (zuweilen eine ganze Phalanx), ausgestossen und verloren gegangen sind, wodurch dann die Function und Beweglichkeit des afficirt gewesenen Gliedes mehr oder weniger gehindert wird, und zugleich Entstellung stattfindet. Waren die Rippen und andere den Brustkasten constituirende Knochen auf diese Art afficirt, so verursacht die nach der Heilung zurückbleibende Entstellung derselben oft auch Störungen der Respiration; — wenn die Gaumenknochen auf diese Art erkrankt waren, so bleiben Schlingbeschwerden, nach scrofulösem Leiden der Wirbelbeine oder Schädelknochen bleiben oft Störungen der Nervenfunctionen zurück.

Leider ist aber auch dieser Ausgang in eine unvollkommene Genesung seltener, als der in den Tod, welcher gewöhnlich entweder durch hectisches Fieber oder Wassersucht erfolgt.

Was die Behandlung dieses hartnäckigen Uebels anbetrifft, so muss die allgemeine gegen die Grundkrankheit, die Scrofelsucht, gerichtet sein. Die Resultate, welche Lugol und Baudelocque von der inneren Anwendung des Jods, (als Eau minérale jodurée) zugleich mit Jodbädern bei scrofulösen Knochenleiden erlangten, waren allerdings nicht so glänzend, als bei anderen Formen der Scrofelkrankheit, waren aber doch günstiger, als sie bei anderen Behandlungsarten erlangt wurden. Ausserdem hat sich besonders der lang fortgesetzte Gebrauch der Holztränke aus Lign. Juniperi — Sassafras — Guajacum, ferner die Sarsaparille, die Rubia tinctorum, Sem. Phellandrii, die China, die Asa foetida, Eisen- und Quecksilberkuren hier nützlich bewiesen. Rust rühmt besonders Pillen aus gleichen Theilen Asa foetida, Acid. phosphoric. und rad. Acori Calami, wovon drei Mal täglich 6 — 10 Stück genommen werden sollen (a. a. O. S. 398).

Ableitende Mittel zeigten sich von grossem Nutzen, besonders Fontanellen in der Nähe der Geschwulst applicirt, welches auch niemals versäumt werden darf, wenn das Uebel sich zur Heilung neigt. Von dem oben erwähnten künstlichen Hervorrufen eines Kopfausschlages, ist um so mehr Hülfe zu erwarten bei solchen Individuen, welche früher an einer Tinea gelitten haben.

Oertlich thut man am besten, im Anfange des Uebels Jodsalbe einzureiben; Baudelocque sah besonders günstige Erfolge, von dem mehrere Wochen lang fortgesetzten Einreiben einer Salbe mit Jodblei; — zur Linderung der Schmerzen, und anderer entzündlicher Symptome thut oft das Ansetzen von Blutegeln gute Dienste. Es werden ausserdem besonders gerühmt: Umschläge frischer Blätter von Chelidonium majus (Leidenfrost), von aromatischen Kräutern mit Crocus. Auch hat man empfohlen, mittelst Pflasterstreifen einen gelinden Druck auf die Geschwulst auszuüben, und glaubt dadurch die weitere Ausdehnung verhüten zu können, so wie bei der scrofulösen Auftreibung des Os metacarpi pollicis die Art. radialis zu unterbinden (Sadler). Ist die Geschwulst schon aufgebrochen, so ist es zweckmässig, da, wo die Oertlichkeit es erlaubt, die entstandene Oeffnung zu erweitern, den afficirten Knochen, wo möglich bloss zu legen, theils um den freien Ausfluss der ichorösen Flüssigkeit zu befördern, theils um örtlich auf den Knochen selbst Mittel anzuwenden, welche der weiteren Ausbreitung des Uebels Grenzen setzen, und die baldige Absonderung und Ausstossung der zerstörten Knochenparthien befördern. Einige empfehlen deshalb auch schon, ehe die Geschwulst aufbricht, Einschnitte in dieselbe bis auf den Knochen zu machen, um diesen Zweck erfüllen zu können. Am wirksamsten dazu zeigten sich Einspritzungen und Verband mit einer mehr oder weniger concentrirten wässrigen Jodauflösung, oder auch mit der geistigen Jodtinctur. Ferner empfiehlt man hiezu eine Abkochung der Rad. Aristoloch. rot. mit Myrrhentinctur, die Aloëtinctur, Kalkwasser, der Liq. Bellostii — die Phosphorsäure — Salpetersäure, und endlich auch die Anwendung des Glüheisens. Mit Recht widerräth indessen Rust die Anwendung aller derjenigen Mittel, welche dazu dienen sollen, das völlige Absterben des Knochens zu bewirken, besonders das Anbohren desselben mit dem Trepan, das Abschaben mit Glas, das Brenneisen u. s. w. Denn einestheils ist es in vielen Fällen wohl möglich, dass, wenn auch der Knochen schon cariös ist, die Heilung dennoch gelingt, ohne Absterbung desselben; anderentheils ist es aber in der Mehrzahl der Fälle ganz unthunlich, das eine oder das andere dieser Mittel unmittelbar bis auf den cariösen Knochen zu bringen, ohne die darüberliegenden oder angrenzenden Weichgebilde mit zu berühren und zu zerstören; endlich ist aber auch ihre Einwirkung auf den kranken Knochentheil selbst gewöhnlich entweder zu schwach, um diesen gänzlich, oder zu stark, um nur diesen allein zu tödten. — Hinsichtlich des Verbandes der Knochengeschwüre gilt übrigens das für scrofulöse Geschwüre überhaupt Gesagte. Um die fungösen Excrescenzen zu zerstören dient besonders ein Ungt. digestiv. mit Pulv. fol. Sabinae und rothen Präcipitat, oder auch das Bestreuen der Geschwürsfläche mit einem aus den letztgenannten Substanzen bestehenden Pulver. —

Was die Indication zur Amputation des afficirten Knochentheiles anbetrifft, so ist es allerdings richtig, dass, da durch dieselbe die Grundkrankheit, die Scrofelsucht, nicht gehoben wird, es sehr häufig der Fall ist, dass sich nach Entfernung des kranken Gliedes dasselbe Uebel wieder an einem anderen Knochen, oder auch an dem Amputationsstumpfe wieder einstellt, so wie es auch oben erwähnt wurde, dass nach einer solchen Operation nicht selten die Scrofelkrankheit sich auf die Lungen wirft, und die Kranken schwindsüchtig macht. Doch lässt es sich wohl nicht läugnen, dass in solchen Fällen, wo das Uebel trotz aller angewandten Mittel sehr weit fortgeschritten, der ergriffene Knochen evident zerstört ist, wo nur ein Glied leidet, und wo sich schon ein hectischer

Zustand eingestellt hat, welcher den Kranken aufzureiben droht, man das volle Recht hat, das kranke Glied zu entfernen. Die Wiederkehr oder Metastase der Krankheit steht allerdings zu befürchten, dieselbe findet aber keineswegs immer statt; ich habe selbst einige Mal unter diesen Verhältnissen amputirt, und mehrere der Amputirten befinden sich jetzt, nach mehreren Jahren, völlig wohl. Dagegen geht der Kranke unter den oben erwähnten Umständen seinem gewissen Tode entgegen, wenn man ihn unoperirt lässt. Rust erwähnt, dass die Operation in solchen Fällen nur dann mit der Hoffnung eines einigermaassen erwünschten Erfolges vorgenommen werden dürfte, wenn sie nicht an dem leidenden Gliede selbst, sondern ein Glied höher verrichtet werden kann (a. a. O. Bd. 17, S. 71). Das hectische Fieber ist keine Gegenanzeige, es verschwindet gewöhnlich bald nach der Operation, nach welcher man aber die Fortsetzung der diätetischen und pharmaceutischen Behandlung der Scrofelkrankheit noch mehrere Monate lang, so wie auch das schon erwähnte Anlegen von Ableitungen in der Nähe des Stumpfs, nicht zu versäumen hat.

b) Die von den Gelenkknorpeln ausgehende scrofulöse Affection.

Hier findet die Ablagerung der Scrofelmaterie gewöhnlich in dem kurzen Zellgewebe statt, welches die Knorpelplatten der Gelenkenden mit dem Knochen verbindet. Die Gelenkfläche wird dadurch ungleich, höckerig, der Knorpel wird endlich ganz zerstört. Zugleich werden die übrigen, in der Gelenkhöhle vorhandenen Theile in die Zerstörung hineingezogen, die Gelenkhöhle mit bröckliger, oft schon zerflossener scrofulöser Masse, mit Eiter, Blut, Knochen und Knorpeltheilchen untermischt, angefüllt. Wie nach der einen Richtung gegen das Gelenk zu, so geht die Affection auch nach der anderen gegen die Knochen, wodurch dann, indem sich in das Zellgewebe des Knochens — in die Knochenzellen — gleichfalls Scrofelmaterie ablagert, eben eine solche Destruction der Knochenmasse bewirkt wird, wie dies bei der im Vorigen abgehandelten, vom Innern des Knochens selbst ausgehenden scrofulösen Affection der Fall war. Der Schmerz ist bei diesem Uebel anfangs nur gering und vorübergehend, wird gewöhnlich nur bei der Bewegung gefühlt, und verschwindet in der Ruhe wieder; erst nach und nach wird derselbe anhaltender, und erstreckt sich vom Gelenke aus über die Knochen. Dagegen zeigt sich gewöhnlich bald, wenigstens in den mehr nach aussen gelegenen Gelenken, z. B. der Finger, der Hand, des Ellenbogens, des Kniees u. s. w., eine Geschwulst, die aber auch nicht bedeutend und nicht fluctuirend ist, und genau die Form des Gelenks hat. Sind die Knorpelplatten des Knochens zerstört, und ist die Gelenkhöhle mit der bröckligen Masse angefüllt, so wird die Function des Gelenks aufgehoben, indem dadurch Lageveränderung der dasselbe constituirenden Theile stattfindet. Es tritt dann auch eine leichte Entzündung der äusseren, das Gelenk bedeckenden Haut ein. Dieselbe nimmt nach und nach an Heftigkeit zu, die Haut bricht zuletzt auf, aus der Oeffnung fliesst eine grosse Menge Jauche; untersucht man diese Oeffnung mit der Sonde, so stosst man auf den cariösen Gelenkkopf. Ist es bis dahin gekommen, so hat der Kranke gewöhnlich schon lange an hectischem Fieber gelitten, welches dann auch bald seinem Leiden ein Ende macht.

In anderen Fällen bilden sich, indem die Zerstörung sich auf das nahgelegene Zellgewebe und Muskeln verbreitet, so genannte kalte Abscesse, die oft eine enorme Grösse erreichen. Dies ist besonders der Fall, wenn das Uebel im Dorsal- oder Lumbartheile der Wirbelsäule (Psoasabscess), oder auch wenn es im Hüftgelenke stattfindet. Diese Affection kann fast an allen Gelenken vorkommen, und findet oft an mehreren zugleich statt. Am häufigsten ist sie im Hüftgelenke, Kniegelenke, an der Wirbelsäule, besonders dem Lumbartheile derselben, und in den Fingergelenken.

Die Prognose ist immer sehr ungünstig. Nur im Anfange der Krankheit ist vollständige Genesung zu erwarten. Ist einmal Zerstörung des Knorpelüberzugs und anderer Gelenktheile eingetreten, so kann die Heilung nur mit rückbleibender Ankylose erfolgen. Diese Art der Genesung ist aber auch selten dauerhaft; meistens finden Recidive statt, wenn auch oft erst nach vielen Jahren. Am schlimmsten ist es, wenn das Uebel an der Wirbelsäule stattfindet, weniger schlimm noch, wenn es den Lumbartheil, als wenn es den Dorsal- oder Cervicaltheil ergreift. Am günstigsten ist die Prognose der Krankheit, wenn sie nach aussen gelegene Gelenke ergreift, wo man den leidenden Theil doch wenigstens durch die Amputation entfernen kann. Kommen Erscheinungen vom Druck auf nahe liegende Nerven, oder das Rückenmark, rasende Schmerzen nach dem Verlaufe der Intercostalnerven, asthmatische Anfälle, Herzklopfen u. s. w., kommt hydropisches Anschwellen einzelner Theile, hectisches Fieber, so sind die Kranken verloren.

Bei der Behandlung ist zwar allerdings die allgemeine, gegen die Scrofelkrankheit gerichtete, von grosser Wichtigkeit, und es gilt für dasselbe ganz das bei der Behandlung der von dem Inneren des Knochens ausgehenden Leiden Gesagte. Hauptsache ist aber auch, örtlich energisch gegen das Uebel zu verfahren. Anfangs dienen locale Blutentziehungen durch Blutegel, oder Schröpfköpfe; die letzteren scheinen mehr Nutzen zu bringen als die ersteren; warme Bäder, warme Umschläge, Jodeinreibungen, Jodumschläge. Von grosser Wichtigkeit sind hier aber die Derivantia, sogenannte fliegende spanische Fliegenpflaster (Vesicantia ambulantia) um das ergriffene Gelenk herumgelegt, Fontanelle durch caustisches Kali, oder die Moxa bewirkt, und endlich auch Anwendung des Glüheisens, mit welchem man in der Nähe des Gelenkes mehrere Striche zieht, und dieselben dann in eben so viele Fontanellen verwandelt. Es wurde bisher immer sehr gewarnt, jede Bewegung eines so afficirten Gelenks zu vermeiden, und möglichste Ruhe desselben als conditio sine qua non der Heilung empfohlen; dagegen räthe nun Lugol fortwährend mässige Bewegung und Herumgehen bei dieser Krankheit des Knie-, Fuss- und Hüftgelenkes an; und nach den von ihm erlangten Heilungen dieses

Uebels zu urtheilen, scheint dies allerdings dieselbe eher zu befördern, als nachtheilig zu sein, welches ich auch selbst in mehreren Fällen bestätigt gefunden habe.

Ist die Krankheit weit vorgeschritten, das Gelenk zerstört und geöffnet, so ist, wenn dasselbe dazu passend gelegen ist, die Amputation als das einzige Rettungsmittel angezeigt, und nach derselben die oben erwähnten Vorsichtsmaassregeln hinsichtlich der Anlegung einer Fontanelle in der Nähe des Stumpfes und Fortsetzung der allgemein antiscrofulösen Behandlung gleichfalls nicht zu versäumen.

II. Secundäre scrofulöse Knochenaffection.

Bei verschiedenen der früher abgehandelten Scrofelformen erstreckt sich die in anderen Theilen begonnene organische Zerstörung bei dem weiteren Ausbreiten derselben, zuletzt auch auf die zunächst liegenden Knochen. Dies ist z. B. sehr häufig der Fall bei scrofulösen Abscessen im Zellgewebe. Findet ein solcher in der Nähe eines Gelenks statt, so ist es, besonders bei weiterem Fortschreiten des Uebels, wenn die Scrofelmaterie schon in Erweichung übergegangen ist, nicht ganz leicht, dies Uebel von dem im Vorigen beschriebenen zu unterscheiden. Doch ist die Geschwulst bei dem letzten weniger regelmässig, der Form des Gelenkes entsprechend, und anfangs noch weniger schmerzhaft, als die primäre Knochenaffection. Ist durch den Druck und Reiz, den das Contentum eines solchen Abscesses auf das unterliegende Gelenk ausübt, dasselbe geöffnet, die Synovia ausgeleert, und der Gelenkkopf mehr oder weniger zerstört, so sind sowohl die anatomisch-pathologischen Veränderungen, als auch die durch dieselben hervorgerufenen Symptome ganz dieselben, als wo der Gelenkkopf primär ergriffen war.

Geschwüre, welche entweder aus solchen Abscessen, oder Drüsengeschwülsten, Hautausschlägen, oder auch Affection der Schleimhäute entstanden, erstrecken sich oft bei ihrer weiteren Ausbreitung auf den unterliegenden Knochen, und bewirken Caries desselben, welche auf die gewöhnliche Art durch die Untersuchung mit der Sonde, aus der Beschaffenheit des ausfliessenden Secrets, den wulstigen, schwammigen Rändern des Geschwürs u. s. w. erkannt wird. Diese anfangs oberflächliche Caries dringt dann aber oft in die Tiefe des Knochens, und bewirkt eben solche Destructionen desselben, als ob das Uebel ursprünglich von der Knochensubstanz ausgegangen sei. Die Prognose ist ceteris paribus besser, wo der Knochen nur secundär ergriffen ist, als wo das Uebel primär von demselben ausging. Die Behandlung muss theils gegen die ursprünglichen Formen, in deren Folgen Knochenfraass entstand, gerichtet sein, theils müssen dabei aber auch die bei Behandlung der Caries überhaupt geltenden Regeln genau befolgt werden. In letzter Hinsicht ist besonders Blosslegung der cariösen Parthie, wo sich dieselbe bewerkstelligen lässt, und Einspritzung von Jodsolution, Jodtinctur zu empfehlen.

Diese primären und secundären Knochenleiden begründen einige Krankheitsformen, welche gewöhnlich mit besonderen Namen bezeichnet werden. Hieher gehört:

A. Die weisse Gelenkgeschwulst, Tumor albus, der Gliedschwamm.

Dies Uebel kommt am häufigsten am Kniegelenk, am Schultergelenk, am Ellenbogen und Fussgelenk vor. Man versteht darunter jede bedeutende Anschwellung dieser Gelenke, die sich nicht fluctuirend, sondern mehr schwammig anfühlen lässt, die das Gelenk ziemlich gleichmässig umgiebt, und bei welcher anfangs die sie bedeckende Haut unverändert ist. Eine solche Geschwulst kann aus sehr verschiedenen Ursachen entstehen, z. B. einer rheumatischen, arthritischen, oder auch traumatischen Entzündung der Bänder, Synovialhaut und Gelenkköpfe der Knochen, durch Oedem der weichen, zum Gelenk gehörigen Theile u. dgl.; in den meisten Fällen ist sie aber in einer scrofulösen Ablagerung begründet. Dass dies letztere der Fall sei, erkennt man theils aus dem scrofulösen Habitus des Kranken, der gewöhnlich auch an anderen Scrofelsymptomen leidet, theils daran, dass der Schmerz mehr an einer Stelle fixirt ist, während er bei den aus anderen Ursachen entstandenen, besonders bei der rheumatischen Gelenkgeschwulst sich mehr über das ganze Gelenk verbreitet, und auch heftiger ist. Hier kann nur von dieser eigentlichen scrofulösen, weissen Gelenkgeschwulst die Rede sein. Dieselbe ist begründet in einer scrofulösen Affection der den Gelenkkopf überziehenden Knorpelfläche, in einer Ablagerung in den spongiösen Gelenkenden der Knochen selbst, oder auch in scrofulösen Abscessen in dem das Gelenk umgebenden Zellgewebe. Zuweilen soll dieselbe, wie White beschreibt (a. a. O. S. 45), auch durch scrofulöse Affection der um das Gelenk herumliegenden Drüsen entstehen. Hier bilden sich erst mehrere kleine Geschwülste, die bei ihrem Wachsthum sich in eine einzige vereinigen. Diese verschiedenen Entstehungsarten machen hinsichtlich der Prognose einen grossen Unterschied; dieselbe ist am übelsten, wo die Krankheit von einer primären Affection der Gelenkköpfe der Knochen herrührt; hier ist bei einigermaassen vorgeschrittenem Uebel gewöhnlich das einzige Rettungsmittel in der Amputation; auch die Abscesse in dem das Gelenk umgebenden Zellgewebe haben gewöhnlich Zerstörung des Gelenks und secundäre Affection der Gelenkköpfe zur Folge; am günstigsten ist es, wenn dasselbe in der oben erwähnten Affection einzelner Lymphdrüsen begründet ist, da diese gewöhnlich bald zur Vereiterung kommen, und sich nach aussen öffnen, ohne das Gelenk selbst zu ergreifen. Für die Diagnose dieser Verschiedenheiten ist zu erwähnen, dass bei der Art des Uebels, wo die Knochen primär ergriffen sind, Schmerzen und Beschwerden in der Beweglichkeit des Gelenks früher eintreten, als sich die Geschwulst zeigt, wo das Uebel dagegen von einer Ablagerung der Scrofelmaterie in die äusseren Theile herrührt, entsprechen diese Symptome immer dem ersten Erscheinen und der Vergrösserung der Geschwulst. Auch ist die letztere, wie oben erwähnt, hier nicht so gleichförmig, die Gestalt des Gelenks darstellend, sondern oft nur an der einen Seite desselben, während die andere völlig frei ist.

Je nachdem man das Uebel in der einen oder anderen dieser Ursachen begründet erkannt hat, muss auch die örtliche Behandlung desselben nach den oben angegebenen Regeln modificirt werden; die bei weitem wichtigere, gegen das Allgemeinleiden gerichtete, ist aber in allen drei Fällen dieselbe.

B. Das unter den Namen Coxarthrocace, Coxalgie, das freiwillige Hinken, bekannte Uebel rührt wohl in den meisten Fällen wenn nicht immer, von einer scrofulösen Affection des Schenkelkopfes her. Es ist bekannt, dass man in dem Verlaufe desselben, gewöhnlich drei Stadien annimmt.

Die wichtigsten Symptome des ersten sind: Schmerz im Hüftgelenk, der aber nie sehr bedeutend ist, oft nur empfunden wird beim Drucke hinter dem grossen Trochanter, oder an der vorderen Seite des Schenkels, wo die Schenkelschlagader unter dem Schenkelbogen hervortritt, und sich manchmal des Abends unter leichten Fieberbewegungen vermehrt, Zugleich findet leichte Ermüdung des Schenkels und besondere Steifigkeit des Hüftgelenkes, besonders am Morgen, und ein etwas schleppender Gang statt. Diese Zufälle dauern oft unter abwechselnder Verschlimmerung und Verbesserung sehr lange, gewöhnlich Monate und zuweilen Jahre lang.

Das zweite Stadium characterisirt sich durch eine Verlängerung der kranken Extremität, die Hinterbacke der leidenden Seite wird flacher, die Falte derselben steht tiefer, der ganze Oberschenkel wird mager und schlaff, der grosse Trochanter steht mehr nach aussen und abwärts. Jede Bewegung, wodurch die Gelenkflächen in gegenseitige Berührung kommen, ist in hohem Grade schmerzhaft, der Gang des Kranken sehr hinkend. Der verlängerte Schenkel ist im Knie gebogen, dem gesunden genähert, und der Fuss meistens stark nach auswärts gedreht. Es stellt sich jetzt ein besonders heftiger Schmerz im Knie ein, der zuweilen auch schon im ersten Stadio eintritt, ohne dass dort eine Anschwellung oder sonstige Veränderung zu bemerken wäre, und ohne dass derselbe durch Druck vermehrt wird, obgleich er gewöhnlich heftiger ist, als der Schmerz im Hüftgelenke. —

Im dritten Stadio wird die kranke Extremität verkürzt; es entsteht eine schmerzhafte fluctuirende Geschwulst um das ganze Hüftgelenk, sie bricht am Ende auf, es entleert sich eine Menge Eiters, die Eiterung wird schlecht, die in die Abscessöffnung eingebrachte Sonde zeigt cariöse Zerstörung, die Kräfte des Kranken werden durch das hectische Fieber aufgezehrt. In jedem dieser Stadien kann aber auch die Heilung erfolgen; am häufigsten geschieht dies im ersten, indem sich bei zweckmässigem Verhalten und Behandlung die erwähnten Symptome desselben verlieren; auch im zweiten Stadio kann noch völlige Genesung wieder eintreten, indem sich die Schmerzen verlieren, und die verlängerte Extremität nach und nach dieselbe Dimension als die gesunde erlangt; ist dagegen schon das dritte Stadium eingetreten, so bleibt auch, wo die übrigens seltene Heilung eintritt, ein unheilbares Hinken zurück.

Es lassen sich diese stufenweisen Veränderungen der Symptome dieses Uebels aus der Ablagerung von Scrofelmaterie in das kurze Zellgewebe, welches die Knorpelfläche der die Gelenkhöhle bildenden Knochentheile, besonders des Schenkelkopfes mit der Knochensubstanz selbst verbindet, sehr wohl erklären. Zuerst entsteht dadurch eine geringe Anschwellung dieser Theile, welche unbedeutende Schmerzen und einen schleppenden Gang verursachen; im zweiten Stadio ist durch die Menge der abgesonderten Scrofelmaterie diese Knorpelfläche gewöhnlich von dem Kopfe losgetrennt, die Gelenkhöhle mehr oder weniger ausgedehnt, das Kapselband und andere Gelenkbänder erschlafft, alle Theile desselben werden durch diese Ausdehnung nach aussen gedrängt, und zwar der Gelenkkopf für jetzt noch nach seiner natürlichen Richtung nach unten, die Extremität wird also verlängert; im dritten Stadio ist das Kapselband geöffnet, wenn auch noch nicht nach aussen, der darin enthaltene Eiter und die erwähnte Scrofelmaterie ergiesst sich zwischen die Muskeln, in das Zellgewebe u. s. w., der abgedrängte Gelenkkopf tritt dann, da die ihn abdrängende Masse nicht mehr existirt, wieder in seine vorige Lage in die Pfanne zurück; da diese aber gewöhnlich durch die cariöse Zerstörung tiefer geworden, auch mehr oder weniger der Umfang des Schenkelkopfes selbst sich verkleinerte, die im gesunden Gelenke liegenden Fettmassen, Knorpelscheiben, Synovialhäute u. dgl. nicht mehr existiren, so ist es natürlich, dass, indem der Kopf seine vorige Stelle in der Pfanne wieder einnimmt, Verkürzung der Extremität stattfindet. Eine eigentliche Luxation findet also bei dieser Krankheit wohl nicht statt. Wenigstens ist dies gewiss nur selten der Fall; das Ligamentum teres wird nur sehr selten zersört, und erhält den Schenkelkopf immer noch in einiger Verbindung mit der Gelenkfläche [1]).

Die Behandlung dieses Uebels ist wie oben angegeben die allgemeine antiscrofulöse, besonders Jodbäder; örtlich im

---

1) In zwei von mir beobachteten Fällen von Coxarthrocace starben die Kranken. Der Verlauf der Krankheit war der gewöhnliche, oben beschriebene. Der Abscess hatte sich nach aussen geöffnet, und es hatte in dem einen Falle zwei, in dem anderen Falle neun Wochen lang vor dem Tode ein äusserst copiöser Ausfluss von stinkender Jauche, untermischt mit cariösen Knochenstücken, abgestorbenem Zellgewebe u. s. w. stattgefunden. In beiden Fällen fand ich bei der Section den Kopf noch in der Pfanne durch das Ligamentum teres daselbst festgehalten, der Gelenkkopf selbst war durch Caries sehr verkleinert, hatte seine Rundung gänzlich verloren; die Caries erstreckte sich auch auf den Schenkelhals, eben so war die Cavitas glenoidea durch Caries sehr uneben und tiefer, als im natürlichen Zustande gemacht.

Die Verkürzung der kranken Extremität war ziemlich bedeutend; nach dem Tode liess sich dieselbe durch ein sehr gelindes Ziehen derselben sehr bald aufheben; dies würde auch bei Lebzeiten geschehen sein können, wenn nicht ein solches Ziehen die fürchterlichsten Schmerzen verursacht hätte.

Von einer steatomatösen Masse, welche nach der Meinung Einiger bei dieser Krankheit das Gelenk ausfüllt, und eine Verrenkung bewirkt, habe ich nie Etwas gesehen. Caries und Jauche füllten das Gelenk aus.

ersten Stadium Blutentziehung durch Blutegel, Schröpfköpfe, Einreibungen von Jodsalbe, Ableitung mittelst Vesicatoria ambulantia, Fontanelle u. s. w.; im zweiten Stadium mehr energische Ableitung, Lapis causticus, das Glüheisen; im dritten Stadium ist wenig mehr zu hoffen; man suche dann die Kräfte durch Roborantia zu erhalten, die Ausstossung des cariösen Knochens auf die angegebene Art zu befördern, und so wo möglich Ankylose des Gelenks zu bewirken.

Gedruckt bei Julius Sittenfeld in Berlin.

MIX
Papier | Fördert gute Waldnutzung
FSC® C083411

Zeitfracht Medien GmbH
Ferdinand-Jühlke-Straße 7
99095 Erfurt, Deutschland
produktsicherheit@kolibri360.de